中药及民族药化学成分分离鉴定及实例解析

编著◎殷鑫

科学技术文献出版社
SCIENTIFIC AND TECHNICAL DOCUMENTATION PRESS
·北京·

图书在版编目（CIP）数据

中药及民族药化学成分分离鉴定及实例解析 / 殷鑫编著. —北京：科学技术文献出版社，2022.8
ISBN 978-7-5189-9453-3

Ⅰ.①中… Ⅱ.①殷… Ⅲ.①中药化学成分—分离 ②中药化学成分—鉴定 Ⅳ.① R284

中国版本图书馆 CIP 数据核字（2022）第 144971 号

中药及民族药化学成分分离鉴定及实例解析

策划编辑：薛士滨　责任编辑：刘英杰　张雪峰　责任校对：王瑞瑞　责任出版：张志平

出 版 者　科学技术文献出版社
地　　址　北京市复兴路15号　邮编 100038
编 务 部　(010) 58882938，58882087（传真）
发 行 部　(010) 58882868，58882870（传真）
邮 购 部　(010) 58882873
官方网址　www.stdp.com.cn
发 行 者　科学技术文献出版社发行　全国各地新华书店经销
印 刷 者　北京虎彩文化传播有限公司
版　　次　2022 年 8 月第 1 版　2022 年 8 月第 1 次印刷
开　　本　787×1092　1/16
字　　数　299千
印　　张　13
书　　号　ISBN 978-7-5189-9453-3
定　　价　68.00元

前　言

在人类与疾病抗争的漫长历程中，中药及民族药一直发挥着举足轻重的作用，其以独特的疗效、丰富的资源和深厚的文化底蕴，成为医药领域中一颗璀璨的明珠。随着现代科学技术的飞速发展，对中药及民族药化学成分的研究日益深入，这不仅有助于揭示其药效物质基础，更能为新药研发提供重要的理论依据和技术支持。

本书旨在系统地介绍中药及民族药化学成分的提取、分离及鉴定方法，并通过丰富的实例解析，展示这些方法在实际研究中的应用。通过对中药及民族药有效成分的提取、分离和结构鉴定等方面的详细阐述，为读者提供全面、实用的知识体系。

中药及民族药的化学成分复杂多样，其中蕴含着许多具有生物活性的物质，有效成分的提取是研究的第一步。本书第一章详细介绍了中药及民族药有效成分的提取方法，包括传统的溶剂提取法、水蒸气蒸馏法等，以及现代的超临界流体萃取法、微波辅助萃取法等。这些方法各有优缺点，在实际应用中需要根据不同的药材和目标成分进行选择。

中药提取物通常是含有多种成分的混合物，需要进一步分离纯化才能得到单一的有效成分。本书第二章介绍了中药及民族药有效成分的分离方法，如色谱法、结晶法等。同时，还重点阐述了理化鉴定、紫外光谱、核磁共振等在中药及民族药有效成分结构鉴定中的应用。这些技术手段能够帮助我们确定有效成分的化学结构，为深入研究其药理作用和机制奠定基础。

为了更好地理解和掌握中药及民族药化学成分的分离鉴定方法，本书第三章对 24 个实例进行了详细解析。从茄根中的五螺六环型倍半萜、新甾体皂苷类化合物、萜类及木脂素类化合物，到百两金根中具有细胞毒活性的三萜皂苷、薏苡仁中的酰胺类化合物、刺梨果中的有机酸衍生物、木果楝中的独特柠檬苦素类化合物等，每个实例都涵盖了化学成分的提取、分离、结构鉴定以及生物活性研究等方面的内容。这些实例不仅展示了各种分离鉴定方法的实际应用，也为读者提供了丰富的研究思路和方法借鉴。

在当今全球化的背景下，中药及民族药的研究越来越受到国际关注。我们相信，通过对中药及民族药化学成分的深入研究，必将为推动中医药事业的现代化和国际化发展做出积极贡献。编写本书时，我们力求内容准确、实用、新颖，希望能够为从事中药及民族药研究的科研人员、教师、学生以及相关行业的从业者提供有益的参考。

由于编者的水平有限，书中难免存在不足之处，欢迎广大读者批评指正。

殷鑫

2022 年 8 月

目 录

第一章 中药及民族药有效成分的提取与分离 …… 1

第一节 中药及民族药有效成分的提取方法 …… 1

第二节 中药及民族药有效成分的分离方法 …… 8

第三节 各类中药化学成分的提取与分离 …… 20

第二章 中药及民族药有效成分的结构鉴定方法 …… 42

第一节 概 述 …… 42

第二节 中药及民族药有效成分的理化鉴定 …… 43

第三节 紫外光谱在中药及民族药有效成分结构鉴定中的应用 …… 44

第四节 核磁共振在中药及民族药有效成分结构鉴定中的应用 …… 49

第三章 化学成分分离鉴定实例解析 …… 69

实例 1 茄根中的五螺六环型倍半萜：茄萜 A ～ L …… 69

实例 2 茄根中的新甾体皂苷类化合物 …… 77

实例 3 茄根中的萜类及木脂素类化合物 …… 85

实例 4 基于生物活性导向发现茄根中具有抗炎活性的木脂素酰胺类成分 …… 89

实例 5 茄根中的化学成分及潜在的抗炎活性研究 …… 94

实例 6 茄根中 1 个新的苯丙素类化合物及抗炎活性研究 …… 98

实例 7 百两金根中具有细胞毒活性的 13,28 环氧桥型齐墩果烷三萜皂苷 …… 100

实例 8 薏苡仁中 2 个新的酰胺类化合物 …… 105

实例 9 刺梨果中 1 个新的有机酸衍生物 …… 108

实例 10 木果楝中 2 个具有独特 B/C 环柠檬苦素类化合物：木果楝素 I 和木果楝素 J……111
实例 11 接骨木枝条中的环烯醚萜糖苷及其生物活性……115
实例 12 败酱根中环烯醚萜类化合物及其对脂多糖诱导的一氧化氮生成的抑制作用……121
实例 13 荔枝草中具有抗炎活性的桉叶烷型倍半萜……128
实例 14 旋覆花中的二聚和三聚倍半萜类成分……136
实例 15 山楂种子中 7 个新的倍半木脂素及神经保护作用……141
实例 16 铁冬青中具有抗血小板聚集作用的三萜类化合物……147
实例 17 毛叶香茶菜地上部分中具有抗诱变活性的贝壳衫烷型二萜……153
实例 18 紫丁香枝叶中具有神经保护作用及细胞毒活性的甾体皂苷类成分……156
实例 19 日本柳杉皮中 3 个新的松香烷型二萜……161
实例 20 肉桂叶中高度氧化的 Isoryanodane 型二萜及免疫调节作用……165
实例 21 番石榴中具有潜在 PTP1B 抑制活性的重排杂萜：番石榴素 A ～ J……175
实例 22 马兰中具有抗炎活性的倍半萜：马兰素 A ～ F……186
实例 23 百两金中一个新的 γ- 戊内酯衍生物……193
实例 24 薏苡仁中 1 个新的生物碱类化合物……197

参考文献……201

第一章　中药及民族药有效成分的提取与分离

中药和民族药是典型的复杂物质体系，其所含化学成分非常复杂。这种复杂性体现在不同的中药含有不同类型的化学成分，而这些化学成分又以极性和非极性成分，酸性、碱性和中性成分，小分子和大分子成分共存；另外，即使是同一种中药，化学成分也存在含量上的差异，不仅有常量成分，还有微量成分。同时，中药临床多以复方的形式应用，一个组方中的多味药所含的成分更是复杂多样，组分间还可能存在相互作用。面对如此复杂的体系，如何对其物质组成进行系统的阐释一直是现代中药研究的难点，这也成为中药现代化研究进程中的重点领域。

第一节　中药及民族药有效成分的提取方法

依据不同的工作原理，以适宜的方法将中药或民族药中的化学成分（有效成分）从原药材中制备所得到的过程称为中药及民族药化学成分的提取。中药及民族药化学成分的提取是研究中药及民族药有效成分的基础，也是进行中药及民族药有效成分化学研究的第一步。在进行中药及民族药化学成分提取之前，应对药材的基原、产地、药用部位、采集时间与方法等进行考察，并系统查阅文献，根据拟提取目标成分的主要理化性质和各种提取技术的原理及特点选择提取方法、设计提取工艺，使所需要的成分能最大限度地被提取。近年来，随着现代科技的发展，越来越多的现代提取技术应用于中药化学成分提取研究领域，为中药化学成分诸多研究成果的取得提供了良好的技术保障。

一、中药及民族药有效成分的常用提取方法

（一）溶剂提取法

溶剂提取法是实际工作中最常用的方法，它是根据被提取成分的溶解性来选用合适的溶剂和方法提取。其作用原理是溶剂穿透药材的细胞膜，溶解可溶性物质，形成细胞内外溶质浓度差将溶质渗出细胞膜。

1. 溶剂的选择　溶剂的选择一般是根据“相似相溶”原则。所选择的溶剂应能最大限度地提取目标成分，而对共存杂质的溶解度尽可能小，也不应与中药成分发生化学反应或即使反应也应属于可逆反应。另外，所选择的溶剂应沸点适中、易回收、价廉易得，还应符合安全绿色环保等要求。常用提取溶剂可分为三类，即亲脂性有机溶剂、亲水性有机溶剂和水。常用于中药成分提取的溶剂按极性由弱到强的顺序如下：石油醚＜四氯化碳＜苯＜二氯甲烷＜氯仿＜乙醚＜乙酸乙酯＜正丁醇＜丙酮＜乙醇＜甲醇＜水。

水是典型的极性溶剂，也是价廉易得、安全无毒的常用溶剂。中药中的亲水性成分如生物碱盐、苷类、有机酸盐、鞣质、蛋白质、糖类及无机盐等都能被提取出来。有时为了增加某类成分的溶解度，也常采用酸水或碱水作为提取溶剂。以水为溶剂时，也存在提取液浓缩较困难、提取物中杂质较多等问题。

亲水性有机溶剂主要是甲醇、乙醇、丙酮等。其中，乙醇、甲醇是最常用的溶剂，因为它们能与水按任意比例混合，又能和大多数亲脂性有机溶剂相溶，其穿透药材细胞的能力比较强，能溶解大多数中药成分。一般来说，甲醇比乙醇有更好的提取效果，但因其毒性较乙醇大，故多数情况下仅在实验室研究中应用，而乙醇更适用于工业化生产。

亲脂性有机溶剂（石油醚、苯、乙醚、三氯甲烷等）可用于提取亲脂性成分，如挥发油、内酯、某些生物碱及某些苷元和植物醇、油脂、叶绿素、树脂等。此类溶剂的优点是沸点低、浓缩回收方便、提取选择性强、提取物纯度较高。但这类溶剂也有明显的缺点，如易挥发、易燃、有毒、价格相对较高等，而且穿透能力弱，提取时间需相应延长。

2. 提取方法　基于提取的操作方式或辅助提取条件的不同，常用的提取方法主要有以下几种。

（1）煎煮法：此法以水为提取溶剂，将中药粗粉加水加热煮沸提取，是最传统、经典的提取方法。此法简便易行，适用于大部分有效成分的提取，但挥发性成分及加热易破坏的成分不宜使用。采用水煎煮法时，应注意避免糊化现象，且提取液中水溶性杂质较多，水煎液放置时间过长容易发生霉变等。此外，多糖类成分含量较高的中药水煎煮后黏度较大，过滤困难。

（2）浸渍法：此法是将中药粗粉装在适当容器中，加入溶剂浸渍药材一定时间，反复数次，合并浸渍液，减压浓缩即可。选择合适的溶剂，可对不同类型及不同极性的成分进行提取。此法不用加热，也适用于遇热易破坏或挥发性成分，以及淀粉或黏液质含量较多的中药成分的提取。但本法提取时间长，效率不高。以水为提取溶剂时，应注意防止提取液发霉变质。

（3）渗漉法：渗漉法是将中药粉末先装入渗漉器中用提取溶剂浸渍数小时，然后不断添加新溶剂，使其自上而下通过药物，从渗漉器下部流出，收集流出液。由于在进行过程中一直保持浓度差，因此除了具有浸渍法不用加热的优点外，还具有提取效率高的特点，但此法溶剂消耗量大，耗时长。

（4）回流提取法：此法以有机溶剂为提取溶剂，在回流装置中加热进行。一般多采用反复回流法，即第一次回流一定时间后，滤出提取液，加入新鲜溶剂重新回流，如此反复数次，合并提取液，减压回收溶剂。此法提取效率高于渗漉法，但受热易破坏的成分不宜用。

（5）连续回流提取法：此法是回流提取法的发展，具有溶剂消耗量小、操作较简便、提取效率高的特点。在实验室连续回流提取常采用索氏提取器或连续回流装置。

（6）超声提取法：超声波是指频率在 20 kHz 以上、人的听觉阙以外的声波，具有频率高、波长短、功率大、穿透力强等特点。超声提取法（ultrasonic extraction，UE）是指将中药置于超声提取器换能系统的超声场中，加入一定溶剂，超声作用一定时间，使中药所含成分在超声波作用下很快地溶解于溶剂之中，再经滤过、分离，得到所需有效成分，即利用超声波具有的机械效应、空化效应及热效应，通过增加递质分子的运动速度和穿透力促进药物成分加速溶于溶剂的一种提取方法。由于超声提取法可在室温下进行，故对热不稳定成分的破坏较小。

目前，采用超声提取法提取中药化学成分已得到广泛应用。如从曼陀罗叶中提取曼陀罗碱，用超声提取 30 min 比用常规煎煮法提取 3 h 的样品含碱量高 9%；从罗芙木属植物的根中将其生物碱全部提出，常规浸渍法需 8 h，而用超声提取法只需 15 min；从吐根中提取生物碱，用超声提取 30 min 比用连续回流法提取 5 h 的量多；天麻中的天麻素和天麻苷元，用超声提取 2 h 与连续回流提取 6 h 的含量相同，超声提取 8 min 的天麻素含量比浸渍法提取 48 h 的含量还高。

与常规的煎煮法、回流法、浸渍法等相比，超声提取具有提取效率高、提取温度低、提取时间短、适应性广、能耗低、药液杂质少、操作简单等特点，但在实际应用中也要注意超声波强度、频率、作用时间，以及溶剂的种类、浓度、用量等因素对提取效率的影响。

目前超声提取法的应用主要为实验室规模，且主要针对某些具体提取对象进行简单的工艺条件筛选，推广应用受到一定的限制。

（7）微波辅助萃取法：微波通常是指波长介于 1 mm ～ 1 m（频率 300 MHz ～ 300 GHz）的一种特殊电磁波。微波辅助萃取（microwave assisted extraction，MAE）技术是利用微波促进中药化学成分提取的一种新技术。

在微波场中，不同物质的介电常数、比热、性状及含水量不同，会导致各种物质吸收微波的能力不同，其产生的热能及传递给周围环境的热能也不同，这种差异使得提取体系中的某些组分或基体物质的某些区域被选择性加热，使被提取物质从基体或体系中出来，进入介电常数小、微波吸收能力差的溶剂中。

微波辅助萃取的影响因素较多，如萃取溶剂、萃取温度、萃取时间、微波剂量、溶液 pH 等，选择不同的参数条件可得到不同的提取效果。微波辅助萃取法可缩短提取时间、降低能耗、减少溶剂用量及废物的产生，同时还可提高提取率和提取物纯度。

在中药的萃取过程中，经典的溶剂提取法如浸渍法、渗漉法、回流提取法等均可以用微波进行辅助萃取，目前该技术已广泛用于生物碱、皂苷、多糖、挥发油、萜类等多种中药有效成分的提取。

（8）生物提取法：生物提取法（biological extraction，BE）亦称为酶辅助提取法，是在传统提取方法的基础上，根据植物药材细胞壁构成，利用酶反应所具有的极高催化活性和高度专一性等特点，选择相应的酶将细胞壁的组成成分充分暴露，分解、混悬或胶溶于溶剂中，从而使植物细胞内有效成分更容易溶解、扩散进入溶剂中的一种提取方法。如目前提取多糖大多采用水提醇沉的方法，近年来通过增加酶解步骤，可以大大提高多糖的浸出率。利用酶辅助提取中药中的生物碱，与传统方法比较，提取率明显增加，而且大多数生物碱结构中无苷键存在，不存在被酶水解的问题。

常用于植物细胞壁的酶包括纤维素酶、半纤维素酶、果胶酶及多酶复合体，如果胶酶复合体、各类半纤维素酶、葡聚糖内切酶等，各种酶所作用的对象与条件各不相同，需要根据提取成分的性质、药材的部位、质地等有针对性地选择相应的酶及酶解条件。

生物提取法反应条件温和、选择性高、成分的提取率高、提取时间短、工艺简单易行。因此，酶技术虽然在中药制药行业中的应用起步较晚，但已显露出特有的优势和广阔的应用前景。

（9）加速溶剂萃取法：加速溶剂萃取（accelerated solvent extraction，ASE）是在较高的温度和压力下用溶剂萃取固体或半固体样品的一种方法。在高温高压条件下，目标成分从基体上的解吸和溶解动力学过程加快，可大大缩短提取时间，减少溶剂的用量，同时提高目标成分的提取率。

与常规的煎煮法、回流法、浸渍法等相比，加速溶剂萃取法具有溶剂用量少、操作快速便捷、自动化程度高、安全性好、萃取效率高、选择性好等特点，一般工作流程见图 1–1。

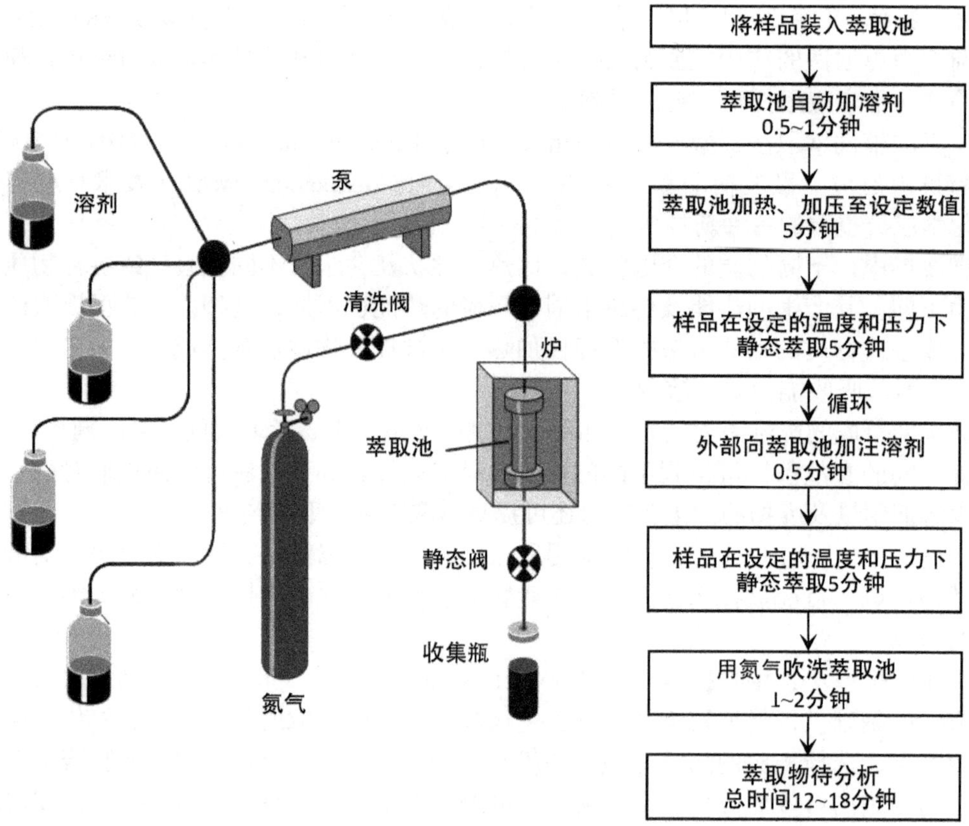

图 1–1　ASE 工作流程

（二）超临界流体萃取法

超临界流体（supercritical fluid，SF）是处于临界温度（Tc）和临界压力（Pc）以上，介于气体和液体之间的流体。这种流体具有液体和气体的双重特性，它的密度与液体相近，黏度与气体相近，扩散系数为液体的 10 ～ 100 倍。物质的溶解与溶剂的密度、扩散系数成正比，与黏度成反比，因此超临界流体对许多物质有较好的溶解能力。超临界流体萃取技术是指在不改变化学组成的条件下，利用压力和温度改变对超临界流体溶解能力的影响而进行高效提取的方法。在临界压力以上将溶质溶解于超临界流体中，然后降低压力或升高温度使溶解于超临界流体中的溶质因其密度下降、溶解度降低而析出，从而达到制备的目的。

可以作为超临界流体的物质很多，如二氧化碳、一氧化二氮、六氟化硫、乙烷、庚烷、氨、二氯二氟甲烷等。CO_2 的临界温度（Tc = 31.4 ℃）接近室温，临界压力（Pc = 7.37 MPa）也不太高，易于操作，且本身呈惰性，不易与中药成分发生化学反应，是中药超临界流体萃取中最常用的溶剂。挥发油类成分分子量较小，具有亲脂性和低沸点的性质，在超临界 CO_2 流体中有良好的溶解性能，可用纯 CO_2 直接萃取得到，所需的操作温度一般较低，避免了水蒸气蒸馏法对其有效成分的破坏和分解，而且回收率也较高。

超临界 CO_2 流体对物质溶解作用有一定选择性，主要与物质的极性、沸点、分子量关系密切。极性较小的化合物如酯、醚、内酯和含氧化合物等易于萃取，化合物极性大则萃取较难。对此，近年来常在超临界流体萃取中加入夹带剂予以解决。

夹带剂是在被萃取溶质和超临界流体组成的二元系统中加入的第三组分，它可以改善原来溶质的溶解度。夹带剂的研究与应用在很大限度上扩大了超临界流体萃取法对中药化学成分的萃取分离。一般情况下，对溶质具有很好溶解性的溶剂往往也是很好的夹带剂，常用甲醇、乙醇、丙酮等。夹带剂的用量一般不超过 15%。例如，在 2×10^4 kPa 和 70 ℃条件下，棕榈酸在 CO_2-SF 中的溶解度是 0.25%（W/W）。在同样条件下，于体系中加 10%乙醇，棕榈酸的溶解度可提高到 5.0% 以上。

超临界流体萃取中药成分，具有提取效率高、操作周期短、传质速率快、渗透能力强、蒸发潜热低、选择性易于调节等优点。同时该方法可以在接近室温下工作，防止某些对热不稳定的成分被破坏或逸散，而且萃取过程几乎不使用有机溶剂，萃取物无有机溶剂残留，对环境无污染以及节约能耗等。

超临界流体萃取技术在生物碱类、蒽醌类、黄酮类、萜类及香豆素类等化合物的提取中日益受到重视。

（三）水蒸气蒸馏法

水蒸气蒸馏法用于提取能随水蒸气蒸馏而不被破坏的难溶于水的成分。这类成分有挥发性，可随水蒸气逸出，冷凝后可用油水分离器或有机溶剂萃取法自馏出液中分离中药挥发油及某些具挥发性的小分子生物碱、小分子酚性物质等。

水蒸气蒸馏法设备简单、易于操作且提油率高，但不适于提取某些对热不稳定或对嗅味有特别要求的挥发油成分。

（四）升华法

有些固体物质受热后会直接汽化，遇冷后又凝固为原来的固体化合物，此现象被称为升华。中药中有一些成分具有升华的性质，可采用升华法直接提取。例如，从樟木中提取樟脑，是世界上最早应用升华法从植物中提取有效成分的实例，在《本草纲目》中有详细的记载。另外，有些生物碱类、香豆素类、有机酸类成分也具有升华的性质，例如，苦马豆素、七叶内酯及苯甲酸等，也可采用该法提取。

升华法虽然简单易行，但是在实际提取时较少采用，因为升华温度较高，中药容易炭化，炭化后产生的挥发性焦化物容易黏附在升华物上，不易精制除去。另外，升华不完全，产率比较低，有时还伴随分解现象。

（五）压榨法

当某些中药的有效成分含量比较高且存在于植物的汁液中时，可以将新鲜原料直接压榨，压出汁液再进行提取。从香料植物中提取精油时可采用本法，常见的橙皮油、柠檬油等多通过压榨而得。油脂的提取也常用压榨法，如豆油的提取。

（六）其他提取方法

除上述提取方法外，组织破碎提取法、双水相萃取法、液泛法、空气爆破法等在中药提取领域也有应用，并取得了一定进展。随着新技术、新方法的不断涌现，中药有效成分的提取研究工作必将进入一个快速发展的新阶段，将取得更多的研究成果。

二、中药及民族药化学成分的分类提取

实际工作中，中药及民族药化学成分的提取一般是以提取其中某种或某类化学成分或有效部位、有效部位群为目的，根据提取目的和化学成分的理化性质，特别是化学成分的极性与溶解性、酸性与碱性的不同或某些特殊性质，选择不同的提取方法。如挥发性成分，可以采用亲脂性有机溶剂提取法，也可以采用水蒸气蒸馏法、超临界 CO_2 流体萃取法和压榨法等，而对于具有升华性的物质可选用升华法直接进行提取制备。

1. 水溶性成分的提取　水是最常用的提取溶剂，广泛用于中药及民族药提取。中药及民族药中的水溶性成分及极性较大的化学成分均可以采用水提取法，包括各种苷类、生物碱盐、鞣质、有机酸盐、多糖、蛋白质、氨基酸等。由于中药成分复杂，成分间有助溶和增溶作用，水提取法也可以提取出中药里极性较弱的化学成分，如游离的香豆素、黄酮和醌类等。

为了增加某些成分的溶解度，对于酸性或碱性物质可使其转化成盐而分别采用碱水或酸水提取。一些苷类成分在冷水中溶解度较小，在热水中溶解度较大，加热提取有利于成分的溶出。用水提取苷类成分时，需注意被提取药材中所含酶的影响，避免苷类成分发生水解。

2. 脂溶性成分的提取　中药及民族药中的亲脂性成分一般可选取石油醚、三氯甲烷、乙醚和乙酸乙酯等溶剂，采用冷浸、回流、超声等方法直接进行提取，如游离蒽醌类化合物、游离生物碱、香豆素、有机酸、黄酮等。亦常先采用高浓度亲水性有机溶剂提取，然后再用亲脂有机溶剂萃取所得提取物以获得亲脂性成分。

在提取生物碱时一般先将药材用少量碱水浸润，使得生物碱游离的同时增加溶剂对植物细胞的穿透力，提高提取效率。

3. 不同极性成分的提取　常用于中药及民族药化学成分提取的亲水性有机溶剂主要有甲

醇、乙醇和丙酮。它们的溶解范围较广，对植物细胞的穿透力强，既可提取出脂溶性成分（特别是高浓度的甲醇和乙醇），又可通过加入适当比例的水提高其对极性较大成分的提取能力，因此在中药有效成分的提取中得到广泛应用。

实际工作中，根据目标化合物极性的大小应用不同浓度的亲水性有机溶剂，可以达到相应的提取目的，即亲脂性强的成分为提取目标时，可使用高浓度甚至纯亲水性有机溶剂；当亲水性成分或极性较大的成分为提取目标时，一般选用浓度70%以下的亲水性有机溶剂。

乙醇和甲醇的性质接近，乙醇在工业化生产中更为常用。不同浓度的乙醇用于提取不同极性的中药化学成分，如浓度90%以上乙醇可提取苷元、挥发油、有机酸、树脂、叶绿素等，50%～70%的乙醇适于苷类、生物碱等的提取，乙醇含量大于40%时能延缓多种成分如酯类、苷类等的水解，乙醇含量20%以上时具有防腐作用。

丙酮的极性和沸点较甲醇、乙醇小，可与水完全混溶，50%～70%的含水丙酮是鞣质类成分的常用提取溶剂。

4. 挥发性成分的提取　中药中含有的挥发油或小分子的苯醌、萘醌、香豆素、生物碱等挥发性成分可采用水蒸气蒸馏法、超临界 CO_2 流体萃取法、亲脂性溶剂提取法等进行提取。

5. 酸性成分的提取　中药中酸性成分的提取，除可按照目标化合物的极性大小采取上述相应的提取方法外，常用的还有碱提酸沉法。

碱提酸沉法主要用于酚酸类成分，如醌类化合物、黄酮类化合物和酚酮类等的提取或纯化。某些皂苷含有羧基，可溶于碱水，因此也可用碱提酸沉法提取，这类成分能溶于稀碱液而与其他类型成分分离，碱提液酸化后这类成分呈游离态析出，可通过有机溶剂萃取得到。

碱提酸沉法也可用于提取具有内酯或内酰胺结构的成分，如香豆素类化合物和部分木脂素等。这些成分能溶于热稀碱液而和其他成分分离，碱液酸化后该类成分即可游离析出，可通过乙醚等有机溶剂萃取得到。但在提取香豆素时，若在碱液中长时间加热，香豆素类化合物的母核会开环生成反式邻羟基桂皮酸衍生物，加酸后不能重新环合成内酯结构，因此必须严格控制条件。另外，提取木脂素时也应注意避免木脂素异构化而使其失去生物活性。

6. 碱性成分的提取　碱性成分的提取可以同其他类型成分一样按照目标化合物的极性大小选择相应提取方法提取。此外，常用的还有酸提碱沉法。

具有一定碱性的中药化学成分，如生物碱，其在植物体内一般以盐的形式存在，常用无机酸水溶液进行提取。提取的酸水液碱化后生物碱游离析出，滤过即可，也可用有机溶剂萃取得到。常用0.1%～1%的硫酸、盐酸、乙酸等，通过浸渍、渗漉法提取。基本流程见图1–2。

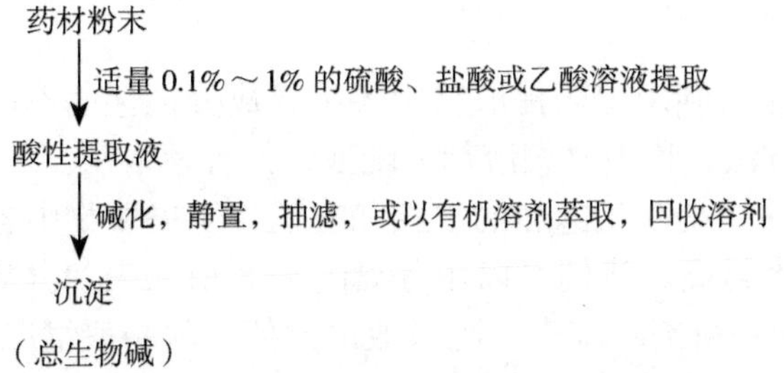

图1–2　碱性成分提取流程

该法操作简便，同时大分子生物碱的有机酸盐转变为小分子的无机酸盐，增大了在水中的溶解度，提取率明显提高。但提取液体积较大，浓缩困难，且水溶性杂质多，可配合使用阳离子交换树脂进行吸附、酸提碱沉或亲脂性有机溶剂萃取等方法进行除杂。

此外，碱性成分也可以采用酸性醇溶液提取，详见本章生物碱的提取方法。

多糖类成分可采用水提醇沉法进行提取。由于水提取成分的范围较广，乙醇可以沉淀其中的大分子物质，将大分子物质和小分子物质分离，可以得到纯度相对较高的多糖类物质。以水提取多糖类成分，可采用冷浸法、煎煮法、酸水提取法、碱水提取法等。

需要提及的是，当小分子物质为提取的目标成分时，这种方法也可成为除去大分子物质（如多糖、蛋白质）的常用方法。与此法相对应的是醇提水沉法，是利用醇提取后浓缩去除醇后加水或保持一定的醇浓度，使极性较小的物质沉淀或形成胶体析出，从而与极性较大的物质分离。

在上述提取过程中，由于乙醇会使蛋白质发生变性，因此在进行蛋白质（或酶）提取时一般不宜采用水提醇沉法。

蛋白质（或酶）的提取，一般采用中性的水或氯化钠水溶液，然后采用盐析法、等电点法、色谱法（离子交换色谱法、葡聚糖凝胶色谱法等）等从水提取液中获得蛋白质或酶。

第二节　中药及民族药有效成分的分离方法

中药及民族药有效成分的分离是采用物理、化学等方法，将中药或民族药提取物或有效部位中的成分逐一分离开，并经精制纯化得到单体化合物的过程。中药及民族药有效成分的系统分离涉及不同的分离方法与技术。经典的分离方法包括溶剂萃取法、沉淀法、结晶法、分馏法、盐析法、透析法等，目前仍为实际工作所常用；另外，色谱法、高效液相色谱法、超滤法、高速液滴逆流色谱法等现代新型分离技术，在中药及民族药有效成分的分离工作中也开始扮演重要角色。本节对这些常用分离方法及其在中药成分分离中的具体应用进行阐述。

一、溶剂法

溶剂法是从中药总提取物中初步分离化学成分最常用的方法，是基于各类成分的极性、酸碱性等差异导致其在不同极性或不同酸碱性溶剂中溶解度的不同，分别选用多种不同的溶剂，分步进行选择性溶解。依据具体原理与应用溶剂种类的不同，溶剂分离法主要分为以下几种。

1. 溶剂分配法　该法是利用中药提取物中各组成成分极性的不同，在两相溶剂中分配系数的不同而达到分离的方法，称为两相溶剂分配法，简称萃取法。

溶剂分配法的两相往往是互相饱和的水相和有机相。提取物中各成分在两相溶剂中分配系数相差越大，分离效率越高。我们可以用分离因子 β 值来表示分离的难易。分离因子可定义为 A、B 两种溶质在同一溶剂系统中分配系数的比值。就一般情况而言，$\beta \geqslant 100$，仅做一次简单萃取就可以实现基本分离；$100 > \beta \geqslant 10$，则需要萃取 10 ～ 12 次；$\beta \leqslant 2$ 时，要想实现基本分离，需要进行 100 次以上萃取才能完成；$\beta \cong 1$ 时，意味着两者性质极其相近，即使进行任意次萃取也无法实现分离。

一般根据中药提取物中成分极性的大小选择不同的两相溶剂系统，如分离极性较大的成分，可以选用正丁醇 – 水；中等极性成分的分离选用乙酸乙酯 – 水；分离极性小的成分选用三氯甲烷（或乙醚）– 水。

在操作时首先将中药提取物浸膏加少量水分散后，利用各组分极性差，在分液漏斗中依次用与水不相混溶的有机溶剂进行萃取，一般需要反复萃取数次，才能使化学成分得到较好的分离。例如，中药提取物中的有效成分是亲脂性的，一般多用亲脂性有机溶剂如石油醚、甲苯、二氯甲烷、三氯甲烷或乙醚等进行两相萃取；如果有效成分是偏于亲水性的，在亲脂性溶剂中难溶解，则需要用乙酸乙酯、正丁醇等有机溶剂进行萃取；如分离亲水性强的皂苷类成分时，需将乙醇提取液浓缩后的浸膏加水制成混悬液，再依次用弱极性的溶剂如三氯甲烷、乙酸乙酯进行萃取，除去亲脂性杂质，然后选用正丁醇等进行萃取，可使皂苷类成分富集于正丁醇部位，达到初步分离的目的。一般有机溶剂亲水性越大，萃取效果越不理想，因为其能使较多的亲水性杂质也一并被萃取出，对有效成分进一步的精制纯化影响较大。

下述流程对各类型化合物的初步分离均较适用，为目前常用的溶剂分配法（图 1–3）。

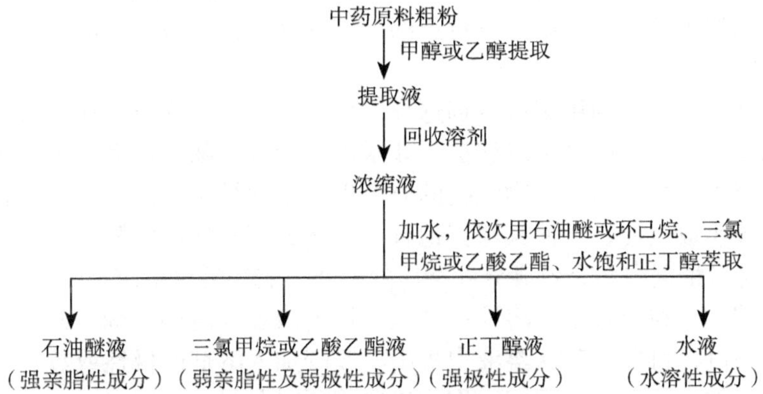

图 1–3　化合物初步分离流程

通常溶剂分配法得到的依然是混合物，还需要结晶法或色谱法进一步分离。但也有回收溶剂即可得到结晶或溶液放置后得到结晶。

2. 酸碱溶剂法　利用混合物中各组分酸碱性的不同进行分离。难溶于水的有机碱性成分，如生物碱类，可与无机酸成盐溶于水，借此可与非碱性难溶于水的成分分离；具有羧基或酚羟基的酸性成分难溶于酸水，可与碱成盐而溶于水；具有内酯或内酰胺结构的成分可被皂化溶于水，借此与其他难溶于水的成分分离。具体操作时，可将总提取物溶于亲脂性有机溶剂（常用乙酸乙酯），用酸水、碱水分别萃取，将总提取物分成碱性、酸性、中性三个部分。也可将总提取物溶于水，调节 pH 后用有机溶剂萃取。如此所得的碱性或酸性部位中，存在着碱度或酸度不同的成分，还可结合 pH 梯度萃取法进一步分离不同碱性或酸性成分。

溶剂萃取法在操作中要注意以下几点：①中药中含有的一些成分如蛋白质、皂苷、树脂等，都是天然乳化剂，因此在大量萃取前，先将两相溶剂用小试管猛烈振摇约 1 min，观察萃取后液层分层现象。如果易发生乳化，大量萃取时要避免猛烈振摇，可延长萃取时间。如乳化现象已经出现，可将乳化层分出，再用新溶剂萃取，或将乳化层抽滤，或将乳化层稍加热，或较长时间放置并不时旋转，令其自然分层。②中药提取物浸膏溶于水后的药液比重最好在 1.1 ～ 1.2，过稀则溶剂用量太大，影响操作。③有机溶剂与水溶液应保持一定量的比例，第一次萃取时有机相要多一些，一般为水溶液的 1/3，以后的用量可以减少，一般是水溶液的 1/6 ～ 1/4。④使用酸碱溶剂法时要注意酸性或碱性的强度、与被分离成分接触的时间、加热温度和时间等，避免在剧烈条件下某些化合物结构发生变化或不能恢复到原存于中药中的状态。

萃取法所用设备根据萃取量的不同而选择不同的容器。小量萃取可在分液漏斗中进行；中量萃取可在较大的下口瓶中进行。工业生产中的大量萃取多在密闭萃取罐内进行，用搅拌机搅拌一定时间，使两相溶剂充分混合，再放置令其分层。

3. 沉淀法　沉淀法是基于中药化学成分能与某些试剂生成沉淀或加入某些试剂后可降低某些成分在溶剂中的溶解度而自溶液中析出的一种方法，用于初步分离。如果将需要分离获得的成分生成沉淀，这种沉淀反应必须是可逆的；如果生成沉淀的成分是不需要的，则将沉淀除去，此时应用的沉淀反应可以是不可逆的。依据加入试剂或溶剂的不同，沉淀法又分为下述几种具体方法。

（1）专属试剂沉淀法：利用某些试剂选择性地与某类化学成分反应生成可逆的沉淀而与其他成分分离的操作即为专属试剂沉淀法，如雷氏铵盐等生物碱沉淀试剂能与水溶性生物碱类生成沉淀，可用于生物碱与非生物碱类的分离以及水溶性生物碱与其他生物碱的分离；胆甾醇能与甾体皂苷生成沉淀，可使其与其他苷类分离；明胶能沉淀鞣质，用于分离或除去鞣质等。实际应用时可根据中药有效成分和杂质的性质，选用适当的沉淀试剂。

（2）分级沉淀法：在混合组分溶液中加入与该溶液能互溶的溶剂，改变混合物组分溶液中某些成分的溶解度，可以使其从溶液中析出。改变加入溶剂的极性或数量而使沉淀逐步析出称为分级沉淀。如水提醇沉法即用水作为提取溶剂对药材进行提取，在水提浓缩液中加入乙醇使其含醇量达 80% 以上，高浓度的醇可使多糖、蛋白质、淀粉、树胶、黏液质等沉淀下来，经滤过除去沉淀，即可达到分离的目的。在提取中药多糖成分时常采用此法进行粗多糖的分离，对于在醇中溶解性较好的中药成分，可用醇提水沉法分离，即先用一定浓度的乙醇提取，在醇提取浓缩液中加入 10 倍量以上水，可沉淀亲脂性成分。

（3）酸碱沉淀法：对酸性、碱性或两性有机化合物来说，常可加入酸或碱以调节溶液的 pH 来改变分子的存在状态（游离型或解离型），从而改变其溶解度而实现与其他物质的分离。例如，一些生物碱类在用酸性水从药材中提出后，加碱调至碱性即可从水中沉淀析出（酸提碱沉法），至于提取黄酮、蒽醌等酚酸性成分时采用碱提酸沉法、调节 pH 至等电点使蛋白质沉淀的方法等也均属于这一类型。这种方法简便易行，在工业生产中应用广泛。但在应用时也要注意控制反应条件，防止某些化合物结构发生不可逆变化。

影响沉淀法分离效果的主要因素有沉淀剂或溶剂的选择及其添加量、原溶液中待分离物质的浓度、温度、pH 等，在沉淀分离时需要注意以下几点：①沉淀的方法和技术应具有一定的选择性，以使目标成分得到较好的分离。②一些活性物质（如酶、蛋白质等）的沉淀分离必须考虑沉淀方法对目标成分的活性和化学结构是否有破坏。③目标成分的沉淀分离必须充分估量残留物对人体的危害。

二、结晶法

化合物由非晶形经过结晶操作形成有晶形的过程称为结晶。初析出的结晶往往不纯，需要进行多次结晶，此过程称为重结晶。多数化合物在常温下是固体状态，可以通过结晶达到分离纯化的目的。结晶是中药化学工作者从事化合物制备分离的关键技术之一。

当某一中药成分在药材中含量很高时，以合适的溶剂提取后将提取液放冷或稍微浓缩，便可得到结晶。如中药荜茇的胡椒碱含量较高，荜茇乙醇提取液浓缩后放置一段时间，就有大量的胡椒碱结晶形成，但滤过得到的胡椒碱结晶纯度不高，还要进行反复重结晶。

结晶法的关键是选择适宜的结晶溶剂。对溶剂的要求一般包括对被溶解成分的溶解度随温度不同应有显著差别、与被结晶成分不应产生化学反应、沸点适中等，常用于结晶的溶剂有甲醇、乙醇、丙酮、乙酸乙酯、乙酸、吡啶等。当用单一溶剂不能达到结晶的目的时，可用两种或两种以上溶剂组成的混合溶剂进行结晶操作。有些化合物只在特定溶剂中易于形成结晶，实际应用时需要合理选择。例如，大黄素在吡啶中易于结晶，葛根素、逆没食子酸在冰乙酸中易形成结晶，而穿心莲内酯亚硫酸氢钠加成物在丙酮中容易结晶。

三、经典色谱法

色谱分离法是中药化学成分分离中最常用的技术方法，其最大的优点在于分离效能高、快速简便。通过选用不同分离原理、不同操作方式、不同色谱材料或将各种色谱组合应用，可达到对各类型中药成分的精制和分离，亦可用于化合物的鉴定。

1. 吸附色谱　吸附色谱是利用吸附剂对被分离化合物分子吸附能力的差异而实现分离的一类色谱。吸附剂的吸附作用主要通过氢键、络合作用、静电引力、范德华力等产生，常用的吸附剂包括硅胶、氧化铝、活性炭、聚酰胺等。色谱分离时吸附作用的强弱与吸附剂的吸附能力、被吸附成分的性质和流动相的性质有关。色谱的操作过程中，当流动相流经固定相时，化合物连续不断地发生吸附和解吸附，将各成分之间的差异不断累积放大，最终使混合物中各成分相互分离。

（1）吸附剂

①硅胶，硅胶可用通式 $SiO_2 \cdot xH_2O$ 表示，具有多孔性的硅氧环（–Si–O–Si–）交链结构，其骨架表面的硅醇基能通过氢键与极性或不饱和分子相互作用。硅胶的吸附性能取决于硅胶中硅醇基的数目及含水量。随着水分的增加，吸附能力降低。若吸水量超过 17%，只可用于分配色谱的载体，当硅胶加热到 100 ～ 110 ℃时，其表面所吸附的水分能被可逆地除去，因此通过加热的方法可以活化硅胶。但活化温度不宜过高，以防止硅胶表面的硅醇基脱水缩合转变为硅氧烷结构而失去吸附能力，一般以 105 ℃活化 30 min 为宜。硅胶吸附色谱是使用最

为广泛的一种色谱，中药各类化学成分大多可用其进行分离，尤其适用于中性或酸性成分如挥发油、萜类、甾体、生物碱、蒽醌类、酚性、苷类等化合物的分离。

②氧化铝，氧化铝也是一种常用的极性吸附剂，由氢氧化铝在高温下（约 600 ℃）脱水制得。色谱用氧化铝有碱性、中性和酸性三种。碱性氧化铝由于颗粒表面常含有少量碳酸钠等成分而带弱碱性，适于分离中药中的碱性成分如生物碱，但不宜用于醛、酮、酯和内酯等类型化合物的分离，因为有时碱性氧化铝可与上述成分发生诸如异构化、氧化和消除等反应。用水洗除氧化铝中的碱性杂质，再活化即得中性氧化铝，中性氧化铝可用于碱性或中性成分的分离，但不适于分离酸性成分。用稀硝酸或稀盐酸处理氧化铝，可中和氧化铝中的碱性杂质，制成酸性氧化铝，此时氧化铝颗粒表面带有 Cl^- 等离子，具有离子交换剂的性质，可用于分离酸性成分如有机酸、氨基酸等。氧化铝吸附色谱的应用范围有一定限制，主要用于分离碱性或中性亲脂性成分，如生物碱、甾体、萜类等成分。但氧化铝对树脂、叶绿素及其他杂质的吸附能力较强，常用于提取物的预处理，去除部分杂质，以便后续的纯化与分离。

③活性炭，活性炭是一种非极性吸附剂，对非极性成分具有较强的亲和力，主要用于分离水溶性成分。对中药中的某些苷类、糖类及氨基酸等成分具有一定的分离效果。由于它来源容易且价格便宜，适用于大量制备分离。活性炭的吸附作用在水溶液中最强，在有机溶剂中较弱。

④聚酰胺，聚酰胺是通过酰胺键聚合而成的一类高分子化合物，分子中含有丰富的酰胺基，其分离作用是由于其酰胺键（-CO-NH-）与酚类、酸类、醌类、硝基化合物等形成氢键的数目不同、强度不同，从而对这些化合物产生了不同强度的吸附作用，与不能形成氢键的化合物分离。化合物分子中酚羟基数目越多，则吸附作用越强。芳香核、共轭双键多的化合物吸附力也大，而化合物易形成分子内氢键时，使吸附力减小。聚酰胺主要用于分离中药中的黄酮、蒽醌、酚类、有机酸、鞣质等成分。从聚酰胺柱上洗脱被吸附的化合物是通过一种溶剂分子取代酚性化合物来完成的，即以一种新的氢键代替原有的氢键。通常这种解吸是在水中递增甲醇或乙醇的含量实现。如黄酮苷元与其苷的分离，当用稀乙醇作洗脱剂时，黄酮苷比其苷元先洗脱下来，而有机溶剂（如三氯甲烷 - 甲醇）洗脱其结果恰恰相反，即黄酮苷元比苷元先被洗脱下来，这表明聚酰胺具有“双重色谱”的性能，因为聚酰胺分子中既有非极性的脂肪键，又有极性的酰胺基团。当用含水极性溶剂为流动相时，聚酰胺作为非极性固定相，其色谱行为类似反相色谱，所以黄酮苷比苷元容易洗脱。当用三氯甲烷 - 甲醇为流动相时，聚酰胺则作为极性固定相，其色谱行为类似正相色谱，所以苷元比黄酮苷容易洗脱。除了上述化合物外，聚酰胺也可用于分离萜类、甾体、生物碱及糖类。

（2）洗脱剂和展开剂：在吸附色谱中，除气相色谱外，流动相均为液体。在柱色谱中，流动相习惯上称为洗脱剂，而在薄层色谱中，流动相通常被称为展开剂。洗脱剂和展开剂可由单一溶剂或混合溶剂组成。洗脱剂的选择需根据被分离成分的性质与所选用的吸附剂性质综合考虑。对于极性吸附剂的色谱而言，通常是被分离的成分极性越大，吸附作用越强；而对洗脱剂而言，极性越大洗脱能力越强。

聚酰胺色谱作为一种以氢键吸附为主的吸附色谱，其常用的洗脱剂的洗脱能力由小到大的顺序为：水＜甲醇或乙醇＜丙酮＜稀氢氧化铵水溶液或稀氢氧化钠水溶液＜甲酰胺＜二甲基甲酰胺＜尿素水溶液。

在柱色谱分离过程中，以单一溶剂为洗脱剂时，组成简单、分离重现性好，但往往分离效果不佳。因此在实际工作中常采用二元、三元或多元溶剂系统作洗脱剂。在多元流动相中不同的溶剂起到不同的作用。一般比例大的溶剂往往起到溶解样品和分离作用，所占比例小的溶剂则起到改善 R_f 值的作用，有时在分离酸性或碱性成分时还需加入少量的酸或碱以改善被分离的某些极性物质的拖尾现象，提高分离程度。也可以在整个洗脱过程中，由小极性溶剂开始，逐渐增大洗脱剂的极性，使吸附在色谱柱上的各组分逐个被洗脱，这种洗脱方式称为梯度洗脱。洗脱溶剂极性的梯度增大应是一个较缓慢的过程，如果极性梯度变化过快，就很难获得满意的分离效果。

2. 凝胶滤过色谱（排阻色谱、分子筛色谱）　凝胶滤过色谱是一种以凝胶为固定相的液相色谱方法，在中药化学成分研究中，主要用于分离蛋白质、酶、多肽、氨基酸、多糖、苷类、甾体，以及某些黄酮、生物碱等。

凝胶是具有许多孔隙的立体网状结构的高分子多聚体，有分子筛的性质，并且其孔隙大小有一定的范围。凝胶呈理化惰性，大多具有极性基团，能吸收大量水分或其他极性溶剂。利用凝胶滤过色谱分离化合物时，先将凝胶颗粒在适宜的溶剂中浸泡，使其充分溶胀，然后装入色谱柱中，将样品溶液上样后，再用洗脱剂洗脱。由于凝胶颗粒膨胀后形成的骨架中有许多一定大小的孔隙，当样品溶液通过凝胶柱时，比孔隙小的分子可以自由进入凝胶内部，比孔隙大的分子则不能进入，只能通过凝胶颗粒的间隙而被洗脱下来。因此，分子大小不同的物质在凝胶过滤色谱中的移动速率出现差异，分子大的物质保留时间较短；分子小的物质由于向凝胶颗粒内部扩散，移动阻滞，保留时间较长，这样经过一段时间洗脱后，混合物中的各成分就能按分子大小顺序先后流出并得到分离（图 1–4）。

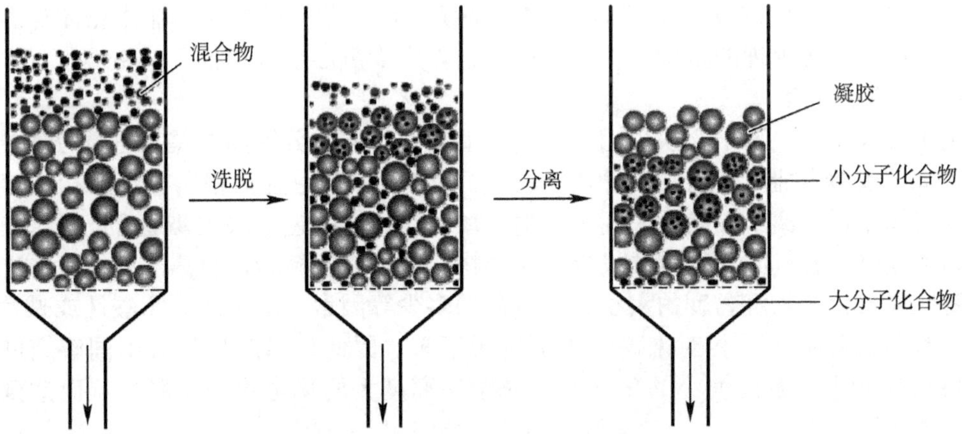

图 1–4　凝胶过滤色谱分离原理示意

商品凝胶的种类较多，可分为亲水性凝胶和疏水性凝胶。不同种类凝胶的性质和应用范围有所不同，常用的有葡聚糖凝胶（Sephadex G）和羟丙基葡聚糖凝胶（Sephadex LH）。

（1）葡聚糖凝胶：葡聚糖凝胶是由葡聚糖和甘油基通过醚键（$-CH_2-O-CHOH-$）相交联而成的多孔性网状结构物质。由于其分子内含大量羟基而具亲水性，在水中溶胀，凝胶颗粒网孔大小取决于制备时所用交联剂的数量及反应条件。交联结构直接影响凝胶网状结构中孔隙的大小，加入交联剂越多，交联度越高，网状结构越紧密，孔径越小，吸水膨胀也越小；交联度越低，则网状结构越稀疏，孔径越大，吸水膨胀也越大。葡聚糖凝胶的商品型号按交联度大小分类，并以吸水量（每克干凝胶吸水量 ×10）来表示，如 Sephadex G-25 表示该凝胶吸水量为 2.5 mL/g，Sephadex G-75 的吸水量为 7.5 mL/g。Sephadex G 系列的凝胶只适合在水中应用，可用于蛋白质、多糖等大分子物质的分离。不同规格的凝胶可用于分离不同分子量的物质。

（2）羟丙基葡聚糖凝胶：羟丙基葡聚糖凝胶是在 Sephadex G 分子中的羟基上引入羟丙基而成醚键（$-CH_2-O-CHOH-$），故既具亲水性又具亲脂性。与 Sephadex G 相比，Sephadex LH-20 分子中羟基总数不变，但碳原子所占比例相对增加，故这种凝胶不仅可在水中应用，也可在极性有机溶剂或它们与水组成的混合溶剂中膨胀后使用。其相应的洗脱剂范围也较广，可以是含水的醇类（甲醇、乙醇），也可使用单一有机溶剂（甲醇、二甲基甲酰胺、三氯甲烷等），还可以使用混合溶剂（三氯甲烷与甲醇的混合液等）。同时 Sephadex LH-20 在极性与非极性溶剂组成的混合溶剂中常起到反相分配色谱的效果，适于分离不同类型化合物。另外，还可在洗脱过程中改变溶剂极性组成，类似梯度洗脱，以达到较好的分离效果。

Sephadex LH-20 可用于分离多种化学成分，如黄酮类、生物碱、有机酸、香豆素等。其既可以作为一种有效的初步分离手段，又可用于最后的纯化与精制，以除去最后微量的固体杂质、盐类或其他外来的物质。当化合物的量很少时，可使用 Sephadex LH-20 凝胶过滤法进行最后阶段的分离纯化，以减少样品损失。从产业化角度来说，它具有重复性好、纯度高、易于放大、易于自动化等优点。使用过的 Sephadex LH-20 可以反复再生使用，而且柱子的洗脱过程往往就是凝胶的再生过程。短期不用时，可以将 Sephadex LH-20 先用水洗，然后用不同梯度的醇洗（醇的浓度逐步增加），最后醇洗，放入装有醇的磨口瓶中密闭保存。如长期不用，可以在上述处理的基础上，减压抽干，再用少量乙醚洗净抽干，室温下挥干乙醚，60 ～ 80 ℃干燥后保存。

3. 离子交换色谱　离子交换色谱法是利用混合物中各成分解离度差异进行分离的方法。该方法以离子交换树脂为固定相，用水或与水混合的溶剂为流动相，在流动相中存在的离子性成分与树脂进行离子交换反应而被吸附。离子交换树脂色谱法主要适合离子性化合物的分离，如生物碱、有机酸和黄酮类成分。化合物与离子交换树脂进行离子交换反应能力的强弱，主要取决于化合物解离度的大小和带电荷的多少等因素，解离度大（酸性或碱性强）的化合物易交换在树脂上，相对来说也难被洗脱下来。因此，当两种具有不同解离度的化合物被交换在树脂上，解离度小的化合物会先于解离度大的化合物被洗脱，从而达到分离的目的。

（1）离子交换树脂的类型：离子交换树脂为球形颗粒，不溶于水但可在水中膨胀，由母核和可交换离子组成。母核部分是苯乙烯通过二乙烯苯交联而成的大分子网状结构，网孔大小用交联度表示（加入交联剂的百分数）。交联度越大则网孔越小，越紧密，在水中膨胀越小，反之亦然。不同交联度适于不同大小分子的分离。根据交换离子的不同可将其分为阳离子交换树脂和阴离子交换树脂。阳离子交换树脂包括强酸型（$-SO_3H$）和弱酸型（-COOH），阴离子交换树脂包括强碱型 [$-N(CH_3)_3X$、$-N(CH_3)_2(C_2H_4OH)X$] 和弱碱型（NR_2、-NHR 和 $-NH_2$）。根据上述原理，可以用不同型号的离子交换树脂将中药中具有一定水溶性的酸、碱与两性成分分开。

（2）离子交换树脂的选择：在离子交换树脂中，强酸型和强碱型的应用范围最广。

①被分离的物质为生物碱阳离子时选用阳离子交换树脂，为有机酸阴离子时选用阴离子交换树脂。

②被分离的离子吸附性强（交换能力强）时选用弱酸或弱碱型离子交换树脂，否则会由于吸附力过强而较难洗脱。被分离的离子吸附性弱时应选用强酸或强碱型离子交换树脂，否则不能很好地交换或交换不完全。

③被分离物质分子量大选用低交联度的树脂，分子量小选用高交联度的树脂。如分离生物碱、大分子有机酸、多肽类时采用 2% ～ 4% 交联度的树脂为宜，分离氨基酸或小分子肽时则以 8% 交联度的树脂为宜，制备无离子水或分离无机成分需用 16% 交联度的树脂。

④作分离用的离子交换树脂要求颗粒较细，一般用 200 目左右。作提取离子性成分用的树脂粒度可较粗，可用 100 目左右。但无论作为什么用途，都应选用交换容量大的树脂。

（3）洗脱剂的选择：水是优良的溶剂并具有电离性，大多数离子交换树脂色谱都选用水为洗脱剂，有时采用水 - 甲醇混合溶剂，也常采用各种不同离子浓度的含水缓冲溶液为洗脱剂，如在阳离子交换树脂中常用乙酸、枸橼酸、磷酸缓冲液，在阴离子交换树脂中则使用氨水、吡啶等缓冲液。对复杂的多组分则可采用梯度洗脱方法，即规律地随时间而改变溶剂的某些性质，如 pH、离子强度等。如分离生物碱时可用强酸型树脂，以氨水或氨性乙醇溶液洗脱。

4. 大孔树脂色谱　大孔树脂色谱是吸附和分子筛原理相结合的色谱方法，色谱行为具有反相性质。大孔树脂是一类没有可解离基团、具有多孔结构、不溶于水的固体高分子物质，是继离子交换树脂之后发展起来的一类新型分离材料，一般为白色球形颗粒状，粒度多为 20 ～ 60 目。

大孔吸附树脂在 20 世纪 70 年代末开始应用于中药化学成分的提取与分离。近年来，该技术已广泛应用于中药新药研究开发和中药制剂生产中，在富集和分离纯化中药有效成分或有效部位等方面显示了良好的性能，具有选择性好、机械强度高、再生处理方便、吸附速度快等特点。

大孔吸附树脂按照其极性大小和所选用的单体分子结构不同，可分为非极性、中等极性与极性三类。大孔树脂根据孔径、比表面积和树脂结构可分为许多型号，如 D101 型、DA-201 型、MD-05271 型、GDXX-105 型、CAD-4 型、SIP 系列、AB-8、NKA-9、NKA-12、X-5 等。以聚苯乙烯为核心的大孔树脂属于非极性大孔树脂，能吸附非极性化合物；以极性物质为核心的大孔树脂属于极性大孔树脂，能吸附极性化合物；应用时可根据实际要求和化合物性质选择合适的树脂型号和分离条件。

在操作大孔树脂色谱时须注意以下几方面因素的影响，以取得满意的分离效果。

（1）化合物极性的大小：极性较大的化合物一般适于在极性大的大孔树脂上分离，而极性小的化合物则适于在极性小的大孔树脂上分离。

（2）化合物体积的大小：在一定条件下，化合物体积越大，吸附力越强。通常分子体积较大的化合物选择较大孔径的树脂，在合适的孔径情况下，比表面积越大，分离效果越好。

（3）溶液的 pH：一般情况下，酸性化合物在适当的酸性溶液中充分被吸附，碱性化合物在适当的碱性溶液中较好地被吸附，中性化合物可在近中性溶液中被较充分地吸附。根据化合物结构特点改变溶液 pH，可使分离工作达到理想效果。

大孔吸附树脂适用于从水溶液中分离低极性或非极性化合物，组分间极性差别越大，分离效果越好。大孔树脂用于中药化学成分的分离时，通常将中药提取物的水溶液吸附于大孔树脂后，依次用水、含水甲醇、乙醇或丙酮 10%、20%、30%（体积分数）洗脱，最后用浓醇或丙酮洗脱，获得若干组分。对非极性大孔树脂来说，洗脱剂极性越小，洗脱能力越强；而对于极性大孔树脂来说，则洗脱剂极性越大，洗脱能力越强。根据实际情况，可采用不同极性梯度的洗脱液分别洗下不同组分。典型的系统分离单体化合物的过程可先采用大孔树脂色谱，然后再进行硅胶色谱、反相色谱及凝胶过滤等。

大孔树脂的再生处理比较方便，用甲醇或乙醇浸泡洗涤即可，必要时可用 1 mol/L 盐酸和 1 mol/L 氢氧化钠溶液依次浸泡，然后用蒸馏水洗至中性，浸泡在甲醇或乙醇中备用，使用前以蒸馏水洗涤、除尽醇后应用。

四、高效液相色谱法

高效液相色谱（high performance liquid chromatography，HPLC）是在常规柱色谱基础上发展起来的一种新型快速分离分析技术，其分离原理与常规柱色谱相同，包括吸附色谱、分配色谱、凝胶色谱、离子交换色谱等多种方法。高效液相色谱采用粒度范围较窄的微粒型填充剂（颗粒直径 5 ～ 20 μm）和高压匀浆装柱技术，洗脱剂由高压输液泵压入柱内，并配有高灵敏度的检测器和自动描记及收集装置，从而使它在分离速度和分离效能等方面远远超过常规柱色谱，具有高效化、高速化和自动化的特点。

制备型高效液相色谱的应用对中药化学成分的分离纯化起到了推进作用（图 1-5）。在许多中药化学成分的分离中，需要从大量的粗提物中分离出微量成分，通常是在制备分离的最后阶段采用高效液相色谱分离制备纯度较高的样品。制备型高效液相色谱分离大多采用恒定的洗脱剂条件，这样可减少操作中可能出现的问题。然而对于难分离的样品，有时也需在分离过程中采用梯度洗脱方式。

高效液相色谱常用的检测器主要有紫外检测器、示差检测器等，但都有一定的局限性。示差检测器对温度变化很敏感，对小量物质的检测不理想，且不能采用梯度洗脱。紫外检测器则对无紫外吸收的样品无法检测。近年来蒸发光散射检测器（evaporative light scattering detector，ELSD）作为质量型的检测器，不仅能检测无紫外吸收的样品，还可采用梯度洗脱，适于检测大多数非挥发性成分。

大部分检测器存在容易饱和的问题，适用于分析性检测，不适合大量的制备型分离。现有专门的用于制备型分离的带有样品槽的检测器出售，允许洗脱液的流速可达 500 mL/min。

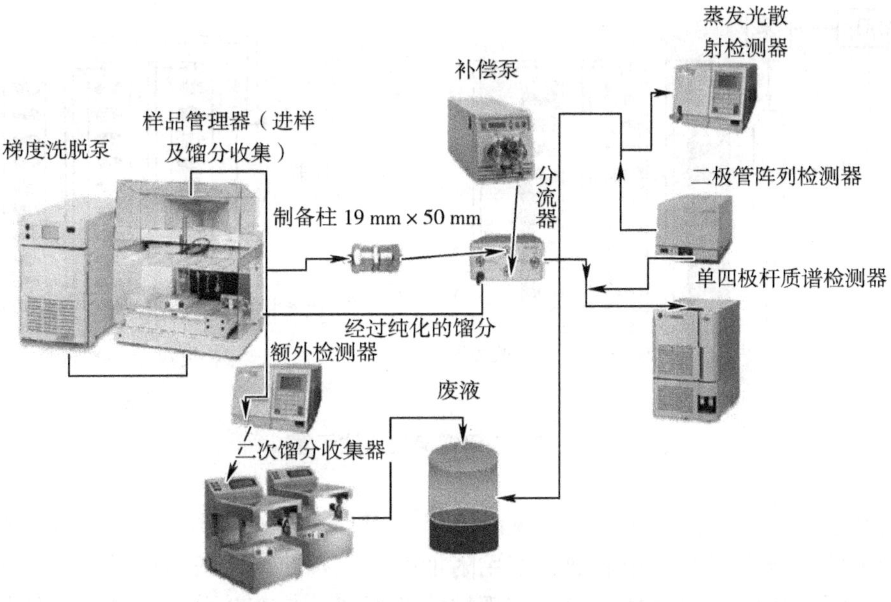

图 1-5　制备型高效液相色谱系统组成

五、逆流色谱法

1. 液滴逆流色谱法　液滴逆流色谱法（droplet counter current chromatography，DCCC）是一种在逆流分配法基础上改进的液 - 液分配技术。它要求流动相通过固定相柱时能形成液滴，液滴在细的分配萃取管中与固定相有效地接触、摩擦不断形成新的表面，促进溶质在两相溶剂中的分配，使混合物中的各化学成分在互不相溶的两相液滴中因分配系数不同而达到分离。该法适用于各种极性较强的中药化学成分的分离，其分离效果往往比逆流分配法好，且不会产生乳化现象，分离过程中用氮气驱动流动相，使被分离物质不被氧化。但本法必须选用能生成液滴的溶剂系统，处理样品量较小，并需要有专门的设备。一台典型的 DCCC 仪包含 200 ～ 600 根直立的、小孔径的硅烷化玻璃管柱（其长度为 20 ～ 60 cm），这些管柱之间用聚四氟乙烯毛细管连接起来，流动相液滴不断地穿过充满固定相的管柱体系，并于尾端收集（图 1-6）。

实际操作中，首先要选择适于分离样品的两相溶剂系统，然后取两相中的一相作为固定相充满仪器的整个管柱体系。样品溶于轻相或重相，也可以溶于两相的混合液中，注入进样器。此后，将流动相通过进样器连续地将样品溶液泵入第一根管柱中，使样品溶液形成一串液滴进入与之互不混溶的固定相之中。根据所选定的流动相和固定相的轻重，决定液滴按上行法或下行法穿过仪器的管柱体系。连接各管柱的毛细管除了在分离操作最初始阶段之外，是不允许固定相进入的。

因为流动相是以液滴形式穿过管柱的，液滴间的湍流促使溶质在两相之间有效地分配，样品中的各个组分也就在这一过程中按各自不同的分配系数获得有效的分离。液滴的大小和流动性受众多因素的影响，包括管柱的内径尺寸、流动相的流速、引入喷嘴的孔径尺寸、两个液相的比重差异、溶剂的黏度和界面张力等。

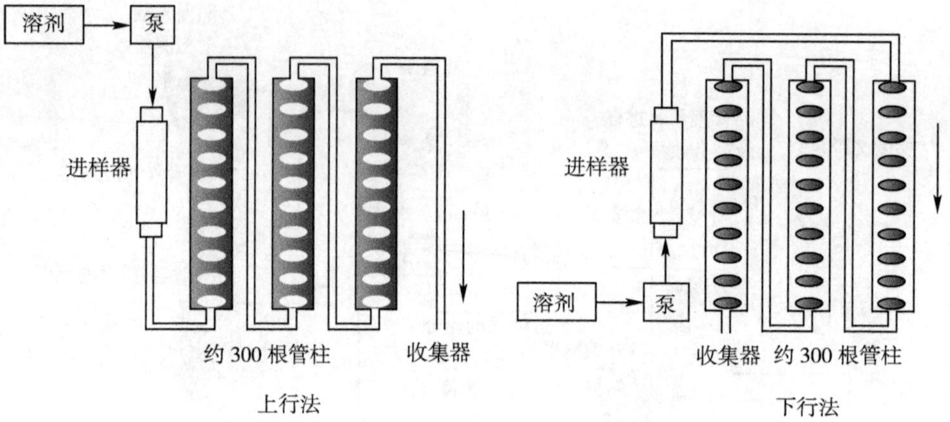

图 1-6　液滴逆流色谱法示意

要达到好的分离效果，两相溶剂系统的选择对于合适液滴的形成影响很大。有必要用三元（或四元）的系统来制备两相溶剂，即用附加的第三种溶剂（或第四种溶剂）来调和其他溶剂组分和减缓原始两相的极性差异，实现结构相似成分的有效分离。此外，增加的第三种溶剂还能调节界面张力和减小黏度。

DCCC能实现很好的重现性和有效分离，能够处理毫克级至克级的粗提物样品，在酸性和碱性分离条件下都能使用。因为不用固体的分离载体，可避免不可逆吸附和色谱峰区带展宽的现象。DCCC同制备型HPLC相比，溶剂消耗量较小，但分离时间过长且分辨率较低。

2. 高速逆流色谱法　高速逆流色谱法也是一种液－液分配色谱方法。该法利用聚氟乙烯螺旋分离柱的方向性和在特定的高速行星式旋转所产生的离心力作用，使无载体支持的固定相稳定地保留在分离柱中，并使样品和流动相单向、低速通过固定相，使互不相溶的两相不断充分混合，随流动相进入螺旋分离柱的混合物中的各化学成分在两相之间反复分配，按分配系数的不同而逐渐分离，并被依次洗脱。在流动相中分配系数大的化学成分先被洗脱，反之，在固定相中分配系数大的化学成分后被洗脱。

由于高速逆流色谱法不需要固体载体，克服了液相色谱中因为采用固体载体所引起的样品不可逆吸附、变性污染和色谱峰畸形等缺点，样品可定量回收，还具有重现性好、分离纯度高和制备量大等特点，适用于中药中皂苷、生物碱、酸性化合物、蛋白质和糖类等的分离和精制。

六、超滤法

超滤技术是膜分离法（透析法）的一种，是利用具有一定孔径的多孔滤膜对分子大小不同的成分进行筛分而达到相互分离的方法。根据分离的目的不同，可分为微滤、超滤、纳滤三种主要类型。

1. 微滤　采用多孔半透膜截流 0.02 ～ 10 μm 的微粒，使溶液通过并且除去悬浮的微粒。一般用作中药有效成分溶液的预处理。

2. 超滤　采用非对称膜或复合膜截流 0.001 ～ 0.02 μm 的大分子溶质，一般用作除去溶液中的生物大分子物质，得到较纯的较小分子量的有效成分溶液。常用于除去黄酮、生物碱、皂苷等中药有效成分提取液中的鞣质、多糖、树胶等大分子杂质。

3. 纳滤　采用复合膜截流 1 nm 以下的分子或高价粒子，一般用作除去溶液中的小分子和低价离子杂质，得到较纯的分子量较大的有效成分溶液。常用于除去皂苷、蛋白质、多肽、多糖等大分子有效成分溶液中的无机盐、单糖、双糖等小分子杂质。

采用超滤法可以除去中药水提液中的相对分子质量大于几万的杂质，如纤维素、黏液质、树胶、果胶、淀粉、鞣质、蛋白质（少数药材除外）、树脂等成分。它们在水提液中多呈溶解状态，少数以固体微粒形式存在，因此，在超滤前应先采用压滤、离心或静置沉淀等方法，去除大部分结成团块、微粒的物质，然后采用截留分子质量较大的超滤膜去除以上杂质。这种方法对于除蛋白质和多糖成分尤其有效，还能滤除醇沉法不能除去的树脂类成分。

对于相对分子质量几千的中药成分，采用超滤法浓缩也很有效。当中药的有效成分是某些蛋白质、多肽和多糖等时，可先设法除去更大分子质量的杂质和其他可沉淀成分，然后采用超滤浓缩，使水分和小分子成分、无机盐、单糖等成分透过滤膜而被滤除，从而提高产品的纯度。

七、透析法

透析法是指利用天然或合成的、具有选择透过性的薄膜作为分离介质，在浓度差、压力差或电位差等作用下，使混合液体或气体混合物中的某一或某些组分选择性地透过膜，以达到分离、分级、提纯或浓缩目的。如对中药中的皂苷、蛋白质、多肽、多糖等物质进行分离和纯化时，可用透析法以除去无机盐、单糖、双糖等杂质。反之，也可将大分子杂质留在半透膜内，而将小分子物质通过半透膜进入膜外溶液中加以分离精制。

透析是否成功与透析膜的规格紧密相关，透析膜的膜孔有大有小，要根据所要分离成分的具体情况来选择。透析膜有动物性膜、玻璃纸膜、火棉胶膜、羊皮纸膜（硫酸纸膜）、蛋白质胶膜等。通常多用市售的玻璃纸或动物性半透膜扎成袋状，外面用尼龙网袋加以保护，小心加入欲透析的样品溶液，悬挂在清水容器中。经常更换清水使透析膜内外溶液的浓度差加大或适当加热并加以搅拌，都有利于加快透析速度。

八、盐析法

在中药水提取液中加入易溶于水的无机盐至一定浓度，或达到饱和状态，可使某些成分由于溶解度降低而沉淀析出，或用有机溶剂萃取出来，从而与水溶性较大的杂质分离。常用的无机盐有 NaCl、$NaSO_4$、$MgSO_4$、$(NH_4)_2SO_4$ 等，例如用盐析法从三颗针中分离小檗碱。有些成分如原白头翁素、麻黄碱、苦参碱等水溶性较大，分离时常先在水提取液中加一定量的 NaCl，再用有机溶剂提取。

九、分馏法

分馏法是利用液体混合物中各成分的沸点不同而进行分离的方法，通常分为常压分馏、减压分馏、分子蒸馏等，主要用于中药挥发油和一些液体生物碱的分离。

液体混合物中各种成分都有其固定的沸点。混合物溶液受热气化后，并且呈气－液两相平衡时，沸点低的成分在蒸气中的分压会高，因而在气相中的相对含量较液相中的大，即在气相中含较多低沸点成分，而在液相中含有较多的高沸点成分。经过一次理想的蒸馏后（即气－液两相达到平衡），馏出液中沸点低的成分含量提高，而沸点高的成分含量降低。如果把馏出液再进行一次蒸馏，沸点低的成分含量又进一步增加，如此经过反复蒸馏，就可将混合物中各成分分开。这种多次反复蒸馏而使混合物分离的过程称为分馏。一般是通过分馏柱进行分离，可在一支分馏柱中完成多次蒸馏的复杂过程。

在分离液体混合物时，如液体混合物各成分沸点相差 100 ℃以上可以不用分馏柱。如相差 25 ℃以下则需采用分馏柱。沸点相差越小，则需要的分馏装置越精细，分馏柱也越长。若液体混合物能生成恒沸混合物或所含化学成分较复杂，且有些成分沸点相差很小，用分馏法很难得到单体，须配合其他分离方法如色谱法进一步分离才能得到单体。另外，用分馏法分离挥发油时，由于挥发油中各成分沸点较高（常在 150 ℃以上），并且有些成分在受热下易发生化学变化，因而通常需在减压下进行操作。

分子蒸馏是一种在高度真空条件下进行分离操作的连续蒸馏过程。该方法待分离组分在远低于常压沸点的温度下挥发，各组分在受热情况下停留时间很短（0.1 ～ 1 s），因此是条件最温和的蒸馏方法，适合于高沸点、黏度大和热敏性化学成分的分离。

第三节　各类中药化学成分的提取与分离

一、单糖及低聚糖的提取与分离

1. 单糖及低聚糖的提取方法　糖是极性大的中药成分，能溶于水和稀醇，不溶于极性小的溶剂，从中药中提取糖时，一般用水或稀醇。由于多种物质共存的助溶作用，用乙醇或甲醇回流提取也可提出单糖和一些低聚糖。

2. 单糖及低聚糖的分离方法　如提取物中单糖或二糖含量很高，可用结晶方法分出。但糖混合物一般需要通过色谱法分离，常用活性炭、大孔吸附树脂和纤维素等。此外，也可用硅胶及反相硅胶进行色谱分离。

用活性炭柱色谱分离糖时，可将糖混合物以适量水溶解，加到活性炭柱的顶端，缓慢流过让其充分吸附。先用水洗脱，最先洗下的一般是无机盐和氨基酸，稍后洗下的是单糖；洗下单糖后，用逐渐增加浓度的稀醇洗脱，大约 10% 的稀醇可洗下二糖，15% 的稀醇可洗下三糖。随着醇浓度的增加，依次洗下分子量较大的糖，一般 35% ～ 45% 的稀醇即能洗下所有的单糖和低聚糖。

大孔树脂色谱一般选用非极性或低极性大孔树脂作吸附剂，洗脱的溶剂系统和方法基本同活性炭柱色谱。

纤维素色谱分离糖，一般可获良好分离效果，溶剂系统可用水、稀乙醇、稀丙酮、水饱和正丁醇等。对于酸性多糖，可在溶剂系统中加入适量乙酸或甲酸，以提高分离效果。

二、醌类化合物的提取与分离

（一）醌类化合物的提取方法

1. 有机溶剂提取法　游离醌类的极性较小，可用极性较小的有机溶剂提取。苷类极性较苷元大，故可用甲醇、乙醇和水提取。实际工作中，常选甲醇或乙醇作为提取溶剂，可以把不同类型、不同存在状态、性质各异的醌类成分都提取出来，所得的总醌类提取物可进一步纯化与分离。

2. 碱提酸沉法　用于提取具有游离酚羟基的醌类化合物。酚羟基与碱成盐而溶于碱水溶液中，酸化后酚羟基游离而沉淀析出。

3. 水蒸气蒸馏法　适用于分子量小、有挥发性的苯醌及萘醌类化合物。

（二）醌类化合物的分离方法

1. 蒽醌苷类与游离蒽醌分离的机制　蒽醌苷类与游离蒽醌衍生物的极性差别较大，故在有机溶剂中的溶解度不同。如苷类在三氯甲烷中不溶，而游离者则溶于三氯甲烷，可据此进行分离。但应当注意一般羟基蒽醌类衍生物及其相应的苷类在植物体内多通过酚羟基或羧基结合成镁、钾、钠、钙盐形式存在，为充分提取出蒽醌类衍生物，必须预先加酸酸化使之全部游离后再进行提取。同理在用三氯甲烷等极性较小的有机溶剂从水溶液中萃取游离蒽醌衍生物时也必须使之处于游离状态，才能达到分离苷或游离蒽醌的目的。

2. 游离蒽醌的分离方法

（1）pH 梯度萃取法：pH 梯度萃取法是分离具有不同酸性的游离蒽醌常用方法。

（2）色谱法：色谱法是系统分离羟基蒽醌类化合物的有效手段，当药材中含有一系列结构相近的蒽醌衍生物时，常需经过色谱法才能得到满意的分离。分离游离羟基蒽醌衍生物时常用的吸附剂主要是硅胶，一般不用氧化铝，尤其不用碱性氧化铝，以避免与酸性的蒽醌类成分发生不可逆吸附而难以洗脱。另外，游离羟基蒽醌衍生物含有酚羟基，故有时也可采用聚酰胺色谱法。

3. 蒽醌苷类的分离方法　蒽醌苷类因其分子中含有糖，故极性较大，水溶性较强，分离和纯化都比较困难，主要应用色谱方法。在进行色谱分离之前，往往采用溶剂法处理粗提物，除去大部分杂质，制得较纯的总苷后再进行色谱分离。

（1）溶剂法：在用溶剂法纯化总蒽醌苷提取物时，一般常用乙酸乙酯、正丁醇等极性较大的有机溶剂，将蒽醌苷类从水溶液中提取出来，使其与水溶性杂质相互分离。

（2）色谱法：色谱法是分离蒽醌苷类化合物最有效的方法。过去主要应用硅胶柱色谱，近年来葡聚糖凝胶柱色谱和反相硅胶柱色谱得到普遍应用，使极性较大的蒽醌苷类化合物得到有效分离。

应用葡聚糖凝胶柱色谱分离蒽醌苷类成分主要依据分子大小的不同，例如，大黄蒽醌苷类的分离：将大黄的 70% 甲醇提取液加到 Sephadex LH-20 凝胶柱上，并用 70% 甲醇洗脱，分段收集，先后得到二蒽酮苷（番泻苷 A、番泻苷 B、番泻苷 D、番泻苷 C）、蒽醌二葡萄糖苷、蒽醌单糖苷、游离苷元。

三、苯丙素类化合物的提取与分离

（一）简单苯丙素类化合物的提取与分离

简单苯丙素类成分依其极性大小和溶解性的不同，一般用有机溶剂或水提取，按照中药化学成分分离的一般方法分离，如硅胶柱色谱、高效液相色谱等。其中苯丙烯、苯丙醛及苯丙酸的简单酯类衍生物多具有挥发性，是挥发油芳香族化合物的主要组成部分，可用水蒸气蒸馏法提取。苯丙酸衍生物是植物酸性成分，可用有机酸的常规方法提取。

（二）香豆素类化合物的提取与分离

1. 香豆素类化合物的提取方法　香豆素类成分多以亲脂性的游离形式存在于植物中，可以用一般的有机溶剂，如乙醚、三氯甲烷、丙酮等提取，而香豆素苷类因极性增大而具亲水性，可选亲水性溶剂，如甲醇、乙醇或水提取。此外，香豆素类成分具有内酯结构，亦可用碱溶酸沉法提取；部分小分子香豆素类成分具有挥发性，可用水蒸气蒸馏法提取。

（1）溶剂提取法：香豆素类成分可用多种溶剂提取，如甲醇、乙醇、丙酮、乙醚等。提取方法可采用乙醚等溶剂先提取脂溶性成分，再用甲醇（乙醇）或水提取极性大的成分。也可先用甲醇（乙醇）或水提取，再用溶剂法或大孔吸附树脂法区分脂溶性部位和水溶性部位。溶剂提取法是香豆素类成分提取的主要方法。

如从前胡中提取香豆素类成分，可先用乙醇回流提取，回收溶剂得醇浸膏。醇浸膏分散在水中，先以乙酸乙酯萃取得到脂溶性部分，再以正丁醇萃取得到香豆素苷类。

（2）碱溶酸沉法：用溶剂法提取香豆素类成分，常有大量中性杂质存在，可利用香豆素类具有内酯结构、能溶于稀碱液而和其他中性成分分离，碱溶液酸化后内酯环闭合，香豆素类成分即可游离析出，或用乙醚等有机溶剂萃取得到。

因香豆素类的开环产物顺式邻羟基桂皮酸在碱液中长时间加热会异构化为反式邻羟基桂皮酸，故碱溶酸沉法必须严格控制在比较温和的条件下进行。此外，一些对酸碱敏感的香豆素类成分不能用碱溶酸沉法提取，如 8 位具有酰基者碱开环后不能酸化闭环；具有侧链酯基者会被碱水解；具有烯丙醚或邻二醇结构者会在酸作用下水解或结构重排。

（3）水蒸气蒸馏法：小分子香豆素类成分因具有挥发性，可采用水蒸气蒸馏法提取，但本法适用面窄，且受热温度高且时间长，有时可能引起结构变化，现已少用。

2. 香豆素类化合物的分离方法　中药中往往是结构类似、极性相近的一种或几种类型的香豆素类化合物共同存在，用常规的溶剂法、结晶法难以相互分离，一般可用色谱法进行分离纯化。常用的色谱分离方法有柱色谱、制备薄层色谱和高效液相色谱。

柱色谱分离一般采用硅胶为吸附剂，洗脱剂可先用薄层色谱试验筛选，常用的洗脱系统可用环已烷（石油醚）- 乙酸乙酯、环已烷（石油醚）- 丙酮、三氯甲烷 - 丙酮等。氧化铝一般不用于香豆素类成分的分离。香豆素苷类的分离可用反相硅胶（Rp-18、Rp-8 等）柱色谱，常用的洗脱系统有水 - 甲醇、甲醇 - 三氯甲烷。此外，葡聚糖凝胶 Sephadex LH-20 柱色谱等也可用于香豆素类成分的分离。

近年来，高效液相色谱用于分离香豆素类成分已经较为普遍，尤其是对极性很小的多酯基香豆素类、极性较强的香豆素苷类分离效果好。对低极性香豆素类，一般用正相色谱（Si-60 等）或反相色谱；而对香豆素苷类，一般用反相色谱（Rp-18、Rp-8 等）。如独活中用常规柱色谱难以分离的独活醇 -C、独活醇 -L、独活醇 -J 等化合物，可用正相色谱三氯甲烷 - 甲醇 =50 ：1 洗脱，结合反相色谱（Rp-18，甲醇 - 水 =6 ：4 洗脱）分离。

因为香豆素类成分在薄层色谱上很容易以荧光定位斑点，故制备薄层色谱也可用于香豆素类成分的分离，极性小的香豆素类可用环己烷（石油醚）- 乙酸乙酯系统，极性较大的香豆素类可用三氯甲烷 - 甲醇系统。

（三）木脂素类化合物的提取与分离

1. 溶剂法　游离的木脂素亲脂性较强，能溶于乙醚等低极性溶剂，在石油醚和苯中溶解度比较小。木脂素苷类极性较大，可按苷类的提取方法提取，如用甲醇或乙醇提取。一般常将药材先用乙醇或丙酮提取，提取液浓缩成浸膏后，用石油醚、乙醚、乙酸乙酯等依次萃取，可得到极性大小不同的部位。木脂素在植物体内常与大量树脂状物共存，在用溶剂处理过程中容易树脂化，这是在提取分离过程中需要注意解决的问题。

2. 碱溶酸沉法　某些具有酚羟基或内酯环结构的木脂素可用碱水溶解，碱水液加酸酸化后，木脂素游离后沉淀析出，从而达到与其他组分分离的目的。但应注意避免产生异构化而使木脂素类化合物失去生物活性。

3. 色谱法　木脂素的进一步分离需要依靠色谱分离法。常用吸附剂为硅胶和中性氧化铝，洗脱剂可根据被分离物质的极性，选用石油醚 - 乙醚、三氯甲烷 - 甲醇等溶剂洗脱。也可以应用反相高效液相色谱法进行分离。

随着新技术的发展，最近也有用超临界 CO_2 萃取法提取分离五味子中的木脂素成分的研究报道，超临界 CO_2 萃取法与传统的提取分离法相比，没有有机溶剂残留，而且大大简化了工艺。

四、黄酮类化合物的提取与分离

（一）黄酮类化合物的提取方法

大多数游离的黄酮类化合物宜用极性较小的溶剂，如用三氯甲烷、乙醚、乙酸乙酯等提取，而对多甲氧基黄酮，可用苯进行提取。黄酮苷类及极性较大的游离黄酮（如羟基黄酮、双黄酮、橙酮、查耳酮等），一般可用乙酸乙酯、丙酮、乙醇、甲醇、水或某些极性较大的混合溶剂如甲醇（乙醇）- 水（1 ：1）进行提取。一些多糖苷类则可以用沸水提取。在提取花色素类化合物时，可加入少量酸（如 0.1% 盐酸），但提取一般黄酮苷类时，则应当慎用，以免发生水解反应。为了避免在提取过程中黄酮苷类发生水解，也常按一般提取苷的方法预先破坏酶的活性。

1. 乙醇或甲醇提取法　乙醇或甲醇是最常用的提取黄酮类化合物的溶剂，提取方法包括冷浸法、渗漉法和回流法等，醇的浓度在 60% ～ 90%，高浓度醇（如 90% ～ 95%）适于提取游离黄酮，60% 左右浓度的醇适于提取黄酮苷类。例如，银杏叶既含有游离黄酮也含有黄酮苷，用 70% 乙醇回流提取，回收率大大高于水煎法。

2. 热水提取法　由于黄酮苷类物质易溶于水，故对黄酮苷类含量较高的原料，可以采取热水提取法，浸提、煎煮均可。此方法成本低、安全、设备简单，适合于工业化生产，但蛋白质、糖类等水溶性杂质也容易被同时提取出来，使后续的分离变得困难，例如，淫羊藿所含黄酮类成分主要以黄酮苷类形式存在，如淫羊藿苷及淫羊藿次苷等，因此可用水煎煮提取。

3. 碱性水或碱性稀醇提取法　由于黄酮类成分大多具有酚羟基，因此可用碱性水（如碳酸钠、氢氧化钠、氢氧化钙水溶液）或碱性稀醇（如 50% 乙醇）提取，提取液经酸化后黄酮类化合物被游离，可沉淀析出或用有机溶剂萃取。常用的碱性水溶液为稀氢氧化钠溶液和石灰水，稀氢氧化钠水溶液浸出能力较强，但浸出杂质较多，如将其浸出液酸化，迅速滤去（如在半小时内滤去）先析出的沉淀物（多半是杂质），再析出的沉淀物可能是较纯的黄酮类化合物。石灰水（氢氧化钙水溶液）的优点是使含有多羟基的鞣质，或含羧基的果胶、黏液质等水溶性杂质生成钙盐沉淀，不被溶出，有利于浸出液的纯化。但其缺点是浸出效果可能不如稀氢氧化钠水溶液，且有些黄酮类化合物能与钙结合成不溶性物质，不被溶出。5% 氢氧化钠稀乙醇液浸出效果较好，但浸出液酸化后，析出的黄酮类化合物在稀醇中有一定的溶解度，故可能降低产品的收率。

用碱性溶剂提取时，应当注意所用的碱浓度不宜过高，以免在强碱下加热时破坏黄酮类化合物母核。在加酸酸化时，酸性也不宜过强，以免生成盐，使析出的黄酮类化合物又重新溶解，降低产品收率，当分子中有邻二酚羟基时，可加硼酸保护。

上述用溶剂提取黄酮类化合物时，除了传统的回流法、煎煮法等方法外，还可采用超声提取法、微波提取法等，提高提取效率，缩短提取时间，提高药材利用率。如采用甲醇超声提取黄芪中的黄酮类成分，效率优于浸泡提取和索氏提取；95% 乙醇超声提取银杏叶总黄酮比回流法提取率高。以石灰水为溶剂，采用微波协同提取芦丁比传统水提法有提取时间短、产率高等优点。

4. 超临界萃取法　超临界 CO_2 萃取技术与有机溶剂法相比，具有提取效率高、无溶剂残留、活性成分和热不稳定成分不易被分解破坏等优点，特别适用于提取或精制热敏性和易氧化的物质。提取率与提取温度、提取压力、CO_2 消耗量等因素有关，通过控制温度和压力，以及调节改性剂的种类和用量，还可以实现选择性萃取和分离纯化。

（二）黄酮类化合物的分离方法

黄酮类化合物的分离包括黄酮类化合物与非黄酮类化合物的分离，以及黄酮类化合物中各单体的分离。黄酮类化合物的分离主要根据其极性差异、酸性强弱、分子量大小和有无特殊结构等，采用适宜的方法分离。化合物单体的分离仍主要依靠各种色谱法。

1. 溶剂萃取法　用水或不同浓度的醇提取得到的浸出物成分复杂，往往不能直接析出黄酮类化合物，需尽量蒸去溶剂，使其成糖浆状或浓水液，然后用不同极性的溶剂进行萃取，可能使游离黄酮与黄酮苷分离或使极性较小与极性较大的黄酮分离。例如，先用乙醚从水溶液中萃取游离黄酮，再用乙酸乙酯或正丁醇反复萃取得到黄酮苷。萃取得到的组分，可进一步用重结晶法进行分离，有时可得到单体化合物，也可用其他方法继续分离。

选用不同溶剂进行萃取也可达到精制纯化目的。例如，植物叶子的醇浸液，可用石油醚处理，除去叶绿素、胡萝卜素等脂溶性色素。某些提取物的水溶液经浓缩后加入多倍量浓醇，可沉淀除去蛋白质、多糖类等水溶性杂质。

2. pH 梯度萃取法　该法适用于酸性强弱不同的游离黄酮类化合物的分离。根据黄酮类化合物酚羟基数目及位置不同其酸性强弱也不同的性质，将混合物溶于有机溶剂（如乙醚）中，依次用 5%$NaHCO_3$ 萃取出 7- 二羟基黄酮或 4′- 二羟基黄酮、5%$NaHCO_3$ 萃取出 7- 羟基黄酮或 4′- 羟基黄酮、0.2%NaOH 萃取出具有一般酚羟基的黄酮、4%NaOH 萃取出 5- 羟基黄酮，从而达到分离的目的。

3. 柱色谱法　柱色谱的填充剂有硅胶、聚酰胺、大孔吸附树脂、氧化铝、葡聚糖凝胶和纤维素粉等，其中以硅胶、聚酰胺最常用。

（1）硅胶柱色谱：此法是目前分离黄酮类化合物采用较多的一种方法，应用范围较广。主要适宜分离异黄酮、二氢黄酮、二氢黄酮醇及高度甲基化或乙酰化的黄酮和黄酮醇类；少数情况下，在加水去活化后也可用于分离极性较大的化合物，如多羟基黄酮醇及黄酮苷类等。用硅胶柱分离游离黄酮时，一般选择有机溶剂为洗脱剂，如不同比例的三氯甲烷 - 甲醇混合溶剂等；分离黄酮苷时常用含水的溶剂系统洗脱，如三氯甲烷 - 甲醇 - 水（80 ∶ 20 ∶ 1 或 65 ∶ 20 ∶ 2）、乙酸乙酯 - 丙酮 - 水（25 ∶ 5 ∶ 1）等。如以石油醚 - 丙酮、三氯甲烷 - 丙酮或三氯甲烷 - 甲醇 - 水梯度洗脱，从金丝桃中分离得到槲皮素、槲皮苷、金丝桃苷及芦丁。

（2）聚酰胺柱色谱：聚酰胺对各种黄酮类化合物（包括黄酮苷和游离黄酮）有较好的分离效果，且其容量比较大，适合于制备性分离。

聚酰胺色谱的分离机制一般认为是“氢键吸附”，即聚酰胺的吸附作用是通过其酰胺羰基与黄酮类化合物分子上的酚羟基形成氢键缔合而产生的，其吸附强度主要取决于黄酮类化合物分子中酚羟基的数目与位置等，以及溶剂与黄酮类化合物或与聚酰胺之间形成氢键缔合能力的大小。溶剂分子与聚酰胺或黄酮类化合物形成氢键缔合的能力越强，则聚酰胺对黄酮类化合物的吸附作用将越弱。黄酮类化合物在聚酰胺柱上洗脱时大体有下列规律。

①黄酮类化合物分子中能形成氢键的基团数目，即酚羟基数目越多吸附力越强。在色谱柱上越难以被洗脱，例如，对桑色素的吸附力强于山柰酚（图 1-7）。

②当分子中酚羟基数目相同时，酚羟基的位置对吸附也有影响。如果酚羟基所处位置易于形成分子内氢键，则其与聚酰胺的吸附力减小，易被洗脱下来。故聚酰胺对处于 C_4- 羰基邻位的羟基（即 3- 或 5- 位）的吸附力小于处于其他位置的羟基；对具有邻二酚羟基的黄酮的吸附力小于具有间二酚羟基或对二酚羟基的黄酮。如果黄酮类分子中的酚羟基能与其他基团形成分子内氢键，则聚酰胺对它的吸附力也会降低。例如，对大豆素的吸附力强于毛蕊异黄酮（图 1-8）。

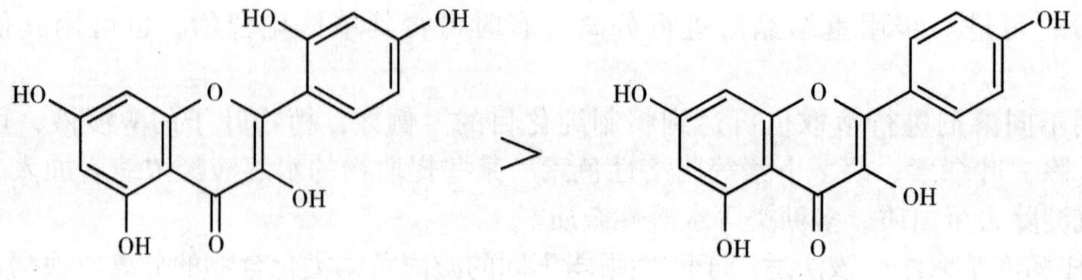

桑色素　　　　山柰酚

图 1-7　桑色素的吸附力强于山柰酚

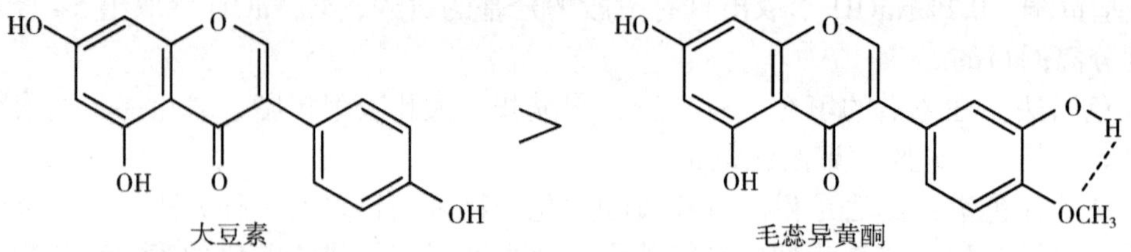

大豆素　　　　毛蕊异黄酮

图 1-8　大豆素的吸附力强于毛蕊异黄酮

③分子内芳香化程度越高，共轭双键越多，则吸附力越强，故查耳酮要比相应的二氢黄酮吸附力强。例如，对橙皮查耳酮的吸附力强于橙皮素（图 1-9）。

④不同类型黄酮类化合物，被吸附强弱的顺序为：黄酮醇＞黄酮＞二氢黄酮醇＞异黄酮。

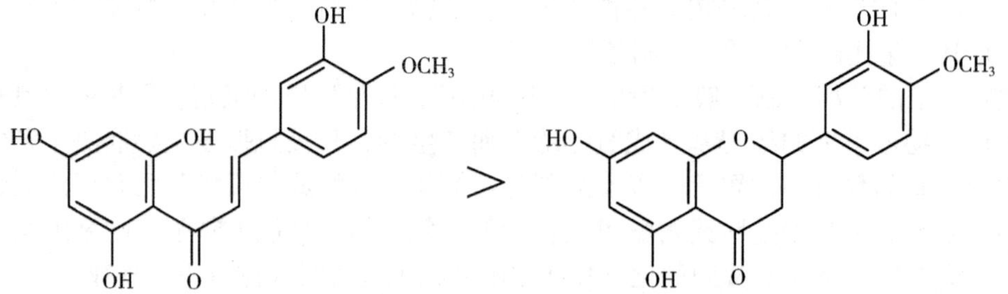

橙皮查耳酮　　　　橙皮素

图 1-9　橙皮查耳酮的吸附力强于橙皮素

⑤游离黄酮与黄酮苷的分离：若以含水移动相（如甲醇 - 水）作洗脱剂，黄酮苷比游离黄酮先洗脱下来，且洗脱的先后顺序一般是叁糖苷＞双糖苷＞单糖苷＞游离黄酮；若以有机溶剂（如三氯甲烷 - 甲醇）作洗脱剂，结果则相反，游离黄酮比苷先洗脱下来。后者是不符合“氢键吸附”规律的。有人认为这是由于聚酰胺具有“双重色谱”性能之故，即其分子中既有非极性的脂肪链，又有极性的酰胺基团，当用极性移动相（如含水溶剂系统）洗脱时，聚酰胺作为非极性固定相，其色谱行为类似反相分配色谱，因黄酮苷比游离黄酮极性大，所以苷比游离黄

酮容易洗脱。当用有机溶剂（如三氯甲烷 - 甲醇）洗脱时，聚酰胺作为极性固定相，其色谱行为类似正相分配色谱，因游离黄酮的极性比黄酮苷小，所以游离黄酮比黄酮苷容易洗脱。

⑥洗脱溶剂的影响：聚酰胺与各类化合物在水中形成氢键的能力最强，在有机溶剂中较弱，在碱性溶剂中最弱。因此，各种溶剂在聚酰胺柱上的洗脱能力由弱至强的顺序为：水＜甲醇或乙醇（浓度由低到高）＜丙酮＜稀氢氧化钠水溶液或氨水＜甲酰胺＜二甲基甲酰胺（DMF）＜尿素水溶液。

用聚酰胺柱分离游离黄酮时，可用三氯甲烷 - 甲醇 - 丁酮 - 丙酮（40 ∶ 20 ∶ 5 ∶ 1）或苯 - 石油醚 - 丁酮 - 甲醇（60 ∶ 26 ∶ 3.5 ∶ 3.5）等混合溶剂洗脱；分离黄酮苷时，可用甲醇 - 水或乙醇 - 水混合溶剂洗脱。如菟丝子醇提浸膏的三氯甲烷萃取部分进行聚酰胺柱色谱，以三氯甲烷 - 甲醇洗脱，依次得到异鼠李素、山柰酚和槲皮素；萃取后剩余的水溶液部分进行聚酰胺柱色谱，以水 - 乙醇洗脱，得到槲皮素 -3-O-β-D- 半乳糖 -7-O-β-D- 葡萄糖苷、槲皮素 - 3 -O-β-D- 半乳糖（2 → 1）-β-D- 芹糖苷和金丝桃苷。上述规律也适用于黄酮类化合物在聚酰胺薄层色谱上的行为。

（3）氧化铝柱色谱：氧化铝对黄酮类化合物吸附力强，特别是具有 3- 羟基、4- 羰基或 5- 羟基、4- 羰基或邻二酚羟基结构的黄酮类化合物，其与铝离子络合而被牢固地吸附在氧化铝柱上，难以洗脱，所以很少应用。但是当黄酮类化合物分子中没有上述结构，或虽有上述结构但羟基已被甲基化或苷化时，也可用氧化铝柱分离。

（4）葡聚糖凝胶柱色谱：Sephadex G 型及 Sephadex LH-20 型凝胶常用于黄酮类化合物的分离。其分离原理是：分离游离黄酮时，主要靠吸附作用，因吸附力的强弱不同而分离，一般黄酮类化合物的酚羟基数目越多，与凝胶的吸附强度越大，越难洗脱。分离黄酮苷时，主要靠分子筛作用，黄酮苷的分子量越大，越容易被洗脱。

（5）大孔吸附树脂法：大孔吸附树脂是一类有机高分子聚合物吸附剂，具有物理化学稳定性高、吸附选择性独特、不受无机物存在的影响、再生简便、解吸条件温和、使用周期长、节省费用等优点，由于这种方法提取率较高、成本低，故适合工业化生产，目前已较多地用于黄酮类化合物的分离富集。分离过程中大孔树脂的种类、样品液浓度、pH、流速、洗脱剂的种类和用量等因素均对分离效果产生影响。如采用 D101、D301、AB-8 型大孔吸附树脂吸附，聚酰胺吸附及水饱和正丁醇萃取 5 种方法对葛根总黄酮进行纯化，以总黄酮回收率、纯度及总黄酮中各成分的保留情况为考察指标综合评价，其中 AB-8 型树脂综合性能最好，适合葛根总黄酮的分离纯化。

4. 高效液相色谱法　自 20 世纪 70 年代以来，应用 HPLC 技术已成功分离了大量黄酮类化合物。随着新技术不断使用、新的色谱柱与流动相的研究，加上计算机系统的辅助，使该方法不断完善并得到更广泛的应用。由于黄酮类化合物大多具有多个羟基，黄酮苷含有糖基，花色素类为离子型化合物，故常采用反相高效液相色谱分离，如 C18、C8 柱，常用洗脱剂为含一定比例的甲酸或乙酸的甲醇 - 水或乙腈 - 水溶剂系统。如采用半制备型反相高效液相色谱，在 Shim-pack PREP C8 柱上，以 23% 乙腈 - 水溶液为流动相，从箭叶淫羊藿提取液中分离制备 Hexandraside F 、朝藿定 A、朝藿定 B、朝藿定 C、淫羊藿苷 5 个黄酮苷类化合物。对于多甲氧基黄酮或黄酮类化合物的乙酰物可用正相色谱，流动相一般采用乙烷或异辛烷等体系，以极性较大的乙醇、丙醇、乙腈等有机溶剂调节。例如，在Lichrosorb Si60柱上，用庚烷－异丙醇（60 ∶ 40）作流动相，可分离红橘和橘皮粗提物中的红橘素、四甲氧基黄芩素、川陈皮素等多甲氧基黄酮类。

5. 超临界流体色谱法　超临界流体色谱分离黄酮类化合物时，多采用超临界 CO_2 为流动相，但仅适于非极性化合物的分离；对于中等极性化合物的分离则需要加入极性夹带剂（如甲醇、异丙醇等）以增强其溶剂力；对于强极性化合物，除了加入极性夹带剂外，还需加入另外一种极性更强的化合物，流动相组成、压力、温度及固定相等对分离效果均有影响。如利用超临界色谱从银杏叶提取物中分离黄酮类化合物。

五、萜类化合物和挥发油的提取与分离

（一）萜类化合物的提取与分离

萜类化合物种类繁杂、数量庞大，理化性质差异较大，而且同分异构体多，结构稳定性差，所以提取分离难度相对较大。一般多根据此类成分挥发性、亲脂亲水性、特殊官能团的专属反应性及极性等差异进行提取分离。如前所述，提取分离萜类化合物要注意减少或避免光、热、酸及碱等对目标化合物结构的影响。

1. 萜类化合物的提取方法　除可用提挥发油的方法提取挥发性萜外，还可用甲醇或乙醇提取，醇提取液根据需要，浓缩至一定体积，并调整适当的醇浓度，再用不同极性的亲脂性有机溶剂按极性由小到大的顺序依次萃取，得到不同脂溶性的萜类提取物。

对于从富含油脂及叶绿素的中药材中提得的醇提物，可将醇浓缩液的含醇量调至70% ～ 80%，用石油醚萃取去除强亲脂性杂质后，再选用一定的亲脂性有机溶剂萃取总萜；若药材含极性较大的萜类（如多羟基萜内酯），则可先用石油醚对药材脱脂后，再用醇提取。

内酯的提取可结合其结构特点进行。先用提取萜的方法提取含萜内酯的粗总萜，然后利用内酯在热碱溶液中易开环成盐溶于水，酸化环合又可析出原内酯的特性，用碱水提取酸化沉淀的方法处理粗总萜，可得到较纯的总萜内酯（倍半萜内酯用此法较多）。但某些对酸碱易引起结构不可逆变化的萜内酯，不可用碱溶酸沉法纯化。

萜内酯的纯化也可用硅胶或氧化铝柱色谱法进行，一般多采用硅胶为固定相，以石油醚及与石油醚混合不同比例的乙醚洗脱。据报道，萜内酯多集中在石油醚－乙醚（1 ∶ 1）的洗脱流份中。

提取萜苷类多以甲醇或乙醇为溶剂，也可用水、稀丙酮及乙酸乙酯，提取液经减压浓缩后加水溶解，滤去水不溶性杂质，用乙醚、三氯甲烷或石油醚萃取去除脂溶性杂质，脱脂后的萜苷水溶液可采用下述方法去除水溶性杂质：①正丁醇萃取法：萜苷水液以正丁醇萃取，正丁醇萃取液经减压浓缩，可得到粗总萜苷。②活性炭或大孔树脂吸附法：用活性炭或大孔树脂吸附水溶液中的萜苷后，先用水及稀乙醇依次洗脱除去水溶性杂质，再用合

适浓度的乙醇洗脱萜苷，如桃叶珊瑚苷及甜叶菊苷可分别用活性炭和大孔树脂纯化获得。在萜苷的提取纯化过程中，要防止酶及酸对苷键的裂解，尤其是环烯醚萜苷稳定性差，更需注意。

2. 萜类化合物的分离方法

（1）利用特殊官能团分离：萜类化合物中常见的官能团为双键、羰基、内酯环、羧基、碱性氮原子（萜类生物碱）及羟基等，可针对性地利用加成、碱开环酸环合、酸碱成盐及形成酸性酯等反应，使具有相应官能团的萜类化合物的溶解性发生改变，以固体析出或液体转溶的形式从总萜中分离（具体方法在挥发油的分离中介绍）。双键是萜类多具有的官能团，其加成物可使液态单萜烯以结晶形式析出，具有一定的分离精制意义。

（2）结晶法分离：有些萜类化合物的粗提物，用其他合适溶剂转溶或经萃取法纯化处理后，其纯度会明显升高，若将其纯化液适当浓缩，常会析出粗晶（有的提取物不经浓缩即可析晶），滤取此结晶，再用适当溶剂或方法重结晶，有时可得到纯度很高的结晶。如薄荷醇、樟脑、野菊花内酯及古伦宾可用结晶法分离。

（3）柱色谱法分离：柱色谱法是分离萜类化合物的主要方法，许多用其他方法难以分离的萜类化合物异构体都可用吸附柱色谱法分离。常用的吸附剂为硅胶、中性氧化铝（非中性氧化铝易引起萜类化合物结构变化），其中硅胶应用范围最广。常用的洗脱剂多以石油醚、正己烷、环己烷及苯单一溶剂分离萜烯，或混以不同比例的乙酸乙酯或乙醚分离含氧萜，对于多羟基的萜醇及萜酸还要加入甲醇或用三氯甲烷 - 乙醇洗脱。

对于单纯以硅胶或氧化铝为吸附剂而难以分离的萜类化合物，可用硝酸银络合柱色谱分离。一般多以硝酸银 - 硅胶或硝酸银 - 氧化铝作吸附剂进行络合吸附。其分离机制主要是利用硝酸银可与双键形成 π 络合物，而双键数目、位置及立体构型不同的萜在络合程度及络合物稳定性方面有一定的差异，利用此差异可进行色谱分离。硝酸银络合色谱分离萜类化合物的洗脱剂与上述硅胶及氧化铝色谱相同。

（二）挥发油的提取与分离

1. 挥发油的提取方法

（1）蒸馏法：该法是提取挥发油最常用的方法，一般将中药适当切碎后，加水浸泡，然后可用共水蒸馏、隔水蒸馏或水蒸气蒸馏法提取。前两种方法虽简单，但受热温度较高，易引起药材焦化以及某些成分的分解；后一种方法提取，温度相对较低，但设备较前两种方法略复杂。馏出液若油水不分层，可采用盐析法促使挥发油自水中析出，或将初次蒸馏液重新蒸馏，再盐析后用低沸点有机溶剂如乙醚、石油醚萃取挥发油。蒸馏法虽具有设备简单、容易操作、成本低、提油率高等优点，但总体来说，挥发油与水接触时间较长，温度较高，对热不稳定的挥发油不能用此法提取。

（2）溶剂提取法：采用低沸点有机溶剂，如戊烷、石油醚（30 ～ 60 ℃）、二硫化碳、四氯化碳等，用连续回流或冷浸法提取。提取液经减压蒸馏除去溶剂，即可得到粗制挥发油。此法得到的挥发油含杂质较多，因为其他脂溶性成分如树脂、油脂、蜡、叶绿素等也同时被提出。可将挥发油粗品再行蒸馏，以获得较纯的挥发油。也可将粗品加适量浓乙醇浸渍，放置冷冻（一般在 -20 ℃左右），滤除析出物，回收除去乙醇即可得到较纯的挥发油。

（3）压榨法：此法适用于含挥发油较多的原料，如鲜橘、柑、柠檬的果皮等，一般药材经撕裂粉碎压榨（最好是在冷却条件下），将挥发油从植物组织中挤压出来，然后静置分层或用离心机分出油，即得粗品。此法所得挥发油可保持原有的新鲜香味，但可能含有水分、叶绿素、黏液质及细胞组织等杂质而呈浑浊状态，如柠檬油常溶出原料中的叶绿素，而使柠檬油呈绿色。

（4）超临界 CO_2 流体提取法：超临界 CO_2 流体应用于提取芳香挥发油，具有防止氧化热解及提高品质的突出优点。例如，紫苏中特有香味成分紫苏醛、紫丁香花中具有独特香味成分，均不稳定易受热分解，用水蒸气蒸馏法提取时受到破坏，香味大减，采用超临界 CO_2 萃取所得芳香挥发油气味和原料相同，明显优于其他方法。在橘皮油、柠檬油、桂花油、香兰素的提取上，应用此法提取均获得较好效果。

（5）微波提取法：微波提取挥发油的报道较多，如提取薄荷挥发油，是将剪碎的薄荷叶放入盛有正己烷的烧杯中，经微波短时间处理后，薄荷油释放到正己烷中。显微镜观察表明叶面上的脉管和腺体破碎，说明微波处理有一定的选择性，因为新鲜薄荷叶的脉管和腺体中包含水分，因此富含水的部位优先破壁，与传统的乙醇浸提相比，微波处理得到的挥发油几乎不含叶绿素和薄荷酮。20 s 的微波诱导提取与水蒸气蒸馏 2 h、索氏提取 6 h 相当，且提取产物的质量优于传统方法的产物。尤其是对萜烯等成分很有效。应用微波萃取大蒜油时接近环境温度，萃取时间短，得到的萃取成分重复性和产品质量均一，热敏性成分损失少。总之，微波萃取挥发性成分，质量大都相当于或优于溶剂回流、水蒸气蒸馏、索氏提取和超临界 CO_2 萃取的同类产品，而且具有操作方便、装置简单、提取时间短、提取率高、溶剂用量少、产品纯正等优点。

2. 挥发油的分离方法

（1）冷冻析晶法（析脑）：将挥发油于 0 ℃以下放置使其析出结晶，若无结晶析出可将温度降至 -20 ℃，继续放置至结晶析出，再经重结晶可得单体结晶。如薄荷油冷至 -10 ℃，经 12 h 析出第一批粗薄荷脑，薄荷油继续在 -20 ℃冷冻 24 h 可析出第二批粗薄荷脑。粗薄荷脑加热熔融，再在 0 ℃冷冻即可得较纯薄荷脑。本法操作简单，但大部分挥发油冷冻后不能析出结晶。

（2）分馏法：挥发油类化合物，大多属单萜及倍半萜类化合物，它们的结构、物理性质都非常接近，由于分子中的碳原子数目、双键数目和含氧官能团等的不同，因此各成分之间的沸点有一定的差距，也有一定的规律性。

根据挥发油中各成分的沸点不同，可采用分馏法进行分离。分馏时为了防止挥发油受热被破坏，故通常都采用减压分馏。一般在 35 ～ 37 ℃ /1333.22 Pa 被蒸馏出来的是单萜烯类化合物；在 70 ～ 100 ℃ /1333.22 Pa 蒸馏出来的是单萜含氧化合物；而在 80 ～ 110 ℃ / 1333.22 Pa 被蒸馏出来的则是倍半萜烯及含氧化合物，有时倍半萜含氧物沸点很高。分馏出的各馏分仍为非单一成分，还需进一步进行精馏或结合冷冻、重结晶、色谱等方法得到单一成分。

（3）化学分离法

①碱性成分的分离：可将挥发油溶于乙醚，加 1% 硫酸或盐酸萃取，分取的酸水层碱化，用乙醚萃取，蒸去乙醚即可得到碱性成分。

②酚、酸性成分的分离：先用 5% 的碳酸氢钠溶液萃取，分出碱水层后加稀酸酸化，乙醚萃取，蒸去乙醚可得酸性成分。提取酸性成分后的挥发油再用 2% 氢氧化钠萃取，分取碱水层，酸化后用乙醚萃取，蒸去乙醚可得酚类或其他弱酸性成分。

③醇类成分的分离：将挥发油与丙二酸单酰氯或邻苯二甲酸酐或丙二酸反应生成酸性单酯，转溶于碳酸氢钠溶液中，用乙醚洗去未作用的挥发油，将碱溶液酸化，再用乙醚提取所生成的酯，蒸去乙醚，残留物经皂化，分得原有的醇类成分。伯醇容易形成酯，仲醇反应较慢，而叔醇则较难作用。

④醛、酮成分的分离：分离酚、酸类成分后的挥发油乙醚液，经水洗至中性，以无水硫酸钠干燥后，加亚硫酸氢钠饱和液振摇或吉拉德试剂 T 或吉拉德试剂 P 回流，分出水层或加成物结晶，加酸或碱液处理，使加成物分解，以乙醚萃取，可得醛或酮类化合物。

⑤其他成分的分离：萜醚成分在挥发油中不多见，可利用醚类与浓酸形成盐易于结晶的性质从挥发油中分离出来，如桉叶油中的桉油精属于萜醚成分，它与浓磷酸可形成白色的磷酸盐结晶。或利用溴、氯化氢、溴化氢、亚硝酰氯等试剂与双键加成，这种加成产物常为结晶状态，可借以分离和纯化。挥发油的分离可用以下流程表示（图 1–10）。

（4）色谱分离法：挥发油仅用前述方法分离，多数难以得到单体化合物，而将分馏法或化学法与色谱法相结合往往能得到较好的分离效果。其中以硅胶和氧化铝吸附柱色谱最为多用，洗脱剂多用石油醚或己烷，将不含氧的萜类化合物洗脱后，再在石油醚中逐渐增加乙酸乙酯，可将含氧的萜类化合物较好地分离。如香叶醇和柠檬烯的分离，在氧化铝色谱柱上，极性小的柠檬烯先被石油醚洗脱下来，再在石油醚中加入少量甲醇洗脱，极性较大的香叶醇也会被洗脱下来。

挥发油中萜类成分的异构体较多，有许多仅是双键数目或位置不同，故可利用不同双键和硝酸银形成络合物的难易来分离。多用硝酸银 – 硅胶或硝酸银 – 氧化铝柱色谱及薄层色谱，硝酸银的加入量为 2% ～ 25%。其吸附力与结构的关系如下：①双键越多，吸附力越强，即三烯＞双烯＞单烯＞饱和烃；②顺式较反式吸附力强；③相同数目的双键，末端的吸附力强；④无双键的化合物，极性大的吸附力强。例如，细辛挥发油，通过 20% 硝酸银 – 硅胶柱，苯 – 乙醚（5 ∶ 1）洗脱，洗脱顺序为 α– 细辛醚→ β– 细辛醚→欧细辛醚（图 1–11）。

对于特别难分离的挥发油可用相同或不同展开剂二次或多次展开，制备薄层色谱进行分离，可获得较好的分离效果。气相色谱是研究挥发油组成成分非常有效的方法，特别是应用制备型气相色谱 – 质谱（GC–MS）联用技术，可成功地将挥发油中众多成分予以分离并同时进行鉴定。

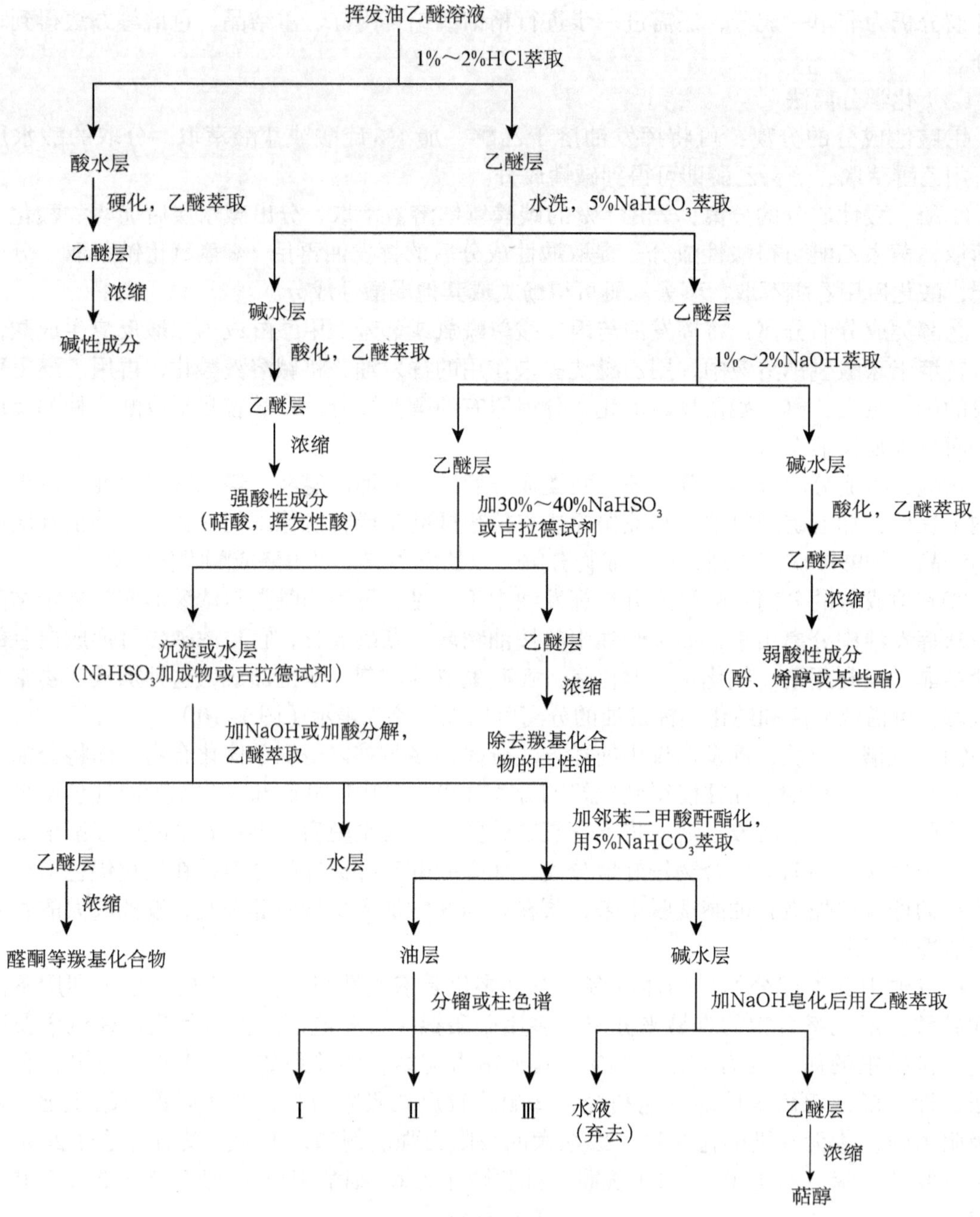

图 1-10　挥发油的分离流程

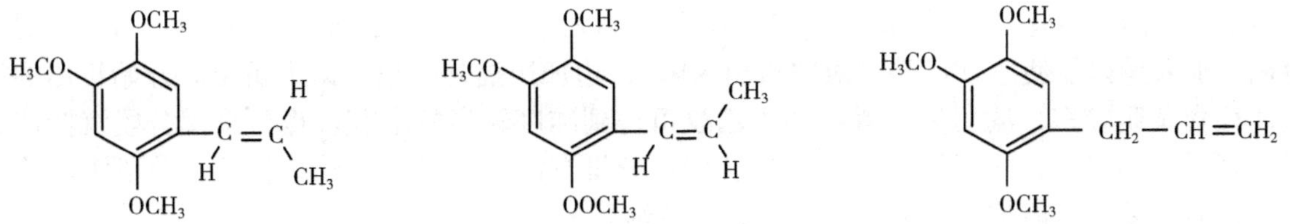

α- 细辛醚　　β- 细辛醚　　欧细辛醚

图 1–11　洗脱顺序

六、三萜类化合物的提取与分离

三萜类化合物主要根据其溶解性，采用不同的溶剂和方法进行提取，如游离三萜类化合物可用极性小的溶剂（如三氯甲烷、乙醚等）提取，而三萜皂苷则用极性较大的溶剂如甲醇、乙醇等进行提取。三萜类化合物的分离常采用分段沉淀法、胆甾醇沉淀法等，但应用最多的是色谱法。有时也可根据它们的酸碱性进行提取分离，如三萜酸类可用碱溶酸沉法提取。

（一）三萜类化合物的提取方法

1. 醇类溶剂提取法　本法为目前提取皂苷的常用方法，提取流程见图 1–12。

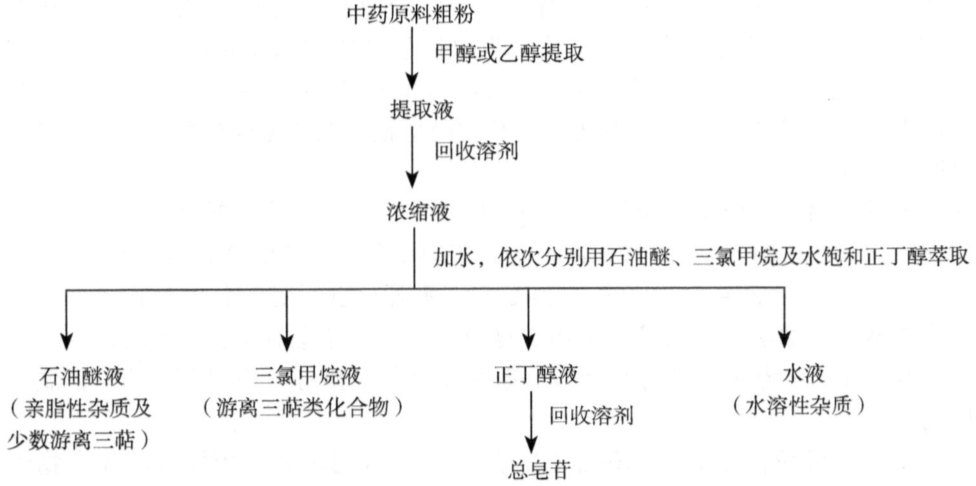

图 1–12　醇类溶剂提取流程

2. 酸水解有机溶剂萃取法　此法可在以皂苷元为提取目标时选用。将中药原料在酸性溶液中加热水解，滤过，药渣水洗后干燥，然后用有机溶剂提取出皂苷元。也可先用醇类溶剂提取出皂苷，然后将得到的皂苷进行酸水解，滤出水解物，再用有机溶剂提取出皂苷元。

3. 碱水提取法　某些皂苷含有羧基，可溶于碱水，因此可用碱溶酸沉法提取。

（二）三萜类化合物的分离方法

1. 分段沉淀法　由于皂苷难溶于乙醚、丙酮等溶剂，故可利用此性质进行化合物分离。

将粗皂苷先溶于少量甲醇或乙醇中，然后逐滴加入乙醚、丙酮或乙醚－丙酮（1 ∶ 1）的混合溶剂（加入量以能使皂苷从醇溶液中析出为限），边加边摇匀，皂苷即可析出。开始析出的沉淀往往含杂质较多，滤出后，继续加入乙醚可得到纯度较高的皂苷。也可采用分段沉淀法，逐渐降低溶剂极性，根据极性不同，皂苷就可分批沉淀，从而达到分离目的。分段沉淀法的优点是简便易行，但难以分离完全，不易获得纯品。

2. 胆甾醇沉淀法　皂苷可与胆甾醇生成难溶性的分子复合物，但三萜皂苷与胆甾醇形成的复合物不如甾体皂苷与胆甾醇形成的复合物稳定。此性质曾被用于皂苷的分离，即先将粗皂苷溶于少量乙醇中，再加入胆甾醇的饱和乙醇溶液至不再析出沉淀为止（混合后需稍加热），滤过，取沉淀用水、醇、乙醚顺次洗涤，以除去糖类、色素、油脂和游离的胆甾醇，将此沉淀干燥后，用乙醚回流提取，胆甾醇被乙醚提出，使皂苷解脱下来，残留物即为较纯的皂苷。

3. 色谱分离法　由于三萜苷类亲水性大，又常与其他极性相近的杂质共存，且有些三萜苷类结构差别不大，因此用上述分离方法很难获得单体。色谱分离法是目前分离三萜类化合物常用的方法。

（1）吸附柱色谱法：此法可用于分离各类型及不同存在形式的三萜化合物。吸附柱色谱根据所用的吸附剂性质不同，分为正相吸附柱色谱和反相吸附柱色谱。正相吸附柱色谱的吸附剂常用硅胶，样品上柱后，可用不同比例的混合溶剂如三氯甲烷－丙酮、三氯甲烷－甲醇或三氯甲烷－甲醇－水进行梯度洗脱。反相吸附柱色谱通常以反相键合相 Rp-18、Rp-8 或 Rp-2 为填充剂，常用甲醇－水或乙腈－水等溶剂为洗脱剂。反相色谱柱需用相应的反相薄层色谱进行检识，可选用 Rp-18、Rp-8 等反相高效薄层板。制备型薄层色谱用于皂苷的分离，有时也可取得较好效果。

（2）分配柱色谱法：由于三萜类皂苷极性较大，故也可采用分配色谱法进行分离，常用硅胶等为支持剂，固定相为 3% 草酸水溶液等，流动相为含水的混合有机溶剂，如三氯甲烷－甲醇－水、二氯甲烷－甲醇－水、乙酸乙酯－乙醇－水等，也可用水饱和正丁醇等作为流动相。

（3）高效液相色谱法：高效液相色谱法是目前分离三萜皂苷类化合物最常用的方法，其分离效能较高。用于三萜皂苷的分离制备一般采用反相色谱柱，以甲醇－水、乙腈－水等系统为洗脱剂。

（4）大孔树脂柱色谱法：大孔树脂色谱是近年来常用于分离极性大的化合物的一种方法，尤其适用于皂苷的精制和分离。将含有皂苷的水溶液通过大孔树脂柱后，先用水洗涤除去糖和其他水溶性杂质，然后再用不同浓度的甲醇或乙醇依其浓度由低到高进行梯度洗脱，极性大的皂苷可被 10% ～ 30% 的甲醇或乙醇洗脱下来，极性小的皂苷则被 50% 以上的甲醇或乙醇洗脱下来。

（5）凝胶色谱法：凝胶色谱法是利用分子筛原理来分离分子量不同的化合物，在用不同浓度的甲醇、乙醇或水等溶剂洗脱时，各成分按分子量递减顺序依次被洗脱下来。即分子量大的皂苷先被洗脱下来，分子量小的皂苷后被洗脱下来。应用较多的是能在有机相使用的 Sephadex LH-20。

用色谱法分离三萜类化合物通常采用多种色谱法相组合的方法，即一般先通过硅胶柱色谱进行分离后，再结合低压或中压柱色谱、薄层制备色谱、高效液相色谱或凝胶色谱等方法进一步分离。还可在使用硅胶柱色谱前，先用大孔树脂柱色谱对皂苷进行精制或初步分离。

七、甾体类化合物的提取与分离

（一）强心苷的提取与分离

强心苷的分离提纯比较复杂与困难，因为它在植物中的含量一般都比较低（1% 以下）；同一植物又常含几个甚至几十个结构相似、性质相近的强心苷，且常与糖类、皂苷、色素、鞣质等共存，这些成分往往能影响或改变强心苷在许多溶剂中的溶解度；多数强心苷是多糖苷，受植物中酶、酸的影响可生成次生苷，与原生苷共存，从而增加了成分的复杂性，也增加了提取分离工作的难度。

由于强心苷易受酸、碱和酶的作用，发生水解、脱水及异构化等反应，因此，在提取分离过程中要特别注意这些因素的影响或应用。在研究或生产中，当以提取分离原生苷为目的时，首先要注意抑制酶的活性，防止酶解，原料要新鲜，采收后尽快干燥，最好在 50 ～ 60 ℃通风条件下快速烘干或晒干，保存期间要注意防潮，控制含水量，提取时要避免酸碱度的影响；当以提取次生苷为目的时，要注意利用上述影响因素，采取诸如发酵以促进酶解，部分酸、碱水解等适当方法，以提高目标提取物的产量。

1. 强心苷的提取方法　强心苷的原生苷和次生苷，在溶解性上有亲水性、弱亲脂性、亲脂性之分，但均能溶于甲醇、乙醇中。一般常用甲醇或 70% ～ 80% 乙醇作溶剂，提取效率高，且能使酶失去活性。

原料为种子或含脂类杂质较多时，需用石油醚或汽油脱脂后提取；原料为含叶绿素较多的叶或全草时，可用稀碱液皂化法或将醇提液浓缩，保留适量浓度的醇，放置，使叶绿素等脂溶性杂质成胶状沉淀析出，滤过除去。强心苷稀醇提取液经活性炭吸附也可除去叶绿素等脂溶性杂质。用氧化铝柱或聚酰胺柱吸附，可除去糖、水溶性色素、鞣质、皂苷、酸性及酚性物质。但应注意，强心苷亦有可能被吸附而损失。

经初步除杂质后的强心苷浓缩液可用三氯甲烷和不同比例的三氯甲烷 – 甲醇（乙醇）溶液依次萃取，将强心苷按极性大小划分为亲脂性、弱亲脂性等几个部分，供进一步分离。

2. 强心苷的分离方法　分离混合强心苷常采用溶剂萃取法、逆流分溶法和色谱分离法。对含量较高的组分，可用适当溶剂反复结晶得到单体，但一般需用多种方法配合使用。两相溶剂萃取法和逆流分溶法均是利用强心苷在两相溶剂中分配系数的差异而达到分离目的。

分离亲脂性单糖苷、次生苷和苷元一般选用吸附色谱，常以中性氧化铝、硅胶为吸附剂，用正己烷 – 乙酸乙酯、苯、丙酮、三氯甲烷 – 甲醇、乙酸乙酯 – 甲醇等作洗脱剂。对弱亲脂性成分宜选用分配色谱，可用硅胶、硅藻土、纤维素为支持剂，以乙酸乙酯 – 甲醇 – 水、三氯甲烷 – 甲醇 – 水作洗脱剂。

（二）甾体皂苷类化合物的提取与分离

甾体皂苷的提取分离方法及原则基本与三萜皂苷相似，只是甾体皂苷一般不含羧基，呈中性，亲水性相对较弱，提取分离时应加以注意。

1. 甾体皂苷的提取方法　多利用皂苷的溶解性，采用溶剂法提取。主要使用甲醇或稀乙醇作溶剂，提取液回收溶剂后，用水稀释，经正丁醇萃取或用丙酮、乙醚沉淀，或用大孔树脂处理等方法，得到总的粗皂苷。

提取皂苷元可根据其难溶或不溶于水，而易溶于有机溶剂的性质，自原料中先提取粗皂苷，将粗皂苷加酸加热水解，然后用苯、三氯甲烷等有机溶剂自水解液中提取皂苷元。实验室中常采用该种方法。工业生产中常将植物原料直接在酸性溶液中加热水解，水解物水洗干燥后，再用有机溶剂提取。

2. 甾体皂苷的分离方法　分离混合甾体皂苷的方法与三萜皂苷相似，常采用溶剂沉淀法（乙醚、丙酮）、胆甾醇沉淀法、吉拉德试剂法（含羰基的甾体皂苷）、硅胶柱色谱法（多采用 $CHCl_3$– 甲醇 – 水系统）、大孔树脂柱色谱法、凝胶 Sephadex LH–20 柱色谱法及 DCCC 等进行分离。有时对正丁醇部位极性较大的皂苷成分在上述分离的基础上，尚需结合反相中低压 Lobar 柱、反相制备性 HPLC 或制备性 TLC 等手段分离。

八、生物碱类化合物的提取与分离

（一）总生物碱的提取方法

1. 水或酸水提取法　具有一定碱性的生物碱在植物体内多以盐的形式存在，故可选用水或酸水提取。常用无机酸水提取，以便将生物碱有机酸盐置换成无机酸盐，增大溶解度。

水提取法常用 0.1% ～ 1% 的硫酸、盐酸或醋酸、酒石酸溶液作为提取溶剂，采用浸渍法或渗漉法提取。个别含淀粉少的药材可用煎煮法，酸水提取的优点是使生物碱的大分子有机酸盐变为小分子无机酸盐，增大在水中的溶解度，且提取方法比较简便。但此法的主要缺点是提取液体积较大，浓缩困难，而且水溶性杂质多。故用酸水提取后，一般可采用下列方法纯化和富集生物碱。

（1）阳离子树脂交换法：生物碱盐在水中可解离出生物碱阳离子，其能和阳离子交换树脂发生离子交换反应而被交换到树脂上。操作时将总碱的酸水液通过强酸型阳离子交换树脂柱，使酸水中生物碱阳离子与树脂上的阳离子进行交换，用生物碱沉淀反应检查交换是否完全。交换完全后，用中性水或乙醇洗除柱中的杂质。

（2）萃取法：将酸水提取液碱化，生物碱游离后，如沉淀，过滤即得；如不沉淀，以适当亲脂性有机溶剂萃取，回收溶剂，即得总生物碱。

2. 醇类溶剂提取法　游离生物碱或其盐均可溶于甲醇、乙醇，可用醇回流或渗漉、浸渍。醇提取的优点是对不同碱性生物碱或其盐均可选用，另外水溶性杂质如多糖、蛋白质较少提出。但其缺点是脂溶性杂质多，可配合酸水 – 碱化 – 萃取法处理去除。具体方法是醇提取液回收醇后加稀酸水搅拌，放置，滤过，溶液调碱性后以适合的亲脂性有机溶剂萃取，回收溶剂即得总生物碱。

3. 亲脂性有机溶剂提取法　大多数游离生物碱都是亲脂性的，故可用三氯甲烷、苯、乙醚等作为提取溶剂，采用浸渍、回流或连续回流法提取。但一般要将药材用少量碱水湿润后提取，以便使生物碱游离，也可增加溶剂对植物细胞的穿透力。

以亲脂性有机溶剂提取的一般工艺流程如下（图 1-13）。

药材粗粉
↓ 少量碱水湿润，亲脂性有机溶剂提取，滤过
提取液
↓ 酸水萃取
酸水层
↓ 碱化，亲脂性有机溶剂萃取
有机溶剂层
↓ 回收溶剂
总生物碱

图 1-13　亲脂性有机溶剂提取流程

本提取法的优点是水溶性杂质少，按上述工艺流程脂溶性杂质可经酸水萃取除去。主要缺点为溶剂价格高，安全性差，而且对设备要求严格，以防溶剂泄漏。另外，挥发性生物碱如麻黄碱可用水蒸气蒸馏法提取，可升华的生物碱如咖啡因可用升华法提取。

（二）总生物碱的分离方法

1. 基于生物碱类别不同的分离方法　即将总生物碱按碱性强弱、酚性有无及是否为水溶性初步分成五类，一般分离流程如下（图 1-14）。

2. 基于生物碱碱性差异的分离方法　总生物碱中各单体生物碱的碱性往往不同，可用 pH 梯度萃取法进行分离。具体方法有两种，一种是将总生物碱溶于三氯甲烷等亲脂性有机溶剂，以不同酸性缓冲液依 pH 由高至低依次萃取，生物碱可按碱性由强至弱先后成盐依次被萃取出而分离，分别碱化后以有机溶剂萃取即可；另一种是将总生物碱溶于酸水，逐步加碱使 pH 由低至高，每调节一次 pH，用三氯甲烷等有机溶剂进行萃取，则各单体生物碱依碱性由弱至强先后成盐，依次被萃取出而分离。

对于碱性有差别的两种生物碱，可采用 pH 后简单萃取法分离。如从洋金花的乙醇浸出液中分离莨菪碱和东莨菪碱，就是利用二者碱性差别，将乙醇浸出液浓缩后碱化到 pH 为 9 ～ 10，三氯甲烷萃取，三氯甲烷萃取液再用稀酸水萃取，将此酸水液用固体碳酸氢钠碱化后以三氯甲烷萃取，东莨菪碱因碱性小游离而先被萃取出。水层再用氨水碱化至 pH 为 10，用三氯甲烷可萃取出碱性大些的莨菪碱。

3. 基于生物碱或生物碱盐溶解度差异的分离方法　总生物碱中各单体的极性不同，对有机溶剂的溶解度可能有差异，可利用这种差异来分离生物碱。如苦参中苦参碱和氧化苦参碱的分离，可利用氧化苦参碱极性稍大，难溶于乙醚，而苦参碱可溶于乙醚，将苦参总碱溶于三氯甲烷，再加入 10 倍量以上乙醚，氧化苦参碱即可析出沉淀。从中国粗榧的枝叶中用逆流分布法分离三尖杉酯碱和高三尖杉酯碱，也是利用二者极性的微小差异进行分离。分离条

件：固定相为 pH 4 左右的柠檬酸和磷酸氢二钠缓冲液，流动相为三氯甲烷，二者互相饱和。将总生物碱样品以流动相溶解，进行逆流分布法萃取，三尖杉酯碱主要分布于固定相，高三尖杉酯碱主要分布于流动相。再用 Al_2O_3 柱色谱进行精制，即可得二者纯品。

生物碱与不同酸生成的盐溶解性可能不同，也可以利用这种差异来分离生物碱或其盐。如用溶剂法从麻黄中提取分离麻黄碱、伪麻黄碱，即利用了二者草酸盐的水溶性不同的性质。分离过程：提取后经处理得到的甲苯溶液，经草酸溶液萃取后浓缩，草酸麻黄碱溶解度小而析出结晶，草酸伪麻黄碱溶解度大而留在母液中。

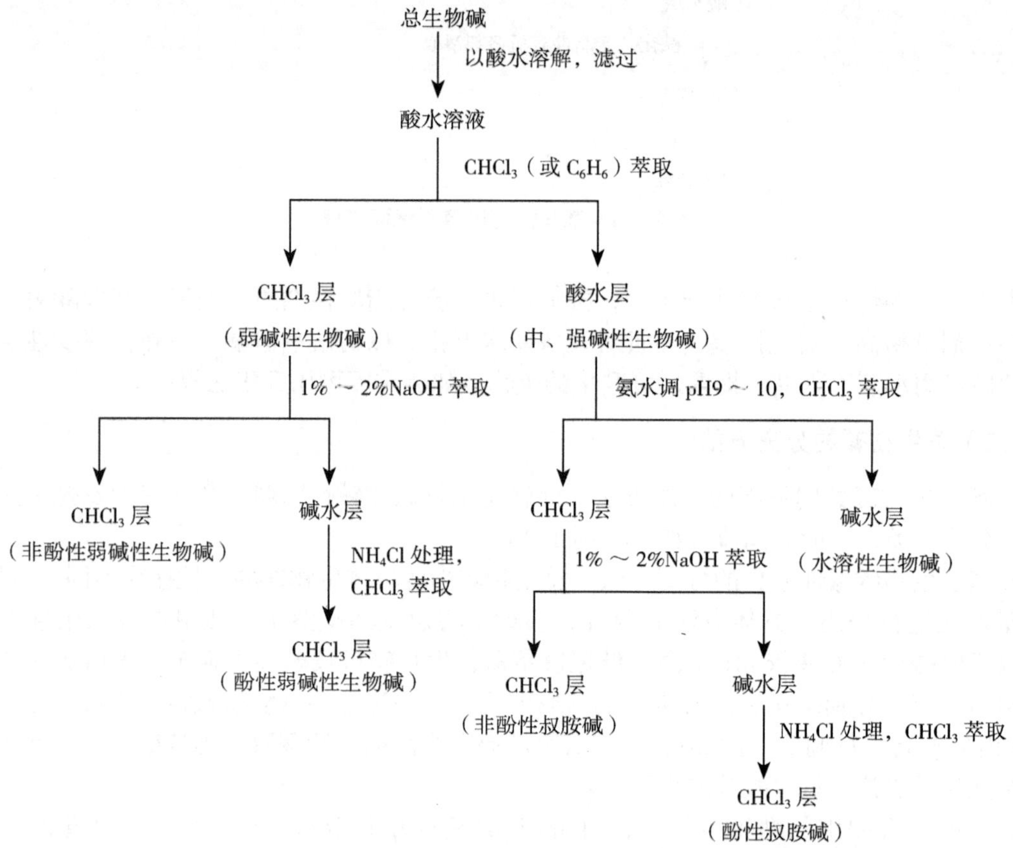

图 1-14　总生物碱的分离流程

4. 基于生物碱特殊官能团的分离方法　有些生物碱的分子中含有酚羟基或羧基，也有少数含内酰胺键或内酯结构。这些基团或结构能发生可逆性化学反应，故可用于分离。

酚性生物碱在碱性条件下成盐溶于水，可与一般生物碱分离。如阿片生物碱中，吗啡具酚羟基而可待因无酚羟基，用氢氧化钠溶液处理，吗啡成盐溶解而可待因沉淀，由此可将二者分离。

内酯或内酰胺结构的生物碱可在碱性水溶液中加热皂化开环生成溶于水的羧酸盐而与其他生物碱分离，在酸性下又环合成原生物碱而沉淀。如喜树中喜树碱具内酯环，在提取分离喜树碱工艺中，即利用了这一性质。其提取流程如图 1–15 所示。

喜树根粉
↓ 95% 乙醇 50 ℃提取
乙醇提取液
↓ 回收乙醇，浸膏加水溶解，过滤，不溶物以三氯甲烷提取
三氯甲烷提取液
↓ 回收三氯甲烷，提取物加甲醇回流，室温过滤
沉淀
↓ 以 10%NaOH 水浴加热，趁热过滤
溶液
↓ 用甲醇及 2 mol/L HCl 在 60 ℃下处理，析出沉淀，过滤
沉淀
↓ 以三氯甲烷 – 甲醇重结晶
喜树碱

图 1–15　喜树碱提取流程

5. 色谱法分离法　中药中所含的生物碱往往比较复杂，而且结构相近，用上述分离方法经常难以完全分离，此时需要用柱色谱法。以下介绍分离生物碱常用的柱色谱方法。

（1）吸附柱色谱：常用氧化铝或硅胶作为吸附剂，有时也用纤维素、聚酰胺等。以苯、三氯甲烷、乙醚等亲脂性有机溶剂或以其为主的混合溶剂系统作洗脱剂。如东贝母中 4 个甾体生物碱的分离（图 1–16）。

（2）分配柱色谱：虽然大多数总生物碱能用吸附色谱法分离，但对某些结构特别相近的生物碱，可采用分配色谱法。如三尖杉中的抗癌生物碱三尖杉酯碱和高三尖杉酯碱的分离，两者结构仅差一个亚甲基，分配色谱能将其分离。具体方法是以硅胶为支持剂，以 pH 5.0 缓冲液为固定相，pH 5.0 缓冲液饱和的三氯甲烷溶液洗脱，首先洗脱的是高三尖杉酯碱，中间部分是二者的混合物，最后部分是三尖杉酯碱（图 1–17）。

（3）高效液相色谱法：高效液相色谱法具有分离效能好、灵敏度高、分析速度快的优点，能使很多其他色谱法难分离的混合生物碱得到分离。HPLC 法分离生物碱时，可用硅胶吸附色谱柱，也可用 ^{18}C 反相色谱柱。此外，制备性薄层色谱、干柱色谱、中压或低压柱色谱等也常用于分离生物碱。对于某些植物中生物碱种类较多、结构相似者，仅靠其中一种方法很难分离出生物碱纯品，一般需要多种分离方法配合应用。

A

东贝母干燥鳞茎（25 kg）
↓ 乙醇回流，过滤，溶液回收乙醇
浸膏
↓ 以2%HCl溶解，过滤
酸水液
↓ 以石油醚、三氯甲烷萃取
酸水液
↓ 碱化，三氯甲烷萃取
三氯甲烷层
↓ 回收三氯甲烷
总生物碱
↓ 硅胶柱色谱，以三氯甲烷–甲醇[（50：1）～（2：1）]梯度洗脱

浙贝双酮　　浙贝乙素　　异浙贝甲素　　浙贝甲素

B

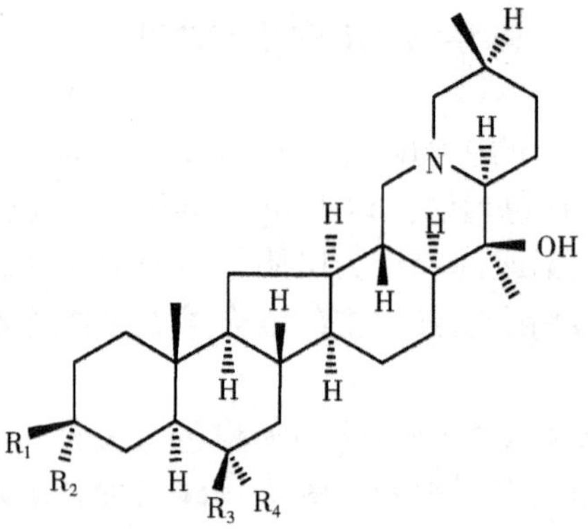

	R_1	R_2	R_3	R_4
浙贝甲素	OH	H	H	OH
浙贝乙素	OH	H	═O	
异浙贝甲素	OH	H	OH	H
浙贝双酮	─O		═O	

A. 东贝母中 4 个甾体生物碱的分离流程；B. 东贝母中 4 个甾体生物碱的化学结构式。

图 1–16　东贝母中 4 个甾体生物碱的分离

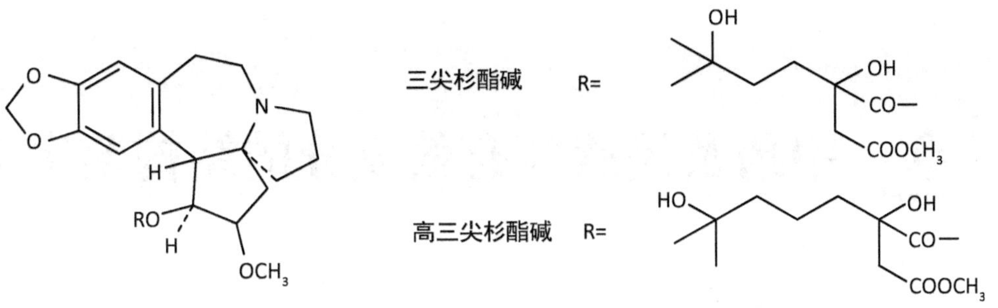

图 1–17　三尖杉酯碱和高三尖杉酯碱的分配色谱

6. 水溶性生物碱的分离方法　水溶性生物碱主要指季铵碱，其分离一般可用下述方法。

（1）沉淀法：水溶性生物碱可用沉淀试剂使之从水溶液中沉淀出来，与留在滤液中的水溶性杂质分离，以获得纯度较高的水溶性生物碱或其盐。实验室中常用雷氏铵盐沉淀试剂，工业生产因其价格较高而不常用。

雷氏铵盐纯化季铵碱的一般操作步骤如下。

①沉淀季铵碱：将含季铵碱的水溶液用稀无机酸溶液调 pH 为 2 ～ 3，加入新配制的雷氏盐饱和水溶液，生物碱的雷氏盐即沉淀析出，沉淀完全后滤过，用少量水洗涤沉淀，至洗涤液不呈红色为止。

②柱色谱净化：生物碱的雷氏盐用丙酮溶解后，滤除不溶物。将滤液通过氧化铝短柱，以丙酮洗脱并收集洗脱液。生物碱雷氏盐被丙酮洗脱，一些极性杂质被氧化铝柱吸附而除去。在上述洗脱液中加入硫酸银饱和水溶液至不再产生雷氏银盐沉淀为止，滤除沉淀，生物碱转化为硫酸盐留在溶液中。加入与硫酸银摩尔数相等的氯化钡溶液于溶液中，生成硫酸钡和氯化银沉淀，滤除沉淀，生物碱转化为盐酸盐留在溶液中，浓缩滤液，可得到较纯的季铵碱盐酸盐结晶。

（2）溶剂法：利用水溶性生物碱能够溶于极性较大而又能与水分层的有机溶剂（如正丁醇、异戊醇或三氯甲烷 – 甲醇的混合溶剂等）的性质，用这类溶剂与含水溶性生物碱的碱水液反复萃取，使水溶性生物碱与强亲水性的杂质得以分离。

第二章　中药及民族药有效成分的结构鉴定方法

第一节　概　述

从中药中提取、分离得到的化学成分，需要确定其化学结构，为深入探讨其生物活性、构效关系、体内代谢和进行研究的结构改造、人工合成等研究提供必要的基础。

在进行结构研究之前，必须对该成分的纯度进行确认，一般常用各种色谱（薄层色谱、纸色谱）法进行纯度检验。需要注意的是无论采用何种色谱法，如果仅用一种溶剂系统或色谱条件，其结果常会出现偏差。样品在两种以上展开系统中或在正相和反相两种色谱法中的有效 R_f 值范围内均显示单一斑点，一般方可确认其为单体化合物。另外，气相色谱或高效液相色谱等色谱法也常用于判断物质的纯度，但气相色谱只适用于一定条件下能够气化而不分解的物质，高效液相色谱需预判化合物的结构类型，选择合适的检测器和色谱条件。

此外，固体物质还可通过熔点测定、熔距考察来推测其纯度，液体物质还可通过测定沸点、沸程、折光率及比重等推测其纯度。结晶样品的熔距为 0.5 ～ 1.0 ℃、液体样品的沸程在 3 ℃以内，一般可认为是较纯的单体成分，可进行后续结构确证研究。对已知化合物来说，无论是固体还是液体物质，如其比旋度与文献数据相同，则表明其已是或接近单体成分。

在进行成分的结构鉴定时，由于同科、属植（动）物常含有相同或类似的化合物，应对相近原源植（动）物或近原植（动）物化学成分的文献进行调查。同时，在进行提取、分离、精制过程中获得的对该化合物部分理化性质的初步认识，可为判断其基本骨架或结构类型提供重要的参考依据。

当预判某化合物可能为已知化合物时，在有对照品的情况下，最好用对照品同时进行熔点、混合熔点、色谱和红外光谱（IR）对照。如果样品与对照品的熔点相同，混合熔点不降低，色谱中的 R_f 值相同，IR 相同，则可判定样品与对照品为同一化合物。若无对照品，则应依据波谱数据或制备衍生物与文献数据核对。

如果欲鉴定结构的化合物为文献未记载的物质时，首先应对该化合物进行理化鉴定，包括测定化合物的各种理化常数，确定其分子量与分子式及结构骨架与官能团等，继之测定化合物的各种波谱数据。在此过程中，有时还需要进行必要的化学反应、制备化合物的各种衍生物乃至进行化合物的全合成等，才能最终确定其结构。

需要提及的是，苷类化合物多为固体化合物，其结构研究除按照上述一般结构鉴定程序进行外，还经常选择合适的水解方法，例如，酸水解法或酶水解法等将苷水解生成苷元和糖部分，然后再分别对其开展进一步的分析鉴定研究。苷元的结构类型不同，需要通过某些显色反应先确定其结构类型或基本母核结构，再按照所属的结构类型采用波谱分析方法进行研究；对于一些化学结构不太复杂的苷，也可不用水解，通过解析其各种波谱就能直接鉴定苷元的化学结构。

在化合物的结构鉴定中，如已推测出该化合物的结构类型，则应充分查找有关该结构类型、结构确定的最新文献。此外，考察它们的生物合成途径也有助于确定其化学结构。在确定了化合物的化学结构后，还应利用分子式或主题词索引，系统查阅美国化学文摘（CA），全面比较有关数据判断所得化合物是否为新化合物。SciFinder 数据库为 CA 的网络版数据库，收录内容比 CA 更广泛，功能更强大。

由于化学方法鉴定化合物结构所需样品量大、花费时间多、工作量大而繁杂，目前已经很少被应用，但这并不意味着化学方法被完全废弃。在实际研究中，多与现代波谱方法相互补充，相互印证，从而快速、准确地确定中药化学成分的结构。

目前，波谱分析等技术已成为确定中药有效成分化学结构的主要手段，尤其是超导核磁共振技术的普及和各种二维核磁共振谱（2D-NMR）及质谱新技术的开发利用，使其进一步具备了灵敏度高、选择性强、用量少及快速、简便的优点，大大提高了确定化合物结构的速度和准确性。因此，本章主要对各种波谱分析技术进行介绍。

第二节　中药及民族药有效成分的理化鉴定

一、物理常数的测定

测定的物理常数包括熔点、沸点、比旋度、折光率和比重等。固体纯物质的熔点，其熔距应在 0.5 ～ 1.0 ℃，如熔距过大，则可能存在杂质，应进一步精制或另用不同的溶剂进行重结晶，直至熔点恒定为止。液体物质可测定其沸点，液体纯物质应有恒定的沸点，除高沸点物质外，其沸程不应超过 ±5 ℃。此外，液体纯物质还应有恒定的折光率及比重。

比旋度也是物质的一种物理常数。中药的有效成分多为光学活性物质，故无论是已知物还是未知物，在鉴定化学结构时皆应测其比旋度。少数化合物还需测定其旋光谱和圆二色谱。由于化合物的光学活性与分子的立体结构有关，故可利用旋光谱或圆二色谱确定中药有效成分的结构、官能团位置及分子构象等。

二、分子式的确定

目前最常用的是质谱法。高分辨质谱法（HR-MS）不仅可给出化合物的精确分子量，还可以直接给出化合物的分子式。如青蒿素的 HR-MS 谱中，分子离子峰 *m/z* 为 282.1472，可计算出其分子式为 $C_{25}H_{22}O_5$（计算值 282.1467）。在没有条件测定其高分辨质谱时，也可通过质谱中出现的同位素峰的强度推定化合物的分子式。有时因化合物的分子离子峰不稳定，难以用 HR-MS 测出，为确定一个化合物的分子式，需要进行元素定性分析，检查含有哪几种元素，并测定各元素在化合物中所占的百分含量，从而求出化合物的实验式。元素的定性定量分析过去采用经典化学方法测定，现在多用自动元素分析仪测定。前者需要样品量大，且操作复杂；后者则具有快速、简便等优点。得到一个化合物的实验式后，还要进一步通过质谱、快原子轰击质谱解析或制备衍生物再测定其质谱等方法测定它的分子量，以求得化合物的分子式。分子量的测定以往多用混合熔点降低法、衍生物推导法、酸碱测定法等，但这些方法样品用量大，而且准确性差，故现已基本不用。

三、化合物的结构骨架与官能团的确定

在决定了一个化合物的分子式后，就需要进行分子结构骨架和官能团的确定。一般首先计算出化合物的不饱和度，推测出结构中可能含有的双键数或环数。用化学法推定分子结构骨架主要依靠各类中药化学成分的呈色反应，如羟基蒽醌类化合物通过碱液显色反应检识；黄酮类化合物可用盐酸 - 镁粉反应、四氢硼钠还原反应等鉴定；强心苷类化合物可利用甾体母核、α-β- 五元不饱和内酯环和 α- 去氧糖的各种呈色反应结果综合考虑加以判断；苷类化合物则可以通过各种水解反应，然后再以各种呈色反应及色谱对照分别鉴定生成的苷元及糖的种类等。官能团的确定也可利用样品与某种试剂发生颜色变化或产生沉淀等进行判断。在用呈色反应进行分子骨架和官能团检识时最好将未知样品试验、空白试验及典型样品试验平行进行，以资对照。当根据产生沉淀判断结果时，要注意液体试样量，如过多会使沉淀现象不明显或沉淀溶解，掩蔽阳性结果；样品分子中含有两种以上官能团时，可能干扰检识反应。因此，根据一种检识反应的结果尚不足以肯定或否定该官能团的存在，最好做两种以上的试验，以求得到正确判断。用经典化学方法确定分子骨架或官能团，有时还要利用其他化学反应如降解反应、氧化反应及还原反应等，甚至通过化学合成加以验证。

第三节　紫外光谱在中药及民族药有效成分结构鉴定中的应用

紫外光谱（ultraviolet visible absorption spectroscopy，UV）的测定仅需要少量的纯样品，这对于中药化学成分的研究是非常有利的。一般来说，UV 主要提供化合物分子中共轭体系的结构信息，可据此判断共轭体系中取代基的种类、位置和数目。如黄酮类化合物的紫外光谱在加入某种诊断试剂后可因分子中取代基的类型、数目及排列方式不同而改变，故还可用于推测此类化合物的精细结构。但是 UV 只能给出分子中部分结构信息，所以单独用 UV 不能确定分子结构，必须与 IR、NMR、MS 及其他理化方法结合，才能得出可靠的结论。

一、乙酸 - 丙二酸途径化合物的紫外光谱特征

通过乙酸 - 丙二酸途径可以生成脂肪酸类、酚类、醌类等化合物。饱和脂肪酸的 UV 可见吸收光谱主要由羰基的 $n \rightarrow \pi^*$ 跃迁产生，$\lambda max=270 \sim 300$ nm，$\varepsilon < 100$。对于不饱和脂肪酸，孤立碳碳双键在 165 nm 附近有 $\pi \rightarrow \pi^*$ 跃迁吸收带（ε 约为 10 000），孤立羰基在 290 nm 附近有 $n \rightarrow \pi^*$ 跃迁吸收带（ε 约为 100）。当羰基和双键共轭时，会发生红移，吸收强度也都增加。酚类化合物由于氧原子未共用电子对，通过共振与苯环的 π 电子发生作用而使 E 带和 B 带 λmax 均发生红移。与脂肪酸类和酚类相比，醌类化合物的 UV 可以提供更多的结构信息，

故以下主要介绍醌类化合物的 UV 特征。

（一）苯醌和萘醌类化合物的 UV

醌类化合物由于存在较长的共轭体系，在紫外区域均出现较强的吸收峰。苯醌类的主要吸收峰有 3 个，即 240 nm 左右的强峰、285 nm 左右的中强峰、400 nm 左右的弱峰。萘醌类主要有 4 个吸收峰，其峰位与结构的关系大致如图 2-1 所示。

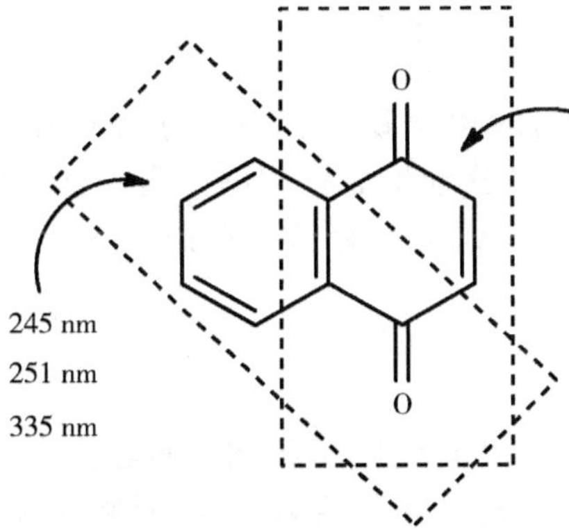

图 2-1　萘醌类峰位与结构的关系

当分子中具有羟基、甲氧基等助色团时，可引起分子中相应吸收峰红移。例如，1,4-萘醌的醌环上引入 +I 或 +M 取代基时，只影响 257 nm 的吸收峰红移，而不影响来源于苯环的 3 个吸收带。但当苯环上引入上述取代基如 α- 羟基时，将使 335 nm 的吸收峰红移至 427 nm。

（二）蒽醌类化合物的 UV

蒽醌母核的 UV 有 4 个吸收峰，分别由苯样结构（A）及醌样结构（B）引起，如图 2-2 所示。

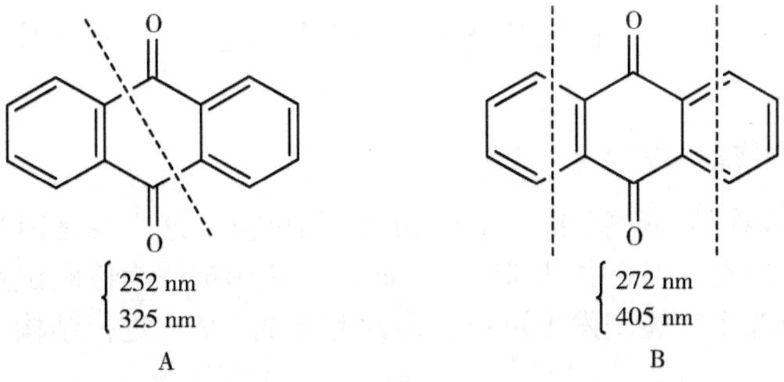

图 2-2　蒽醌类化合物的 UV

羟基蒽醌衍生物的 UV 与蒽醌母核相似，多数在 230 nm 附近还有一强峰，故羟基蒽醌类化合物有以下 5 个主要吸收峰带。

Ⅰ峰：230 nm 左右；
Ⅱ峰：240 ～ 260 nm（苯样结构引起）；
Ⅲ峰：262 ～ 295 nm（醌样结构引起）；
Ⅳ峰：305 ～ 389 nm（苯样结构引起）；
Ⅴ峰：> 400 nm（醌样结构中的 C＝O 引起）。
以上各吸收带具体峰位和吸收强度与蒽醌母核上取代基的性质、数目及取代位置有关。

二、莽草酸途径化合物的紫外光谱特征

具有 C6–C3 及 C6–C1 基本结构的化合物由莽草酸途径衍化生成。例如，由此途径生成的苯丙氨酸，经脱氨及氧化反应等分别生成桂皮酸，再由桂皮酸、苯甲酸生物合成各种含 C6–C3 及 C6–C1 结构的天然化合物如苯丙素类、木脂素类、香豆素类等，以及具有 C6–C3–C6 骨架的黄酮类化合物。

（一）香豆素类化合物的 UV

香豆素类成分的 UV 主要有苯环和 α- 吡喃酮结构的吸收。未取代的香豆素在 274 nm 和 311 nm 处分别有最大吸收，前者由苯环产生，后者由 α– 吡喃酮环产生。当香豆素母核上引入取代基时，常引起吸收峰位置的变化。烷基取代对其影响不大，但含氧官能团取代会使主要吸收红移。如 7 位引入含氧取代基（7– 羟基、7– 甲氧基或 7–O– 糖基等），则在 217 nm 及 315 ～ 325 nm 处出现强吸收峰。含有酚羟基的香豆素类成分在碱性溶液中，吸收峰有显著的红移现象，且吸收有所增强。

（二）木脂素类化合物的 UV

多数木脂素的两个取代芳环是两个孤立的发色团，其紫外吸收峰位置相似，吸收强度也具有加和性。一般在 220 ～ 240 nm 和 280 ～ 290 nm 出现两个吸收峰。

某些类型的木脂素的 UV 可提供重要的结构信息。如 4– 苯基萘类化合物在 260 nm 显示最强峰，并在 225 nm、290 nm、310 nm、355 nm 显示强吸收峰，这成为此类化合物的显著特征。根据这一特点，可将苯代四氢萘类化合物经化学脱氢后变成苯代萘类，再根据后者的 UV 确定其骨架类型。

（三）黄酮类化合物的 UV

UV 在黄酮类化合物结构研究中具有重要的应用价值，这主要是因为黄酮类化合物结构的规律性能够很特别地在其 UV 中得到体现。此外，使用被称为诊断试剂的一些特殊试剂与黄酮母核上的一个或几个官能团发生反应，由此测得的 UV 在进行结构鉴定时还可以大大地增加结构的信息量。

1. 黄酮类化合物的 UV　大多数黄酮类化合物在甲醇中的 UV 由两个主要吸收带组成，300 ～ 400 nm 的吸收带称为带Ⅰ，240 ～ 280 nm 的吸收带称为带Ⅱ。

（1）黄酮及黄酮醇类：黄酮和黄酮醇类化合物的 UV 图形相似，共同特征是均出现两个主峰，且峰形相似、强度相近。但两者的带Ⅰ位置不同，黄酮的带Ⅰ位于 304 ～ 350 nm，黄酮醇的带Ⅰ位于 358 ～ 385 nm，据此可以对这两类化合物进行区别。

黄酮、黄酮醇的 B 环或 A 环上取代基的性质和位置不同将影响带Ⅰ或带Ⅱ的峰位和峰形。例如，7- 和 4′- 位引入羟基、甲氧基等含氧基团，可引起相应吸收带红移。3- 或 5- 位引入羟基，其能与 4 位的 C＝O 形成氢键缔合，前者使带Ⅰ红移，后者使带Ⅰ和带Ⅱ均红移。B 环上的含氧取代基逐渐增加时，带Ⅰ红移值也逐渐增加，但不能使带Ⅱ产生位移，不过有时可改变带Ⅱ的峰形。

带Ⅱ的峰位主要受 A 环含氧取代程度的影响，当 A 环上的含氧取代基增加时，带Ⅱ红移，但对带Ⅰ无影响或影响甚微（5- 羟基除外）。

黄酮或黄酮醇的 3- 羟基、5- 羟基或 4′- 羟基被甲基化或苷化后可使带Ⅰ紫移，如 3-OH 甲基化或苷化使带Ⅰ（328 ～ 360 nm）与黄酮的带Ⅰ波长范围重叠（且光谱曲线的形状也相似），5-OH 甲基化使带Ⅰ和带Ⅱ均向紫位移 5 ～ 15 nm，4′-OH 甲基化或苷化使带Ⅰ紫移 3 ～ 10 nm。其他位置上的羟基取代对甲醇溶液的 UV 几乎没有影响。黄酮或黄酮醇的酚羟基被乙酰化后，原来酚羟基对紫外光谱的影响几乎消失。例如，5 个酚羟基均被乙酰化的槲皮素的 UV 与无羟基取代的黄酮极为相似。

（2）异黄酮、二氢黄酮及二氢黄酮醇类：此三类化合物的结构中都有苯甲酰系统而无桂皮酰系统，所以它们的 UV 特征均是带Ⅱ吸收强、带Ⅰ以肩峰或低强度吸收峰出现，因此很容易与黄酮、黄酮醇及查耳酮、橙酮类相区别。

异黄酮的带Ⅱ通常出现在 245 ～ 270 nm，二氢黄酮和二氢黄酮醇的带Ⅱ都出现在 270 ～ 295 nm，据此可相互区别。对于这三类化合物的带Ⅱ，当 A 环含氧取代基增加时则向红移，但带Ⅱ一般不受 B、C 环含氧取代基增加的影响。

（3）查耳酮及橙酮类：查耳酮及橙酮类化合物的 UV 特征均是带Ⅰ为主峰且强度很高，而带Ⅱ的吸收弱，为次强峰。利用这一特征，可与上述几类黄酮化合物相区别。查耳酮类的带Ⅰ通常出现在 340 ～ 390 nm，而橙酮类的带Ⅰ一般位于 370 ～ 430 nm。与黄酮、黄酮醇类相同，当 B 环引入氧取代基时，也会使相应的带Ⅰ产生红移。

2. 诊断试剂对黄酮类化合物 UV 的影响　在测定了黄酮类化合物在甲醇中的基本 UV 后，可向其甲醇溶液中加入各种诊断试剂，如甲醇钠、乙酸钠、乙酸钠 / 硼酸、三氯化铝及三氯化铝 / 盐酸等试剂，使黄酮化合物中的不同酚羟基解离或形成络合物而导致其 UV 发生变化，得到相应所谓的诊断 UV。将黄酮类化合物的基本 UV 与上述各种诊断 UV 进行分析比较，可以获得更多结构信息。

不同类型的黄酮类化合物，都可以利用在其甲醇溶液中加入诊断试剂的方法获得更多结构信息，且均有各自的规律性。但目前诊断光谱在黄酮类化合物结构研究中的应用越来越少，因此以上仅以黄酮、黄酮醇类为例，通过简要的图谱对比，介绍诊断试剂的加入对其 UV 的影响。

三、甲戊二羟酸途径化合物的紫外光谱特征

萜类、甾类化合物均由甲戊二羟酸途径生成。由乙酰辅酶A聚合生成的甲戊二羟酸单酰辅酶A是合成各种萜类、甾类化合物的基本单位。

（一）萜类化合物的UV

1. 环烯醚萜类化合物的UV　C_4有–COOH、–COOR取代基的环烯醚萜类化合物，由于分子中具有发色团α、β不饱和酸、酯和内酯结构，故在230～240 nm有较强吸收，ε值在10 000左右。这与按Woodward规则计算的结果一致。例如，马鞭草苷元的λ实测值为238 nm（ε 9600），计算值为235 nm（α,β–不饱和酯基本值为195 nm，加上α–烷基的取代基增值10 nm，再加上β–OR基取代基增值30 nm）。该类型环烯醚萜若在0.01 mol/L氢氧化钠溶液中测定，则230～240 nm吸收峰可红移30～40 nm。例如，马鞭草苷元在醇中测定λmax为240 nm（ε 9050），而在0.01 mol/L氢氧化钠溶液中测定时则为271 nm（ε 19 000）（图2–3）。

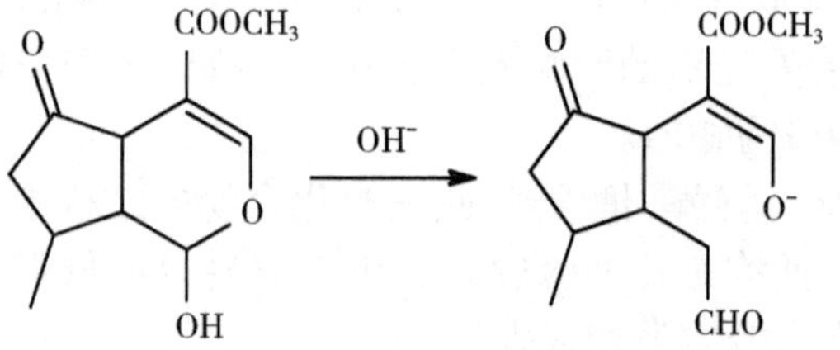

马鞭草苷元（240 nm）　马鞭草苷元烯醇型阴离子（271 nm）

图2–3　马鞭草苷元的UV光谱

此外，环戊烷部分有羰基时在270～290 nm处出现n→π*引起的弱峰，ε值多小于100。综上所述，UV可用于判断α,β–不饱和酯及烯醚键是否存在，据230～240 nm峰的存在与否，判断环烯醚萜类化合物C4取代状况，分子中有C_4–COOR者均有此峰，而C_4无取代基的降解环烯醚萜类或C_4取代基为$-CH_3$、$-CH_2OH$、$-CH_2OR$者则无此峰。

2. 三萜类化合物的UV　多数三萜类化合物不产生紫外吸收，但齐墩果烷型三萜结构中多具有双键，可用紫外光谱判断其双键类型，如结构中只有孤立双键，仅在205～225 nm处有微弱吸收；若有α,β–不饱和羰基，最大吸收在242～250 nm；如有异环共轭双烯，最大吸收在240 nm、250 nm、260 nm；同环共轭双烯最大吸收则在285 nm。此外，11–oxo、△12–齐墩果烷型化合物，可用紫外光谱判断18–H的构型，18–H为β构型时最大吸收为248～249 nm，18–H为α构型时最大吸收为242～243 nm。

（二）甾体类化合物的UV

1. 强心苷类化合物的UV

（1）具有△αβ–γ–内酯环的甲型强心苷元在217～220 nm处呈现最大吸收，具有△αβ、△$^{\gamma}\delta$–δ–内酯环的乙型强心苷元在295～300 nm处有特征吸收，借此可区分两类强

心苷。

（2）甲型强心苷分子中有△ 16（17）与△ αβ － γ－内酯环共轭，则上述最大吸收红移至 270 nm 处产生强吸收；若有△ 14（15）、△ 16（17）双烯和不饱和内酯共轭，该最大吸收进一步红移至 330 nm 附近产生强吸收；若引入非共轭双键，对紫外光谱几乎无影响；若引入两个非共轭双键且不与内酯的双键共轭，则在 244 nm 处有吸收。苷元中有孤立羰基时，在 290 ～ 300 nm 附近有低强度吸收，若为苷时，该吸收强度更弱，几乎看不到。

2. 甾体皂苷类化合物的 UV　甾体皂苷元多数无共轭系统，因此在近紫外区无明显吸收。如果结构中引入孤立双键、羰基、α,β- 不饱和酮基或共轭双键则可产生吸收。不含共轭体系的甾体皂苷元，如先用化学方法制备成具有共轭体系的反应产物，然后测定产物的紫外光谱，可以为结构鉴定提供线索。

当甾体皂苷元与浓硫酸作用后，则在 220 ～ 600 nm 处出现吸收峰，甾体皂苷元中的 E 环和 F 环可能引起 270 ～ 275 nm 处的吸收。测定其吸收值并与标准品光谱对照，可以检识不同的甾体皂苷元，并进行定量测定。

四、氨基酸途径化合物的紫外光谱特征

大多数生物碱类成分由氨基酸途径生成。生物碱的 UV 反映了结构中共轭系统的信息。根据共轭系统在生物碱结构中的地位，其作用可分为以下 3 种情况。

1. 共轭系统为生物碱母体的整体结构部分　此类生物碱的 UV 可反映分子的基本骨架和类型，如吡啶、喹啉、吲哚、氧化阿朴啡类等。

2. 共轭系统为生物碱母体的主体结构部分　此类生物碱主要包括莨菪烷类、苄基异喹啉类、四氢原小檗碱类等，它们具有相同或相似的 UV，不能由 UV 推断该生物碱的骨架和母核类型，因此 UV 只有辅助推断作用。

3. 共轭系统为生物碱母体的非主体部分　如吡咯里西啶、喹诺里西啶、萜类和甾体生物碱类等。此类生物碱的 UV 也不能反映分子的骨架和母核特征，故不能由 UV 推断该生物碱的骨架和母核类型，其对于推断结构作用较小。

第四节　核磁共振在中药及民族药有效成分结构鉴定中的应用

核磁共振波谱（nuclear magnetic resonance spectroscopy，NMR）是化合物分子在磁场中受电磁波的辐射，有磁矩的原子核吸收能量产生能级跃迁，即发生核磁共振，以吸收峰的频率对吸收强度作图而得的图谱。它能提供分子中有关氢原子和碳原子的类型、数目、互相连接方式、周围化学环境，以及构型、构象信息。超导核磁共振波谱仪的频率为 200 ～ 600 MHz，有的还可高达 700 ～ 900 MHz。

近年随着超导核磁的普及，各种同核、异核及 NOE 二维相关谱的测试与解析技术等开发应用不断得到完善和发展，结构测定工作的步伐大大加快。目前，分子量在 1000 以下、质量几毫克的微量物质单纯应用 NMR 即可确定分子结构。因此，在进行中药化学成分的结构测定时，NMR 与其他光谱相比，其作用更为重要。

一、NMR 技术与方法

（一）^{1}H-NMR

^{1}H-NMR 技术能提供的结构信息参数主要是化学位移（δ）、偶合常数（J）及质子数目。^{1}H 核因周围化学环境不同，其外围电子云密度及绕核旋转产生的磁屏蔽效应不同，不同类型的 ^{1}H 核磁共振信号出现在不同区域，据此可以识别。^{1}H-NMR 的化学位移范围在 0 ～ 20 ppm。偶合常数是磁不等同的两个或两组氢核，在一定距离内因相互自旋偶合干扰使信号发生裂分，其形状有二重峰（d）、三重峰（t）、四重峰（q）及多重峰（m）等。裂分峰间的距离为偶合常数。除了普通 ^{1}H-NMR 技术外，还有一些结构分析的辅助技术，如选择性去偶、重氢交换、加入反应试剂及各种双照射技术等。

在双照射技术中应用较多的是 NOE，也称核增益效应。NOE 是在核磁共振中选择地照射一种质子使其饱和，则与该质子在立体空间位置上接近的另一个或数个质子的信号强度增高的现象。它不但可以找出互相偶合的两个核的关系，还可以反映出不互相偶合但空间距离较近的两个核间关系。如五味子酯甲的联苯双酯部分有两个芳氢，在 ^{1}H-NMR 中示两个单峰，δ 值分别为 6.76 和 6.43，这两个单峰的归属可用双照射的 NOE 技术予以确定（图 2-4）。照射 δ3.64 的甲氧基，发现位于 δ6.76 的芳氢峰增益 19%，照射另外 3 个甲氧基，均未见到 NOE 现象，故推测位于甲氧基邻位的芳氢 δ 值为 6.76，位于亚甲二氧基邻位芳氢的 δ 值为 6.43。

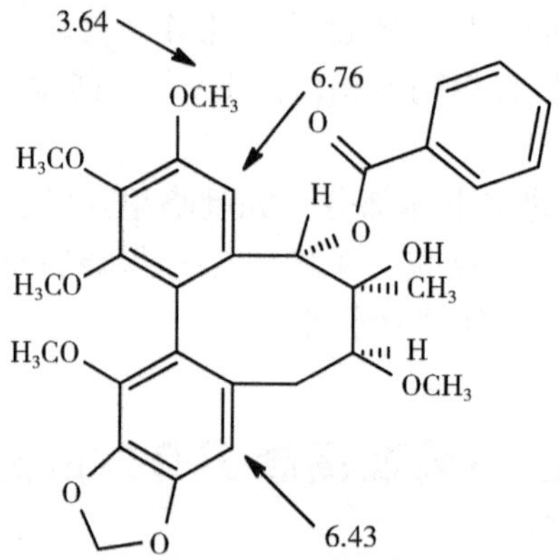

图 2-4　五味子酯甲

（二）^{13}C-NMR

^{13}C-NMR 提供的结构信息是分子中各种不同类型及化学环境的碳核化学位移、异核偶合常数（J_{CH}）及弛豫时间（T_1），其中利用度最高的是化学位移。^{13}C-NMR 的化学位移范围为 0 ～ 250 ppm，比 ^{1}H-NMR 大得多。常见的 ^{13}C-NMR 测定技术如下。

1. 质子宽带去偶　也称质子噪声去偶或全氢去偶，因 H 的偶合影响全部被消除而简化了图谱。分子中没有对称因素和不含 F、P 等元素时，每个碳原子都会给出一个单峰，互不重叠。虽无法区别碳上连接 H 的数目，但对判断 ^{13}C 信号的化学位移十分方便。因照射 H 后产生 NOE 现象，连有 H 的碳信号强度增加。季碳信号因不连有 H，表现为较弱的峰。

2. 偏共振去偶　在偏共振去偶谱中，每个连接质子的碳有残余裂分，故在所得图谱中次甲基（$-CH$）碳核呈双峰，亚甲基（$-CH_2$）呈三重峰，甲基（$-CH_3$）呈四重峰，季碳为单峰强度最低。由此可获得碳所连接的质子数、偶合情况等信息。但此法常因各信号的裂分峰相互重叠，有些信号难于全部识别或解析，远不及低灵敏核极化转移增强法和无畸变极化转移增强法易于解析。实际上，后两种方法已基本取代了偏共振去偶技术。

3. 低灵敏核极化转移增强法（insensitive nucleus enhancement by polarization transfer，INEPT）　该技术用调节弛豫时间（Δ）来调节 $-CH$、$-CH_2$、$-CH_3$ 信号的强度，从而有效地识别 $-CH$、$-CH_2$、$-CH_3$。季碳因为没有极化转移条件，在 INEPT 谱中无信号。当 $\Delta = 1/4(J_{CH})$ 时，$-CH$、$-CH_2$、$-CH_3$ 皆为正峰；当 $\Delta = 2/4\ (J_{CH})$ 时，只有正的 $-CH$ 峰；当 $\Delta = 3/4\ (J_{CH})$ 时，$-CH$、$-CH_3$ 为正峰，$-CH_2$ 为负峰。由此可以区分 $-CH$、$-CH_2$ 和 $-CH_3$ 信号，再与质子宽带去偶谱对照，还可以确定季碳信号。

4. 无畸变极化转移增强法（distortionless enhancement by polarization transfer，DEPT）　其是 INEPT 的一种改进方法，通过改变照射 1H 的脉冲宽度（θ），使其为 45°、90° 和 135° 变化并测定 ^{13}C-NMR。所得结果与 INEPT 谱类似，即当 θ = 45° 时，所有的 $-CH$、$-CH_2$、$-CH_3$ 均显正信号；当 θ = 90° 时，仅显示 $-CH$ 正信号；当 θ = 135° 时，$-CH$ 和 $-CH_3$ 为正信号，而 $-CH_2$ 为负信号，季碳同样无信号出现。图 2-5 为木脂素类化合物 tortoside F 的 θ = 135° 时的 DEPT 谱。

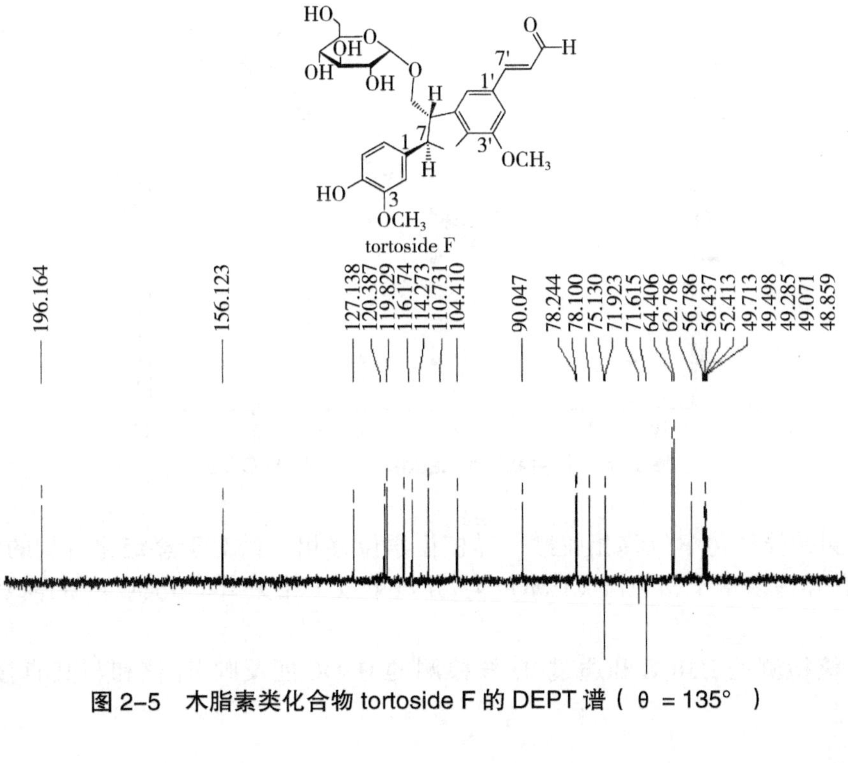

图 2-5　木脂素类化合物 tortoside F 的 DEPT 谱（θ = 135°）

（三）二维核磁共振谱

化学位移相关谱（COSY），简称相关谱，是 2D-COSY 中最重要、最常用的一种测试技术。2D-COSY 又分为同核相关谱和异核相关谱两种。相关谱的二维坐标 F1 和 F2 都表示化学位移。在中药化学成分结构研究中常用的相关谱类型如下。

1. 同核化学位移相关谱　$^1H-^1H$ COSY 也称氢 - 氢化学位移相关谱，是同一个偶合体系中质子之间的偶合相关谱。可以确定质子化学位移及质子之间的偶合关系和连接顺序。图谱多以等高线图表示，对角线上的峰为一维谱，对角线两边相应的交叉峰与对角线上的峰连成正方形，该正方形对角线上的两峰即表示有偶合相关关系。多数生物碱环系较多，结构复杂，氢的归属仅凭氢谱往往很困难。在 $^1H-^1H$ COSY 中，利用相邻质子间偶合产生的相关峰则很容易找到相互偶合的质子，使氢的归属变得很容易。

图 2-6 为化合物 Tortosude F 的 $^1H-^1H$ COSY，其中 δ6.67（1H，dd，J=8.0，16.0 Hz）处的烯氢信号分别与 δ9.57（1H，d，J = 8.0 Hz）处的醛基质子信号，以及 δ7.60（1H，d，J = 16.0 Hz）处的烯质子信号相关，说明该化合物结构中具有 α,β- 不饱和醛基 [-CH（δ7.60）、=CH（δ6.67）、-CHO（δ9.57）] 的结构片段；δ3.74（1H，m）分别与 δ4.22（1H，dd，J = 9.6，6.0 Hz）、δ3.85（1H，s）和 δ5.68（1H，d，J = 6.4 Hz）相关，而同碳质子 -CH_2O δ4.22（1H，dd，J = 9.6，6.0）与 δ3.85（1H，s）又相关，进一步说明该化合物结构中具有 -O-CH-（δ5.68）、-CH（δ3.74）、-CH_2O（δ4.22、δ3.85）片段。图 2-7 为化合物 Tortosude F 的 $^1H-^1H$ COSY 结构示意。

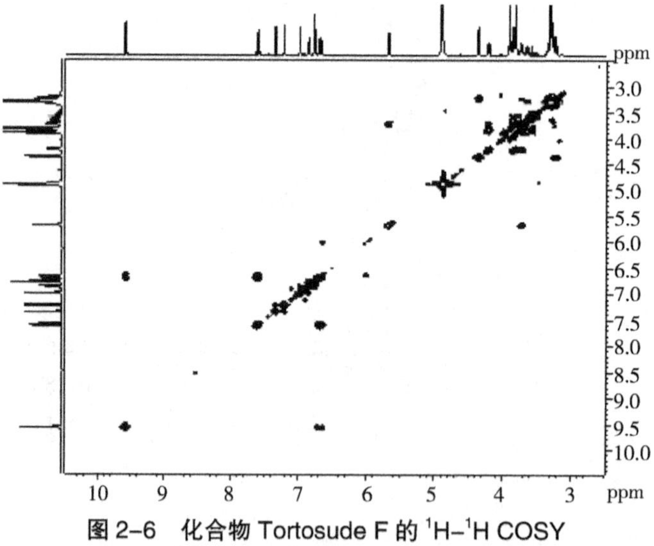

图 2-6　化合物 Tortosude F 的 $^1H-^1H$ COSY

2. ^1H 检测的异核化学位移相关谱　异核化学位移相关谱对于鉴定化合物的结构十分重要，常用的有异核多量子相关谱（HMQC）、异核单量子相关谱（HSQC）和异核多键相关谱（HMBC）。

通过 ^1H 核检测的 HMQC 和通过 ^1H 核检测的 HSQC 能反映 ^1H 核和与其直接相连的 ^{13}C

的关联关系，从而确定 C–H 偶合关系。在 HMQC 和 HSQC 中，F1 为 ^{13}C 化学位移，F2 域为 ^{1}H 化学位移，直接相连的 ^{13}C 与 ^{1}H 将在对应的 ^{13}C 和 ^{1}H 化学位移的交点处给出相关信号，由相关信号分别沿两轴画平行线，可将相连的 ^{13}C 与 ^{1}H 信号予以直接归属，图 2–8 为化合物 Tortosude F 的 HSQC。

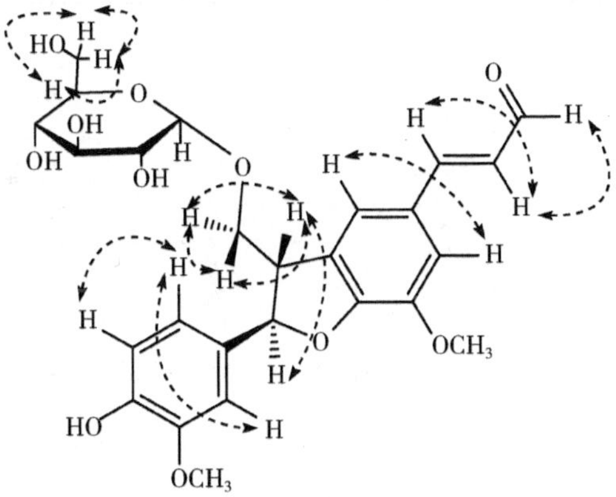

图 2–7　化合物 Tortosude F 的 ^{1}H–^{1}H COSY 结构示意

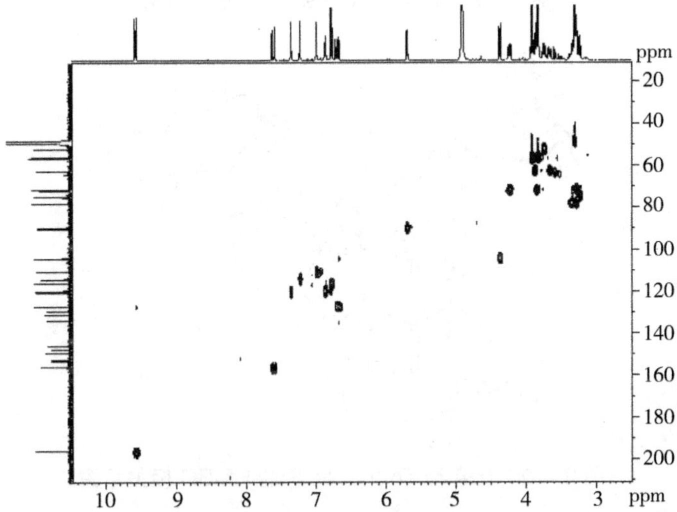

图 2–8　化合物 Tortosude F 的 HSQC

通过 ^{1}H 核检测的 HMBC 把 ^{1}H 核和与其远程偶合的 ^{13}C 核关联起来。HMBC 可以高灵敏地检测 ^{1}H–^{13}C 远程偶合（相隔 2 个或 3 个键的碳氢相关谱），间隔 2 ～ 3 个键的质子与季碳的偶合也有相关峰。从 HMBC 中可得到有关碳链骨架的连接信息、有关季碳的结构信息及因杂原子存在而被切断的偶合系统之间的连接信息。

图 2–9 为化合物 Tortosude F 的 HMBC，δ4.36 处的葡萄糖端基质子信号与 δ71.9（C–9）处的亚甲基碳信号显示存在相关，证明此葡萄糖与此碳原子通过苷键相连接。δ7.60 处的烯

质子信号分别与 δ114.3（C-2′）、120.4（C-6′）、129.6（C-1′）处的芳香碳信号及 δ196.2（C-9′）处的醛基碳信号相关，说明此丙烯醛基连于 C-1′ 位上。图 2-10 为化合物 Tortosude F 的 HMBC 相关示意。

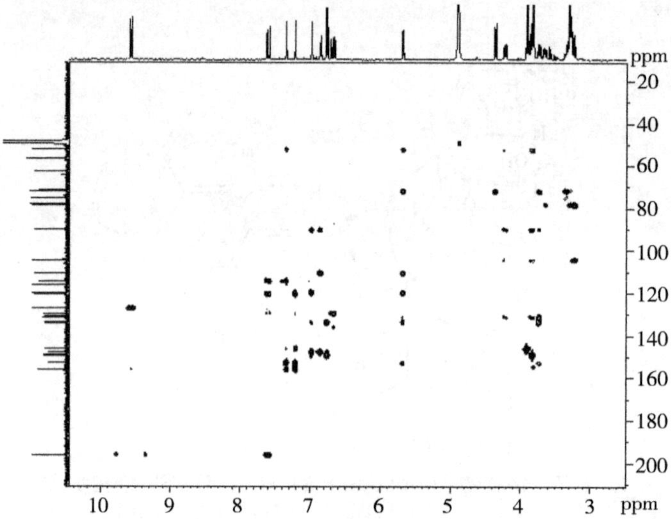

图 2-9　化合物 Tortosude F 的 HMBC

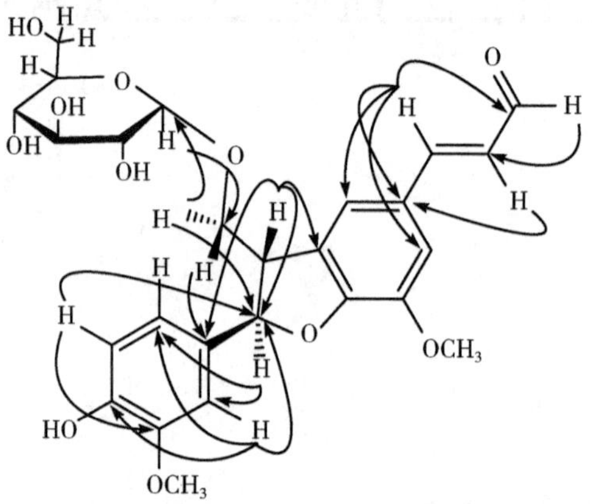

图 2-10　化合物 Tortosude F 的 HMBC 相关示意

在 HMBC 中，可清楚地观察到糖的端基氢与该糖苷键另一端直接相连的碳原子之间出现的明显相关峰。因此，近年来 HMBC 已被广泛用于糖与苷元的连接位置，以及糖与糖之间连接位置的确定。

3. NOE 差谱　在普通 NOE 测定中，有时因 NOE 效应影响很难判断结果。利用超导核磁共振 NOE 差谱技术，增益率 1% 以下的情况也可以测定出来。二维谱中的 NOE 差谱（NOESY）不仅可以观测到空间相近质子间的 NOE 效应，同时还能作为相关峰出现在图谱上，大大增加了判断的可靠程度。如在对海南青牛胆碱 D 环两个相邻酚羟基的确定中，即用了 NOE 差谱，照射其中一个羟基质子，另一个羟基质子信号强度则有增益，从而确定了二者处于邻位。

二、NMR 在中药及民族药有效成分结构鉴定中的应用

（一）糖类化合物和苷类化合物的 NMR 特征

糖类根据结构特点又可分为单糖、低聚糖和多糖，这些物质水解后的最小组成单位均是单糖，随着糖分子聚合数目增多又涉及糖的组成、相邻糖的连接方式、端基的构型、糖链有无分支及其分支的位置、单糖的排列顺序等。

苷类是糖或糖的衍生物通过其端基碳上的半缩醛羟基或半缩酮羟基与苷元缩合脱水形成的一类化合物，即其分子内既有糖结构部分，又有非糖结构部分。因此，苷类化合物的结构鉴定，不仅需要鉴定糖部分的结构，也要鉴定苷元部分的结构，更要鉴定糖与苷元之间的苷键结构。

有关各种苷元的 NMR 特征等内容将在以下相关部分予以介绍，本部分主要介绍 NMR 在糖部分及苷键部分的结构鉴定中的应用情况。

1. 糖的种类鉴定　苷中糖种类的鉴定通常可选用适宜的水解条件（酸、碱或酶）对苷进行水解，使之生成苷元和单糖，分离出糖后，用 PC、TLC 与相应糖的对照品比较进行鉴定，或将分离出的糖制备成三甲硅醚衍生物或全乙酰化衍生物，再用 GC 进行鉴定。

在 ^{13}C-NMR 中，苷中不同种类糖的碳信号有较明显区别。糖的端基碳大多出现在 δ90 ～ 112 区域，糖上其他碳一般出现在 δ60 ～ 80 区域，易于解析。因此可用 ^{13}C-NMR 来确定糖的种类。

2. 糖基数目的测定　过去不仅利用 PC、TLC 或 GLC 法鉴定苷水解液中糖的种类，还可以进一步采用光密度扫描法测定各单糖斑点的含量，算出各糖的分子比，以推测组成苷的糖的数目。利用质谱测定苷和苷元的分子量，然后计算其差值，并由此求出糖基的数目，也是常用的方法之一。

但是，目前测定苷中糖基的数目大多是通过波谱法来完成的。常用的 ^{13}C-NMR 是根据出现的糖端基碳信号的数目（一般位于 δ90 ～ 112 处），并结合苷分子总的碳信号数目与苷元碳信号数目的差值，推断出糖基的数目。如化合物 Polygonatoside A 的 ^{13}C-NMR 谱中，δ90 ～ 112 处有 δ102.7、δ107.0 和 δ105.1 这 3 个糖的端基碳信号，结合苷分子总的碳信号数与苷元的碳信号数之差为 18，可推测该化合物有 3 个糖基存在。

此外，利用 ^{1}H-NMR，根据出现的糖端基质子的信号数目，可确定苷中糖基的数目；或是将苷制成全乙酰化或全甲基化衍生物，根据在 ^{1}H-NMR 谱中出现的乙酰氧基或甲氧基信号的数目，推测出所含糖基的数目。

3. 糖和糖之间连接顺序的确定　过去一般应用化学方法确定糖和糖之间的连接顺序，如缓和酸水解法、全甲基化物甲醇解法及部分乙酰解法等。

缓和酸水解法多使用低浓度的无机强酸或中强度的有机酸（如草酸），可使苷中的部分糖水解脱去（图 2-11）。

由于在水解产物中检出木糖，因此可以确定木糖连接在末端。还可以将苷的全甲基化物进行甲醇解，然后分析其甲醇解产物，也可以获得有关糖与糖之间连接顺序的信息，一般全甲基化糖甲苷应是处于末端的糖。利用苷的乙酰解，使其开裂一部分苷键，保留另一部分苷

键，分析产物中得到的乙酰化低聚糖，也有助于确定糖的连接顺序。

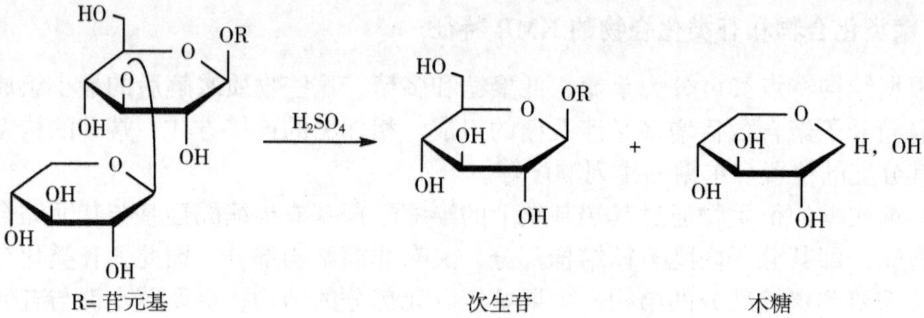

图 2-11　缓和酸水解法

NMR 是目前用得最多的测定糖和糖之间连接顺序的方法，如果苷分子中的糖基数目只有 2 ～ 3 个，一般根据其 ^{13}C-NMR 数据并结合下述苷化位移规律（GS）判断糖与糖之间的连接顺序。一般来说，处于糖链末端的糖化学位移与相应糖甲苷的化学位移比较没有明显的差别。如果糖数目较多或糖链有分枝，^{13}C-NMR 数据较难解析时，可利用各种同核及异核相关的 2D-NMR，尽量对每个糖基单元上的 H 质子和 C 原子进行归属，再利用 HMBC 谱等测定糖链的连接顺序。如化合物 Polygonatoside A 的 HMBC 中，可观察到夫糖基 H_1 信号（δ4.79）与苷元 C_3 信号（δ77.7）的相关峰，证明了夫糖基与苷元 C_3 相连，再通过葡萄糖基 H_1 信号（δ5.20）与夫糖 C_4 信号（δ83.3）的相关峰，证明葡萄糖基与夫糖 C_4 相连，并处于糖链的末端（图 2-12）。

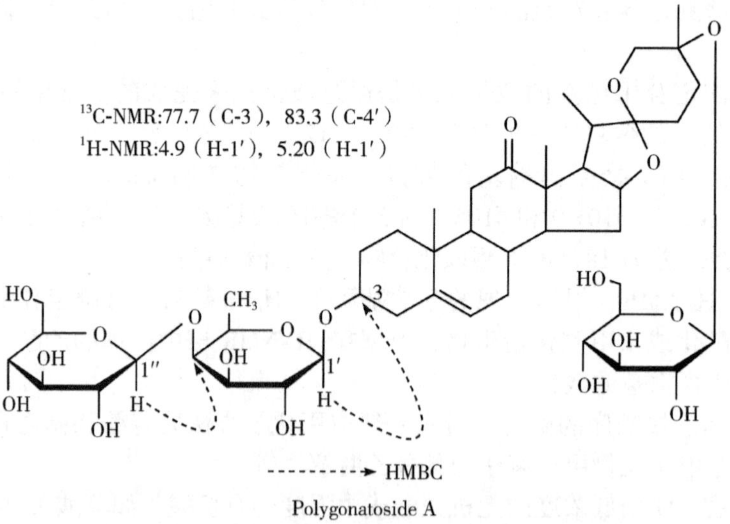

图 2-12　化合物 Polygonatoside A 的 HMBC

利用碳原子自旋 - 弛豫时间（NT_1）的大小也能推测糖的连接顺序。一般来说，苷中糖的 NT_1 随糖链与苷元距离增加而增大，因此，末端糖的 NT_1 要比处于中心位置糖的 NT_1 要大，由分子末端向中心，糖分子的 NT_1 逐步减小。

4. 苷元与糖、糖与糖之间连接位置的确定

（1）苷元与糖之间连接位置的确定：糖与苷元之间的连接位置过去是通过分析由苷的化学降解或酶解得到的产物来确定，现在这种方法已基本被 NMR 的解析所取代。

利用苷化位移规律和 HMBC，可确定糖链与苷元之间的连接位置。所谓苷化位移规律是指在 ^{13}C-NMR 中，一方面，由于糖与苷元通过苷键相连成苷，使苷元部分与苷键直接相连的碳（α- 碳）及其与之相邻的碳（β- 碳及 β′- 碳）的信号产生位移，而其他与苷键相距较远的碳信号却几乎无变化；另一方面，形成苷键对糖的端基碳信号也因同样的原因产生位移改变的现象。应当特别注意，苷元上羟基的性质不同，会导致苷化位移的方向改变。

对醇苷来说，其苷元的 α- 碳原子信号较未成苷前一般向低场移动（δ5 ～ 12）；而其 β- 碳、β′- 碳原子信号则向高场位移（一般 δ1.5 ～ 4.6），且当 β- 碳、β′- 碳原子同时存在时，β- 碳、β′- 碳原子信号的位移值是不相同的，并主要受糖的端基碳绝对构型影响。如化合物 Polygonatoside A，其糖链（葡萄糖基 1β → 4 夫糖基链）与苷元 C_3 相连，产生苷化位移。在其 ^{13}C-NMR 中，苷元的 α- 碳（C_3）信号向低场位移 6.6（由 δ71.1 移至 δ77.7），与 C_3 相邻的 β- 碳（C_2）信号向高场位移 1.6（由 δ31.7 移至 δ30.1），β′- 碳（C_4）信号向高场位移 4.1（由 δ43.2 移至 δ39.1），从而证明该化合物的糖链连接在 C_3 上（图 2-13）。

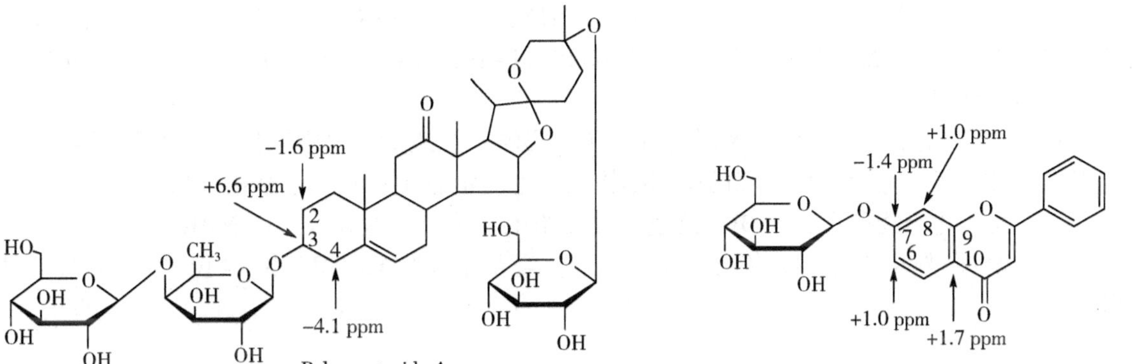

Polygonatoside A

图 2-13　Polygonatoside A 位移规律

与醇苷不同，酚苷的 α- 碳原子信号较未成苷前向高场移动，β- 碳、β′- 碳原子（邻位碳原子）信号向低场移动，此外，对位碳原子也向低场移动，其中对位碳信号移动的 δ 值较大，一般在 δ1.5 ～ 4.0 范围。如黄酮类化合物的 7- 羟基苷化，则黄酮母核上的 α- 碳（C_7）信号向高场位移约 1.4，而 β- 碳（C_6）、β′- 碳（C_8）信号分别向低场位移约 1.0，处于对位的 C_{10} 信号向低场位移约 1.7。

在 2D-NMR 中，HMBC 已成为确定苷元连接位置的主要方法而被广泛应用。在 HMBC 中，可以观察到糖的端基 H_1 质子与苷元 α- 碳，以及苷元 α- 碳原子上 H 质子与糖的端基碳信号之间出现相关峰，据此可确定糖与苷元的连接位置。如在化合物 Polygonatoside A 的 HMBC 中，可观察到其糖链的夫糖基 H_1 信号（δ4.79）与苷元 C_3 信号（δ77.7）的相关峰，证明该化

合物的糖链连接在苷元的 C_3 上。

（2）糖与糖之间连接位置的确定：糖与糖的连接位置多用波谱法测定，根据苷化位移规律解析其 ^{13}C–NMR 中糖部分的碳信号及利用 HMBC 中的相关信号，可以确定糖与糖的连接位置。如化合物 Polygonatoside A 的葡萄糖基 H_1 信号（δ5.20）与夫糖 C_4 信号（δ83.3）有相关峰，证明葡萄糖基与夫糖基的 C_4 相连。

过去多采用甲醇解和乙酰解等化学方法测定糖与糖之间的连接位置，现已基本被 NMR 等方法取代。

（二）乙酸 – 丙二酸途径化合物的 NMR 特征

1. 醌类化合物的 NMR

（1）醌类化合物的 ^{1}H–NMR

1）醌环上的质子：在醌类化合物中，只有苯醌和萘醌在醌环上有质子，在无取代时化学位移分别为 δ6.72（p– 苯醌）及 δ6.95（1,4– 萘醌）。醌环质子因取代基而引起的位移基本与顺式乙烯的情况相似。无论 p– 苯醌还是 1,4– 萘醌，当醌环上有供电取代基时，将使醌环上其他质子移向高场。

2）芳环质子：在醌类化合物中，具有芳氢的只有萘醌（最多 4 个）和蒽醌（最多 8 个），可分为 α–H 及 β–H 两类。其中 α–H 因处于羰基的负屏蔽区，芳氢信号出现在低场，化学位移值较大；β–H 受羰基的影响较小，化学位移值较小。1,4– 萘醌的芳氢信号分别在 δ8.06（α–H）及 δ7.73（β–H），蒽醌的芳氢信号出现在 δ8.07（α–H）及 δ7.67（β–H）。当有取代基时峰形及峰位都会改变。

3）取代基质子的化学位移及对芳环质子的影响：蒽醌衍生物中取代基的性质、数目和位置不同，对芳氢的化学位移、峰的微细结构均产生一定影响，有利于结构分析。

（2）醌类化合物的 ^{13}C–NMR：这里主要介绍 1,4– 萘醌及蒽醌类 ^{13}C–NMR 的基本特征。

1,4– 萘醌类化合物的 ^{13}C–NMR：1,4– 萘醌母核的 ^{13}C–NMR 化学位移值如图 2–14 所示。

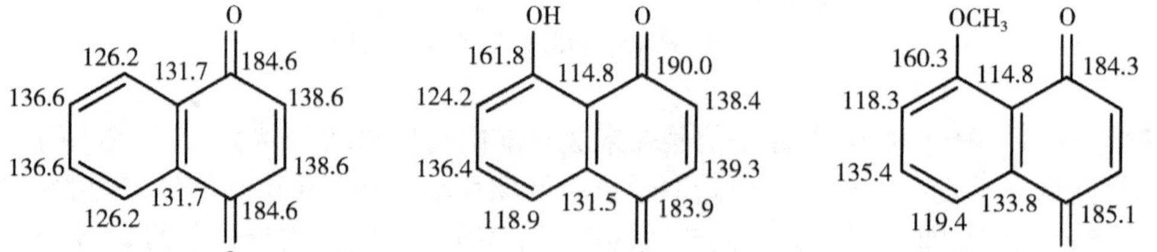

图 2–14　1,4– 萘醌母核的 ^{13}C–NMR 化学位移值

（三）莽草酸途径化合物的 NMR 特征

1. 香豆素类化合物的 NMR

（1）香豆素类化合物的 ^{1}H–NMR：在 ^{1}H–NMR 中，母核 3、4 位无取代的香豆素类成分的 H–3、H–4 构成 AB 系统，成为一组 dd 峰，具有较大的偶合常数（9.0 ～ 9.5 Hz），由于

受内酯环羰基吸电子共轭效应影响，H-4向低场移动，出现在δ7.50～8.20，H-3出现在δ6.10～6.50。天然香豆素类化合物绝大多数在3、4位无取代，因此，这一组dd峰是香豆素类化合物的 ^{1}H-NMR 中最具鉴别特征的典型信号。

苯环上5、6、8位质子的信号和一般芳环质子信号特征类似。如为7位单取代香豆素类化合物，H-5因和H-6邻位偶合，呈现为d峰（*J*约为8.0 Hz），且受内酯环羰基影响出现在低场；H-6与H-5、H-8分别为邻位和间位偶合，呈现为dd峰（*J*约为8.0Hz、2.0Hz）；H-8因和H-6间位偶合，呈现为d峰（*J*约为2.0Hz）。如为5、7位双取代香豆素类化合物，就只有H-6和H-8两个呈间位偶合的质子信号。如为6、7位双取代香豆素类化合物，则H-5和H-8分别呈现为单峰信号，线型呋喃或吡喃香豆素类化合物也属此类取代模式。如为7、8位取代，则只有H-5和H-6两个呈邻位偶合的质子信号，角型呋喃或吡喃香豆素类化合物亦属此类取代模式。

香豆素类化合物母核H-8和H-4在高分辨谱上能观察到远程偶合，偶合常数为0.6～1.0 Hz。呋喃香豆素类成分呋喃环上的两个质子是AB系统，其信号以d峰分别出现在δ7.5～7.70和δ6.70～7.20处，具有特征的偶合常数（2.0～2.5 Hz）。芳环上如有甲氧基取代，一般以单峰出现在δ3.8～4.0处。此外，香豆素类成分分子结构中常见的结构片段（异戊烯基、乙酰氧基、当归酰氧基、千里光酰氧基等）也有相应的 ^{1}H-NMR 特征可供确定。

（2）香豆素类化合物的 ^{13}C-NMR：^{13}C-NMR 在香豆素类成分的结构测定上具有重要作用，尤其对研究香豆素苷类结构中糖的连接位置和连接顺序可提供重要信息。香豆素类成分母核骨架的9个碳原子中，C_2 是羰基碳，C_7 由于常连接羟基或其他含氧基团，加上羰基共轭的影响，信号均向低场移动，二者一般皆在δ160.0左右。母核上的 C_3、C_4 因常无取代，且受苯环影响较小，其化学位移的范围亦较有规律，如一般 C_3 出现在δ110.0～113.0，C_4 出现在δ143.0～145.0。此外，母核上的2个季碳 C_9 在δ149.0～154.0，C_{10} 在δ110.0～113.0，这些信号是香豆素类母核的特征之一。

2. 木脂素类化合物的NMR

（1）环木脂内酯：依据 ^{1}H-NMR 可以区别上向和下向两种类型的环木脂内酯。内酯环上向者，其H-1的δ值约为8.25；而下向者，其H-4的δ值为7.60～7.70。此外，内酯环中亚甲基质子的δ值与环的方向也有关，下向者δ值为5.32～5.52，而上向者其δ值为5.08～5.23。这是因为C（苯）环平面与A、B（萘）环平面是垂直的，内酯环上向时，环中亚甲基处在C环面上，受苯环各向异性屏蔽效应的影响，位于较高磁场。

（2）双环氧木脂素：在双环氧木脂素的异构体中，根据 ^{1}H-NMR 中H-2和H-6的*J*值，可以判断两个芳香基是位于同侧还是位于异侧。如果位于同侧，则H-2与H-1及H-6与H-5均为反式构型，其*J*值相同，为4～5 Hz；如两个芳香基位于异侧，则H-2与H-1为反式构型，*J*值为4～5 Hz，而H-6与H-5则为顺式构型，*J*值约为7 Hz。

3. 黄酮类化合物的NMR特征

（1）黄酮类化合物的 ^{1}H-NMR：^{1}H-NMR 是研究黄酮类化合物结构的一种重要方法。根据黄酮类化合物溶解度的不同及溶剂峰是否存在干扰，可选用 $CDCl_3$、DMSO-*d6*、C_5D_5N 及 $(CD_3)_2CO$ 等溶剂进行测定。其中，DMSO-*d6* 在黄酮苷及游离黄酮的测定中为常用的理想溶剂。使用DMSO-*d6*为测定溶剂有很多优点，如大部分黄酮苷及游离黄酮均易溶于DMSO-*d6*中。可直接测定其NMR而不需要制备衍生物，同时DMSO-*d6*溶剂信号（δ2.50）很少与黄酮类化合物信号重叠且对各质子信号分辨率高，并且可观察到酚羟基信号。DMSO-*d6*最大的缺点是沸点太高，测定后回收样品时溶剂一般经冷冻干燥法才能去除。

早期也将黄酮类化合物制备成三甲基硅醚衍生物，以CCl_4为溶剂进行测定。CCl_4本身不含质子，使测得的光谱易于分析，但此法目前已基本不用。需要指出的是，本章以下介绍的各种黄酮类化合物的^{1}H-NMR规律均是从将黄酮类化合物制备成三甲基硅醚衍生物后，溶于CCl_4中进行测定而获得的数据。因此，应用下述规律分析在DMSO-*d6*中测定的结果时，应注意其各种质子信号的化学位移值也可能超出本书所述范围，但其各种信号峰形和在整个NMR中的相对位置却是基本一致的。

1）C环质子：各类黄酮化合物结构上的主要区别在于C环的不同，且C环质子在^{1}H-NMR中也各有其特征，故可用来确定它们的结构类型。

①黄酮和黄酮醇类：黄酮类化合物的H-3常以一个尖锐的单峰出现在δ6.30附近。它可能与5,6,7-三氧或5,7,8-三氧取代黄酮中的H-8或H-6信号相混淆，应注意区别。黄酮醇类的3位有含氧取代基，故在^{1}H-NMR中无C环质子。

②异黄酮类：H-2因受到1-位氧原子和4-位羰基影响，以一个尖锐的单峰出现在δ7.60～7.80区域，比一般芳香质子位于较低的磁场。DMSO-*d6*作溶剂测定时，该质子信号向低场移至δ8.50～8.70处。

③二氢黄酮类：H-2因受两个不等价的H-3偶合，故被分裂成一个双二重峰（J_{trans} = 11.0 Hz，J_{cis} = 5.0 Hz），中心位约在δ5.2。两个H-3各因偕偶（J = 17.0 Hz）和与H-2的邻偶也被分别分裂成一个双二重峰（J_{trans} = 11.0 Hz，J_{cis} = 5.0 Hz），中心位于δ2.80处，但往往相互重叠。

④二氢黄酮醇类：H-2和H-3为反式二直立键，故分别以二重峰出现（J_{aa} = 11.0 Hz），H-2位于δ4.80～5.00，H-3位于δ4.10～4.30。3-OH成苷后则使H-2和H-3信号均向低场方向位移，H-2位于δ5.00～5.60，H-3位于δ4.30～4.60。

⑤查耳酮类：α-H和β-H分别以二重峰（J = 17.0 Hz）形式出现，化学位移分别位于δ6.70～7.40和δ7.00～7.70（图2-15）。

⑥橙酮类：C环外质子=CH常以单峰出现在δ6.50～6.70处，其确切的峰位取决于A环和B环上羟基取代情况，增大羟基化作用则使该峰向高磁场区位移（与没有取代的橙酮相比），其中以C-4位（0.19）和C-6位（0.16）羟基化作用影响最明显（图2-16）。

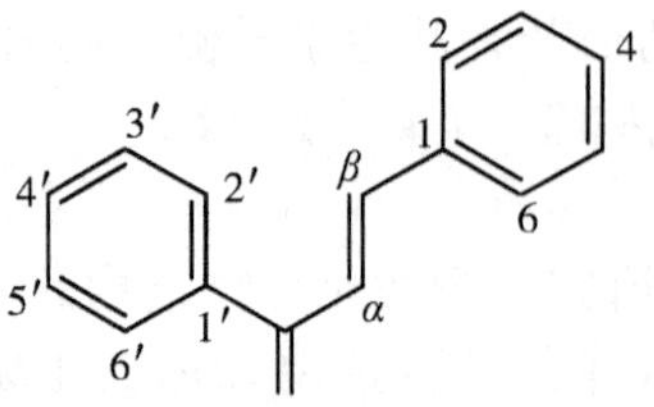

图2-15　查尔酮

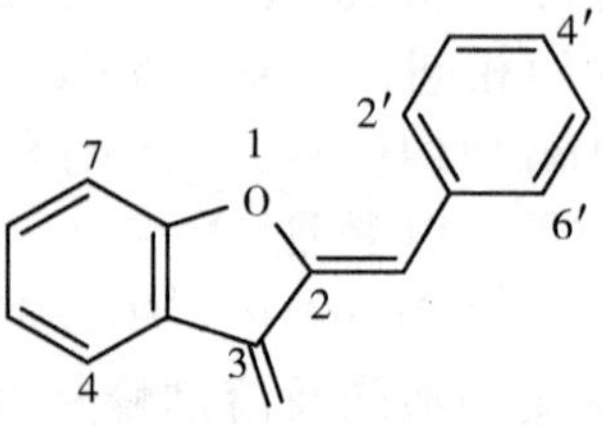

图2-16　橙酮

2）A 环质子

① 5,7- 二羟基黄酮类：5,7- 二羟基黄酮类化合物 A 环的 H-6 和 H-8 分别以间位偶合的双重峰出现在 δ5.70 ～ 6.90，且 H-6 的双重峰总是比 H-8 的双重峰位于较高场。当 7- 羟基被苷化后，H-6 和 H-8 信号均向低磁场位移。

② 7- 羟基黄酮类：7- 羟基黄酮类化合物 A 环的 H-5 因与 H-6 的邻偶，故表现为一个双峰（J = 8.0 Hz），又因其处于 4 位羰基的负屏蔽区，故化学位移为 8.0 左右。H-6 因与 H-5 的邻偶和 H-8 的间位偶合，故表现为双二重峰（J = 8.0 Hz，2.0 Hz）。H-8 因与 H-6 的间位偶合，故表现为一个双峰（J = 2.0 Hz）。7- 羟基黄酮类化合物中的 H-6 和 H-8 的化学位移值在 δ6.30 ～ 7.10，比 5,7- 二羟基黄酮类化合物中相应质子的化学位移值大，并且位置可能相互颠倒。

3）B 环质子

① 4′- 氧取代黄酮类：4′- 氧取代黄酮类化合物 B 环的四个质子可以分成 H-2′、H-6′ 和 H-3′、H-5′ 两组，每组质子均表现为双重峰（2H，J = 8 Hz），化学位移位于 δ6.50 ～ 7.90，比 A 环质子处于稍低的磁场，且 H-2′、H-6′ 总是比 H-3′、H-5′ 位于稍低磁场，这是因为 C 环对 H-2′、H-6′ 的去屏蔽效应及 4′-OR 对 H-3′、H-5′ 的屏蔽作用。H-2′、H-6′ 的具体峰位，与 C 环的氧化水平有关。

② 3′,4′- 二氧取代黄酮类化合物：3′,4′- 二氧取代黄酮和黄酮醇：该取代模式 B 环 H-5′ 因与 H-6′ 的邻位偶合以双重峰的形式出现在 δ6.70 ～ 7.10（J = 8.0 Hz）。H-2′ 因与 H-6′ 的间偶，亦以双重峰的形式出现在约 δ7.20（J = 2.0 Hz）处。H-6′ 因分别与 H-2′ 和 H-5′ 偶合，则以双二重峰出现在约 δ7.90（J = 8.0 Hz，2.0 Hz）处。有时 H-2′ 和 H-6′ 峰重叠或部分重叠，需注意辨认。

③ 3′,4′,5′- 三氧取代黄酮类：如果 3′,4′,5′- 均为羟基，则 H-22′ 和 H-6′ 以一个相当于两个质子的单峰出现在 δ6.50～7.50。但当 3′- 或 5′-OH 被甲基化或苷化，则 H-2′ 和 H-6′ 因相互偶合而分别以一个双重峰（J = 2.0 Hz）出现。

（2）黄酮类化合物的 ^{13}C-NMR

1）黄酮类化合物骨架类型的判断：在黄酮类化合物的 ^{13}C-NMR 中，C 环的三个碳原子信号因母核不同而有较大差异，在黄酮类化合物骨架类型的判断方面具有重要的意义。

2）黄酮类取代模式的确定：黄酮类化合物中的芳环碳原子信号可以用于确定母核上取代基的取代模式。无取代黄酮的 ^{13}C-NMR 信号如下（图 2-17）。

①取代基位移的影响：黄酮类化合物特别是 B 环上引入取代基（X）时，其取代基的位移效应与简单苯衍生物的取代影响基本一致。羟基及甲氧基的引入可使同碳原子（α- 碳）信号大幅度移向低场，邻位碳（β- 碳）及对位碳则向高场位移。间位碳虽然也向低场位移，但幅度较小。

当 A 环或 B 环上引入取代基时，位移影响通常只限于引入了取代基的 A 环或 B 环。如果一个环上同时引入几个取代基时，其位移影响符合某种程度的加和性。但是，当黄酮类母核上引入 5-OH 时，不但会影响 A 环，而且由于 5-OH 与羰基形成氢键缔合，还会减少 C-4、C-2 位的电子密度，使 C_4 信号和 C_2 信号分别向低场位移 +4.5 和 +0.87，而 C_3 信号则向高场位移1.99。如果5-OH被甲基化或苷化，氢键缔合被破坏，上述信号则分别向相反方向位移。

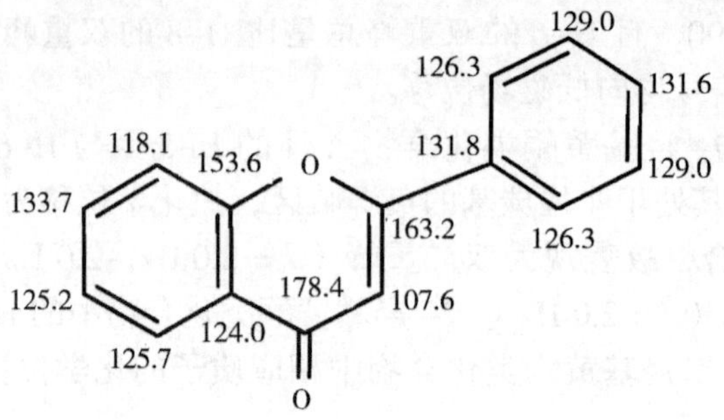

图 2-17 无取代黄酮的 ^{13}C-NMR 信号

② 5,7- 二羟基黄酮中的 C_6 及 C_8 信号特征：多数 5,7- 二羟基黄酮类化合物，其 C_6 及 C_8 信号一般出现在 δ90 ～ 100，而且 C_6 的化学位移总是大于 C_8。在二氢黄酮中两碳信号的化学位移差别较小，$\Delta\delta$ 约为 0.9，而在黄酮及黄酮醇中的差别则较大，$\Delta\delta$ 约为 4.8。

C_6 或 C_8 有无烃基或芳香基取代可以通过观察 C_6 及 C_8 信号是否发生位移而判定。例如，被甲基取代的碳原子信号将向低场位移 6.0 ～ 10.0，而未被取代的碳原子其化学位移则无多大改变。同理，C_6- 碳糖苷或 C_8- 碳糖苷或 C_6,C_8- 二碳糖苷也可以据此进行鉴定。

③黄酮类化合物 -O- 糖苷中糖的连接位置：黄酮类化合物形成 O- 糖苷后，苷元及糖基的相关碳原子均将产生相应的苷化位移。由于苷元上苷化的酚羟基位置及糖的种类不同，苷元碳原子位移的幅度也不相同，可以利用这些规律判断糖在苷元上的连接位置。

在酚苷中，糖的端基碳信号因苷化向低场位移 4.0 ～ 6.0，其位移的具体数值取决于酚羟基周围的环境。当苷化位置为黄酮类化合物苷元的 7 位或 2′、3′、4′位时，糖的端基碳信号一般位于 δ100.0 ～ 102.5。如芹菜素 -7-O-β-D- 葡萄糖苷，其糖的端基碳信号位于 δ100.1。但 5-O- 葡萄糖苷及 7-O- 鼠李糖苷例外，其端基碳信号在 δ98.0 ～ 109.0。

C_3-OH 糖苷化后对 C_2 引起的苷化位移比一般邻位效应要大得多，这说明 $C_{2,3}$ 双键与一般的芳香系统不同，具有更多的烯烃特征。当 C_7-OH 或 C_3-OH 与鼠李糖成苷时，C_7 或 C_3 信号的苷化位移比一般糖苷要大些，据此可与一般糖苷相区别。当 C_5-OH 糖苷化后，因其与 C_4- 羰基的氢键缔合被破坏，故对 C 环碳原子也将产生较大影响，使 C_2、C_4 信号明显移向高场，而 C_3 信号则移向低场。

（四）甲戊二羟酸途径化合物的 NMR 特征

1. 环烯醚萜类化合物的 NMR

（1）环烯醚萜类化合物的 ^1H-NMR：^1H-NMR 可用于判定环烯醚萜的结构类型，并能解决许多立体化学（构型、构象）结构问题。环烯醚萜类化合物中 H-1 与 H-3 的 NMR 信号最具有鉴别意义。

① H-1：由于 C_1 原子与两个 O 原子相连，故 H-1 共振发生在较低磁场，化学位移在 δ4.5 ～ 6.2。H-1 因与 H-9 相互偶合呈双峰，其偶合常数 $J_{1,9}$ 是判断二氢吡喃环构型和构象

的重要依据。当 $J_{1,9}$ 值很小（0 ～ 3 Hz）时，表明 H-1 处于平伏键，而 C_1 的 -OH（或 O-Glc）则处于直立键，此时 C_1 折向平面上方。当 $J_{1,9}$ 值较大（7 ～ 10 Hz）时，表明 H-1 处于直立键，而 C_1 的 -OH（或 O-Glc）处于平伏键，在此情况下，二氢吡喃环几乎处于同一平面，但 C_1 折向下方。

② H-3：H-3 的 ^{1}H-NMR 信号可用以区别 C_4-COOR、C_4-CH_3 或 C_4-CH_2OR 和 C_4 无取代的环烯醚萜类化合物。当 C_4 有 -COOR 取代基（包括裂环环烯醚萜类）时，H-3 因受 -COOR 基影响处于更低的磁场区，一般 δ 值多在 7.3 ～ 7.7（个别可在 7.1 ～ 8.1），因与 H-5 为远程偶合，故 $J_{3,5}$ 值很小，为 0 ～ 2 Hz。该峰为 C_4 有 -COOR 取代基的特征峰。当 C_4 取代基为 -CH_3 时，H-3 化学位移在 δ6.0 ～ 6.2，为多重峰。当取代基为 -CH_2OR 时，其化学位移在 δ6.2 ～ 6.6，也为多重峰。当 C_4 无取代基时，H-3 的化学位移与 C_4 取代基为 -CH_3 或 -CH_2OR 相近（也在 δ6.5 左右），但峰的裂分情况及 J 值有明显区别，因 H-3 与 H-4 为邻偶，同时 H-3 与 H-5 又有远程偶合，故 H-3 多呈现双二重峰（dd，J_1 值为 6 ～ 8 Hz，J_2 值为 0 ～ 2 Hz）。例如，山萝花苷 H-3 的化学位移为 δ6.33，dd 峰，J_1 = 7 Hz，J_2 = 2 Hz。

（2）环烯醚萜类化合物的 ^{13}C-NMR：环烯醚萜苷一般是 C_1-OH 与葡萄糖成苷，其 C_1 位于 δ95 ～ 104；若 C_5 连有羟基则其化学位移在 δ71 ～ 74，若 C_6 连羟基时其化学位移在 δ75 ～ 83。C_7 一般情况下不连羟基，如果 C_7 位连有羟基，其化学位移在 δ75 左右；如果 C_8 位连有羟基则其化学位移约为 δ62。C_{10}- 甲基通常为羟甲基或羧基化，如果 C_{10} 为羟甲基，其化学位移为 δ66 左右；若 C_7 有双键，其化学位移为 δ61 左右。C_{10} 为羧基时，其化学位移在 δ175 ～ 177。C_{11} 通常为羧酸甲酯、羧基或醛基，为醛基时化学位移在 δ190 左右，为羧基时化学位移在 δ170 ～ 175。如果形成羧酸甲酯，其化学位移在 δ167 ～ 169。环烯醚萜绝大多数有△ 3（4），由于 2 位氧的影响，C_3 比 C_4 处于低场。如果分子中 C_7 和 C_8 之间有双键，且同时 C_8 有羟甲基取代，则 C_7 的化学位移比 C_8 处于高场。而如果 C_8 有羧基取代，则 C_7 比 C_8 处于低场。有的化合物 C_6 为羰基，其化学位移在 δ212 ～ 219。

4- 去甲基环烯醚萜苷 C_4 的化学位移一般在 δ143 ～ 139，C_3 在 δ102 ～ 111。8- 去甲基环烯醚萜苷由于 8 位无甲基，如果有△ 7（8）时，其化学位移在 δ134 ～ 136，若 C_7 和 C_8 与氧形成含氧三元环，其化学位移一般在 δ56 ～ 60。

2. 三萜类化合物的 NMR

（1）三萜类化合物的 ^{1}H-NMR：^{1}H-NMR 可很容易地获得三萜及其皂苷中甲基质子、连氧碳上的质子、烯氢质子及糖的端基质子信号等重要信息。在 ^{1}H-NMR 的高场，出现多个甲基单峰是三萜类化合物的最大特征。一般甲基质子信号在 δ0.60 ～ 1.50；与双键相连的甲基质子信号，δ 值为 1.63 ～ 1.80。此外，乙酰基中甲基信号为 δ1.82 ～ 2.07，甲酯部分的甲基信号在 δ3.60 左右。高场区的甲基信号的数目及峰形有助于推断三萜类化合物的基本骨架。例如，有与双键相连的甲基，则可否定齐墩果烷、乌苏烷型的可能性。又如甲基信号以二重峰形式出现，则可能为乌苏烷型或羊毛甾烷型或环菠萝蜜烷型等。需要注意鉴别的是，在三萜皂苷类化合物的 ^{1}H-NMR 谱中，有时分子中的 7- 去氧糖 5 位连接的 -CH_3 虽然也为二重峰（J = 5.5 ～ 7.0 Hz），但 δ 值为 1.4 ～ 1.7，而乌苏烷型三萜母核上的 29-CH_3 和 30-CH_3 虽均为二重，δ 值却多为 0.8 ～ 1.0，J 值约为 6 Hz。

高场区的其他信号有时也具有特殊的鉴别意义，如具有环丙烷结构的环黄芪醇类衍生物，其环丙烷结构部分中的亚甲基2个质子非常特征地各以二重峰（J = 3.5 ～ 4.5 Hz）信号出现在 δ0.3 和 δ0.6 左右，极易辨认。此外，一般在高场区 δ0.63 ～ 1.50，常出现堆积成山形的归属于基本母核上的 -CH 和 -CH_2 峰，这些信号过去较难全部解析，但近年随着 NMR 仪器性能的提高和各种测定技术的改进和新技术的出现，对这些信号的完全解析也已成为可能。

烯氢信号的化学位移值一般为 δ4.3 ～ 6.0。环内双键质子的 δ 值一般大于 5，环外烯氢的 δ 值一般小于 5。前者如在齐墩果 -12- 烯类及乌苏 -12- 烯类化合物中的 12 位烯氢常以一个宽单峰或三重峰（或分辨度不好的多重峰）出现在 δ4.93 ～ 5.50 处；若 11 位引入羰基与此双键共轭，则烯氢可因去屏蔽而向低场位移，在 δ5.5 处出现一单峰；具△ 9（11）、12 同环双烯化合物，在 δ5.50 ～ 5.60 处出现 2 个烯氢信号，均为二重峰；若为△ 11、13（18）异环双烯三萜，其中一个烯氢为双峰，出现在 δ5.40 ～ 5.60，另一个烯氢为 2 个二重峰，出现在 δ6.40 ～ 6.80 处。后者如羽扇豆烷型的环外双键烯氢（H-29）则常以双二重峰的形式出现在 δ4.30 ～ 5.00 区域。因此利用这一规律可以对具有不同类型烯氢的三萜类化合物进行鉴别。

三萜类化合物常有 -OH 取代，连接 -OH 的碳上质子信号一般出现在 δ3.2 ～ 4.0。连接乙酰氧基的碳上的质子信号一般为 δ4.0 ～ 5.5。三萜皂苷糖部分的 ^{1}H-NMR 特征同前有关部分所述，糖部分中最主要的是端基质子信号，其偶合常数可用于确定苷键构型。

（2）三萜类化合物的 ^{13}C-MMR：^{13}C-MMR 是确定三萜及其皂苷结构最有价值的技术，比 ^{1}H-MMR 有更多的优越性。

在 ^{13}C-MMR 中，三萜母核上的角甲基一般出现在 δ18.9 ～ 33.7，其中 23-CH_3 和 29-CH_3 为 e 键甲基出现在低场，δ 值依次为 28.0 和 33.0。苷元中除与氧连接的碳和烯碳等外，其他碳的 δ 值一般低于 60.0，苷元和糖上与氧相连碳为 δ60 ～ 90，糖的端基碳为 δ90 ～ 112，烯碳为 δ109 ～ 160，羰基碳为 δ170 ～ 220。以下举例说明 ^{13}C-MMR 在三萜类化合物结构研究中的一些具体应用。

1）五环三萜皂苷元类型的确定：一般齐墩果烷型具有 6 个季碳（C_4、C_8、C_{10}、C_{14}、C_{17} 和 C_{20}，δ 值为 37.0 ～ 42.0；而乌苏烷型和羽扇豆烷型只有 5 个季碳（C_4、C_8、C_{10}、C_{14} 和 C_{17}）。此外，可以根据它们烯碳信号的 δ 值区别这三种类型的代表性化合物齐墩果酸、乌苏酸和白桦脂酸及其衍生物。一般来说，在齐墩果酸型的烯碳中，C_{12} 信号的 δ 值多位于 122.0 ～ 124.0，C_{13} 信号的 δ 值多为 144.0 ～ 145.0；乌苏酸型的烯碳中，C_{12} 的 δ 值一般均大于 124.0（多为 125.0 左右），而 C_{13} 信号的 δ 值多为 140.0 左右；在白桦脂酸型中，因有异丙烯基，双键处于环外，其 C_{20} 的 δ 值较大，约为 150.0，而 C_{30} 的 δ 值较小，约为 110.0。因此，根据 ^{13}C-NMR 中季碳信号数和烯碳的化学位移值的不同，可以对上述三种类型进行鉴别。

2）四环三萜型人参皂苷元 C_{20} 构型的确定：A 型、B 型人参皂苷的皂苷元分别为 20（S）- 原人参二醇和 20（S）- 原人参三醇，其 C_{20} 构型用其他波谱法难以区别，但依据 ^{13}C-NMR 区别却很容易。因为 C_{20} 构型的不同，可引起相近的其他碳信号特别是 C_{17}、C_{21} 和 C_{22} 的 δ 值产生改变。如 20（S）- 原人参二醇的 C_{13}、C_{16}、C_{17}、C_{20}、C_{21} 和 C_{22} 的信号分别出现在 δ47.7、δ26.6、δ53.6、δ74.0、δ26.8 和 δ34.8，而 20（R）- 原人参二醇的相应碳信号则分别出现在

δ48.5、δ26.4、δ49.9、δ74.6、δ21.8 和 δ42.3，前者与后者的差值分别为 –0.8、+0.2、+3.7、–0.6、+5.0 和 –7.5。可见两者化学位移差明显，相互鉴别较易。

3）苷化位置的确定：糖与苷元羟基成苷或与另一糖羟基成苷产生的苷化位移是使与苷键直接相连的碳原子信号向低场位移。例如，苷元 2- 羟基苷化，一般可使苷元的 C–3 向低场位移 +8 ～ +10。而且会影响 C–2 和 C–4 的 δ 值。糖之间连接位碳原子的苷化位移为 +3 ～ +8。但是，糖与苷元的 –COOH 成酯苷则羰基碳向高场位移，其苷化位移为 δ–5 ～ –2，而糖的端基碳信号一般出现在 δ95 ～ 96。

4）羟基取代位置的确定

①五环三萜 29，30–COOH 和 $-CH_2OH$ 位置的确定：29，30 位羧基或羟甲基取代与 29、30 位甲基取代比较，C_{19}、C_{21} 向高场位移 4 ～ 6；C_{20} 则向低场位移，若为 –COOH 取代，向低场位移约 13，若为 $-CH_2OH$ 取代则向低场位移约为 5，这时 C_{20} 连接的甲基碳向高场位移 4 ～ 5。当 29–COOH（或 $-CH_2OH$，e 键）取代时，C_{29} 的 δ 值为 181.4（73.9），30–CH_3 的 δ 值为 19 ～ 20；当 30–COOH（或 $-CH_2OH$，a 键）取代时，C_{30} 的 δ 值为 176.9（65.8），29–CH_3 的 δ 值为 28 ～ 29。

② 23，24–OH 位置的确定：23–CH_2OH（e 键）δ 值约为 68，比 24–CH_2OH（约 64）处低场；23–CH_2OH 取代时，使 C_4 向低场位移 4 左右，C_3、C_5 和 C_{24}（CH_3）向高场位移约 4 和 2.4；24–CH_2OH 取代时，也使 C_4 向低场位移约 4，C23（CH_3）向高场位移约 4.5，但对 C_3 和 C_5 影响较小。

③ 2，3–OH 位置的确定：当 2，3 位均有羟基取代时，在 δ66.0 ～ 71.0 和 δ28.2 ～ 83.8 的区域可分别观察到归属于 C_2 和 C_3 的信号，C_2 的信号一般出现在 C_3 的高场。同时，由于 2 位羟基的存在，使 C_1 的 δ 值较仅有 C_3- 羟基取代时向低场位移 5 ～ 10。

5）羟基构型的确定

① 3β–OH 构型的确定：3β–OH 取代与相应的 3α–OH 取代的化合物比较，C_5 向低场位移 4.2 ～ 7.2，C_{24} 向高场位移 1.2 ～ 6.6。

② 16–OH 构型的确定：当 C_{16}–OH 为 β 型时，C_{16} 的 δ 值为 67.5 左右；当 16–OH 为 α 型时，C_{16} 的 δ 值为 74 左右。但在具有 △ 11，13（18）异环双烯结构的三萜中则相反，当 16–OH 为 β 型时其 δ 值约 77.0，16–OH 为 α 型时其 δ 值约为 68.0。

3. 甾体皂苷类的 NMR

1）甾体皂苷类的 ^1H–NMR：甾体皂苷元 ^1H–NMR 具有明显的特征，是甾体皂苷结构鉴定的重要方法。

①甾体皂苷元在高场区有 4 个甲基质子（18、19、21 和 27 位甲基）的特征峰，其中 C_{18}–CH_3 和 C_{19}–CH_3 均为单峰，前者处于较高场；C_{21}–CH_3 和 C_{27}–CH_3 均为双峰，后者处于较高场。如果 C_{25} 有羟基取代，则 C_{27}–CH_3 为单峰，并向低场移动。C_{16} 和 C_{26} 上的氢是与氧同碳的质子，处于较低场，易于辨认。甾体皂苷元母核上的其他各类质子化学位移值有的相近，彼此会出现重叠，虽不易识别，但以超导 NMR 波谱仪测定并结合 2D–NMR，这些信号还是能够获得准确归属的。

② C_{27}–CH_3 的化学位移值还因其构型不同而有区别，甲基为 α- 取向（25*R* 型）的化学位

移值要比β-取向（25*S*型）处于较高场。此外，C_{26}上两个氢质子的信号在25*R*异构体中的化学位移相似，而在25*S*异构体中差别较大。因此，可用于区别25*R*和25*S*两种异构体。

2）甾体皂苷类的^{13}C-NMR：甾体皂苷^{13}C-NMR的一般规律总结如下。

①一般甾体皂苷元碳原子上如有羟基取代，化学位移向低场位移40～45，如羟基与糖结合成苷，则发生苷化位移，进一步向低场位移6～10。16位碳因与氧原子相连，其化学位移在δ80.0左右。22位碳为缩酮碳原子，与两个氧原子直接相连，故其碳信号特征性地出现在约δ109处。

②9、19、21和27位的4个甲基的化学位移值均低于δ20。

③甾体母核构型不同，C_5、C_9和C_{19}的信号有所区别。在5α-异构体（A/B环反式）中，其C_5、C_9和C_{19}信号的化学位移值分别为δ44.9、δ54.4和δ12.3左右；而在5β-异构体（A/B环顺式）中，其C_5、C_9和C_{19}信号的化学位移值分别为δ36.5、δ42.2和δ23.9左右。

④呋甾烷型中E环和F环碳原子的化学位移与螺甾烷骨架显著不同，C_{22}一般位于δ90.3，当C_{22}与羟基相连时，C_{22}的信号出现在δ110.8处，与甲氧基相连时C_{22}出现在δ113.5[其甲氧基碳处于较高场，在δ（47.2±0.2）]。

⑤变型螺甾烷型中F环为呋喃环，C_{22}信号出现在δ120.9，C_{25}信号出现在δ85.6，可明显区别于其他类型。

（五）氨基酸途径化合物的NMR特征

1. 生物碱类化合物的^{1}H-NMR　^{1}H-NMR是解析生物碱类化合物结构最有力的波谱之一，但对大多数生物碱来说，解析规律同其他类型化合物区别不大。现将受到氮原子影响的质子化学位移范围及^{1}H-NMR在生物碱结构解析中的某些应用予以介绍。

^{1}H-NMR可用于生物碱结构式构象和取代基的推定，如N，O，O-三甲基乌药碱及其衍生物在确定苄基异喹啉中的苄基构象时a式中A环上C_7-甲氧基位于C环（于A环下方）的正屏蔽区，受其屏蔽效应影响比C_6-甲氧基在高场；而b式中C_7-甲氧基则不受此影响。同理，N-CH_3也是如此，在b式中，受C环影响，N-CH_3中的质子处于C环的正屏蔽区，比a式的N-CH_3质子在高场。综上可推断a、b两式的结构如下（图2-18）。

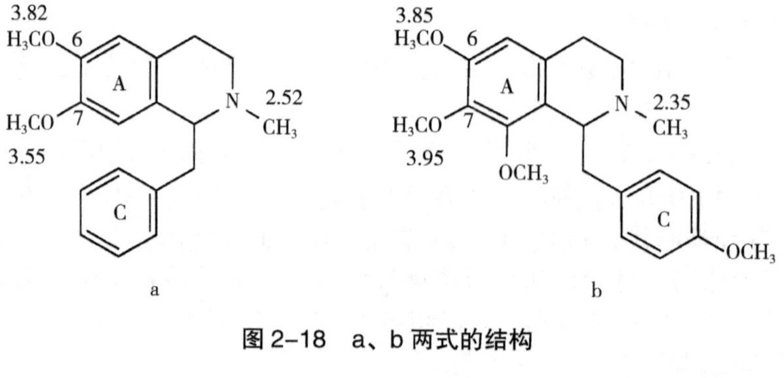

图2-18　a、b两式的结构

2. 生物碱类化合物的^{13}C-NMR谱　^{13}C-NMR同^{1}H-NMR都是确定生物碱结构的重要手段

之一。在其他类型化合物中我们已经基本掌握了碳谱的规律和在确定结构中的应用，这些规律和应用同样适用于生物碱。多数生物碱结构复杂，利用 DEPT 谱确定伯碳、仲碳、叔碳、季碳是比较理想的方法。另外，$^{13}C-^{1}H$ COSY 也是目前判断碳信号非常重要的方法。HMBC 则可以高灵敏度地检测出 $^{13}C-^{1}H$ 远程偶合的相关信号，同时提供有关季碳的信息和与杂原子相连的 1H 的信息。下面主要将与生物碱有关的 ^{13}C-NMR 某些特殊规律进行归纳。

（1）生物碱结构中氮原子电负性对邻近碳原子化学位移的影响：在生物碱中，氮原子一般处在脂肪环或芳香环中，对邻近的碳原子常产生吸电的诱导效应。在脂环时，其诱导效应其邻近的 α- 碳大幅度向低场位移，β- 碳也向低场位移，但 γ- 碳略向高场位移或不变（γ- 效应）。在芳环上时一般使得 α- 碳（邻位）和对位碳向低场位移，其中邻位碳位移幅度较大；氮原子作为芳环的取代基时一般符合供电取代基团位移规律。在氮氧化物和季铵中氮原子使邻位 α- 碳向低场位移幅度更大（图 2-19）。

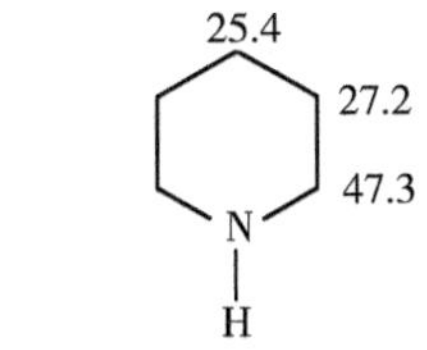

哌啶

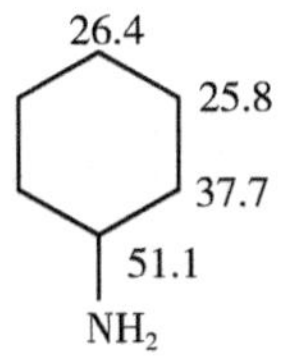

环已胺

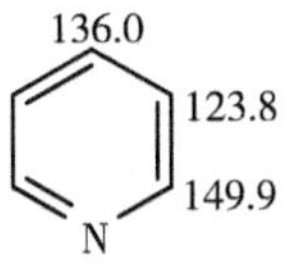

吡啶

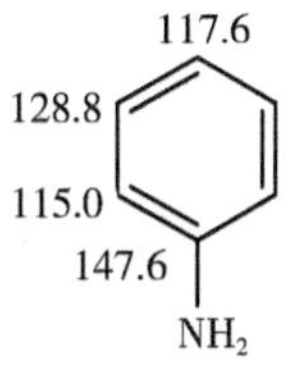

苯胺

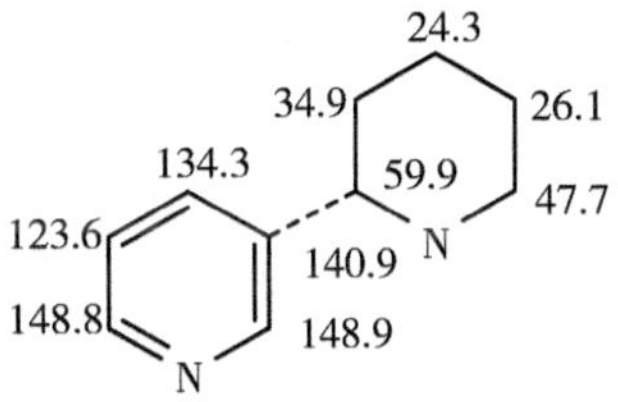

毒藜碱

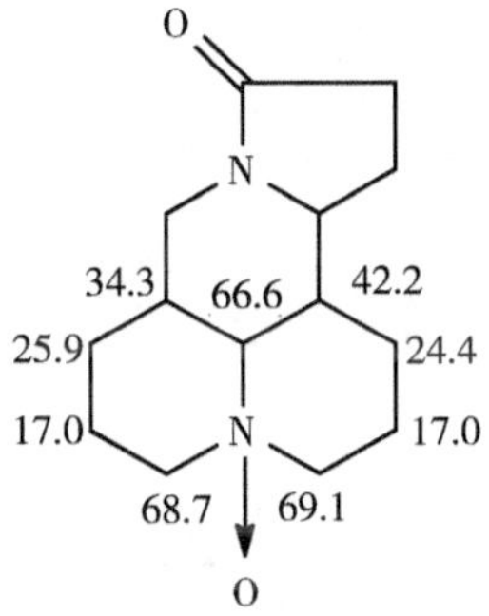

氧化苦参碱

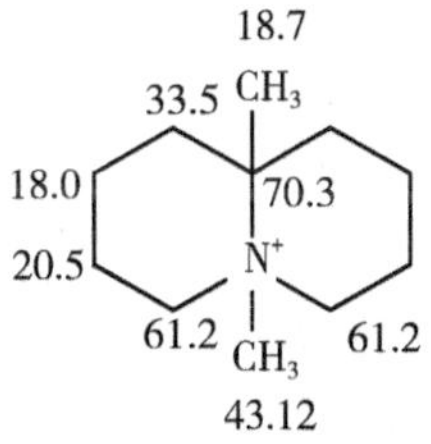

喹诺里西啶甲基碘化物

图 2-19　生物碱结构中氮原子甲基对邻近碳原子化学位移

（2）生物碱结构中氮原子对甲基碳化学位移的影响：与氮原子相连的甲基较一般甲基向低场位移（图 2-20）。N- 甲基一般在 30 ～ 47，如海南青牛胆碱 N- 甲基的 δ 值为 38.7。

（3）生物碱结构异构体的区别：如紫堇碱和异紫堇碱是一对 C_{13}- 甲基差向异构体，紫堇碱的 B/C 环为反式喹诺里西啶，异紫堇碱 B/C 环为顺式喹诺里西啶。当 C_{14} 为 S 构型时（C_{14}-α-H），C_{13} 连 β-CH_3 的 C_5、C_6、C_8、C_{13} 要比 C_{13} 连 α-H_3 的位于低场，而 C_{13} 稍移向高场。

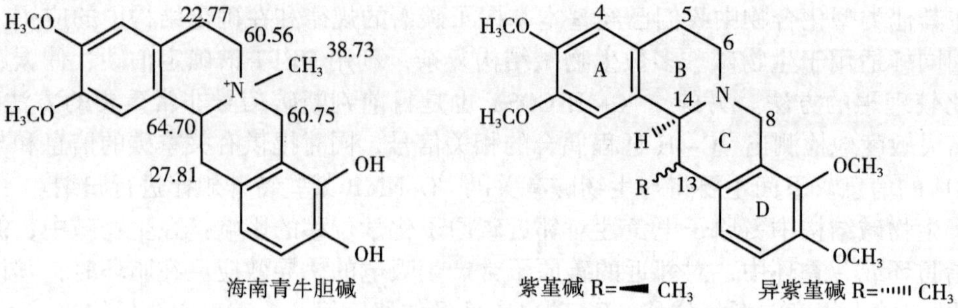

图 2-20　生物碱结构中氮原子对甲基碳化学位移

第三章 化学成分分离鉴定实例解析

实例 1 茄根中的五螺六环型倍半萜：茄萜 A ～ L

摘要

从茄根中分离到 12 个新的茄萜 A ～ L（1 ～ 12），具有罕见的螺 [4.5] 癸烷骨架。根据核磁共振和 HR-ESI-MS 数据确定了它们的二维结构和相对构型。通过 X 线单晶衍射确定了茄萜 A（1）的绝对构型。其余化合物的绝对构型通过生物合成同途径及核磁共振数据比较来确定。本文首次报道了五螺六环型倍半萜的晶体结构。这些化合物对人肝癌细胞株 HepG2、HeLa 和 MCF-7 均无明显的细胞毒活性。

前言

Vetispirane-type 型倍半萜类化合物是一种以螺 [4.5] 癸烷骨架为特征的天然产物。自 1977 年首次从白薯类（茄科）中分离得到五螺六环型倍半萜 lubimin 和 oxylubimin 以来，已从天然来源分离得到 44 个五螺六环型倍半萜。其中大部分来自真菌感染的茄科植物。这些具有罕见螺 [4.5] 癸烷骨架的倍半萜类化合物不仅具有独特的结构特征，而且具有显著的抗肿瘤、抗炎、抗真菌和保肝活性。茄科中的倍半萜类化合物从化学多样性和生物活性的角度来看是值得关注的。

茄是世界上广泛种植的一种经济植物，其未成熟果实是一种受欢迎的美味蔬菜。茄根在中国的民间医学中被用于治疗冻疮、瘙痒和牙痛，为了从茄科植物中发现具有独特结构和有趣生物活性的天然产物，我们从茄根中分离出了 12 种新的倍半萜类化合物茄萜 A ～ L（1 ～ 12）（图 3-1），具有罕见的螺 [4.5] 癸烷骨架。本文描述了化合物 1 ～ 12 和其分离及结构鉴定。

实验部分

1. 仪器材料

采用 Waters Xevo-TOF-MS 测试 HR-ESI-MS 光谱。NMR 选用 Bruker DPX 400 仪器（^{1}H：400 MHz，^{13}C：100 MHz）或 DPX 600 仪器（^{1}H：600 MHz，^{13}C：150 MHz）。旋光度在 JASCO P-2000 仪器上进行测量。柱层析使用硅胶（200 ～ 300 目，中国）、十八烷基二氧化硅（ODS）（50 μm，德国默克公司）和 Sephadex LH-20（瑞典 Pharmacia 公司）。半制备高效液相色谱

在岛津 CBM-20A 系统上进行，该系统配备 LC-6AD 泵（日本岛津公司），同时配备 Waters XBridge Prep C18（10 mm × 250 mm，5 μm）柱（美国沃特世公司）。三甲基硅基噻唑烷衍生物的分析由 Agilent Journal of Natural Products Technologies（7890A）DB-5 毛细管柱 GC-MS。氘代甲醇来自剑桥同位素实验室公司。

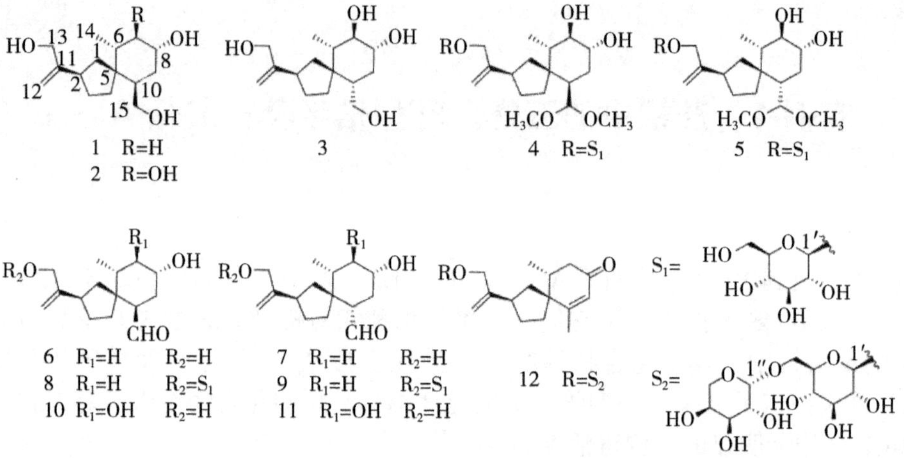

图 3-1　化合物 1 ～ 12 的化学结构

2. 植物资源

茄根于 2017 年 10 月采自河北省安国市，经苏连杰教授（黑龙江中医药大学）鉴定。凭证标本（编号 20171002）保藏于黑龙江中医药大学。

3. 提取与分离

用 70% 乙醇回流提取干燥的茄根（30.0 kg）。粗提物依次用石油醚、乙酸乙酯和正丁醇进行萃取，得到乙酸乙酯（200.0 g）和正丁醇（750.0 g）提取物。乙酸乙酯提取物（190.0 g）经硅胶柱色谱，采用二氯甲烷 - 甲醇（100 ∶ 0，80 ∶ 1，50 ∶ 1，40 ∶ 1，30 ∶ 1，20 ∶ 1，15 ∶ 1，10 ∶ 1，5 ∶ 1，3 ∶ 1，1 ∶ 1，0 ∶ 100）梯度洗脱，得到 12 个主要馏分（Fr. A ～ Fr. L）。Fr. D 通过 ODS 柱色谱经甲醇 - 水 [（1 ∶ 9）～（1 ∶ 0）] 分离，Sephadex LH-20 柱（甲醇）和半制备高效液相色谱（HPLC）进一步分离，得到化合物 11（1.2 mg）、化合物 10（0.5 mg）、化合物 7（0.5 mg）和化合物 6（1.0 mg）。Fr. H 通过 ODS 柱色谱，采用甲醇 - 水 [（1 ∶ 9）～（1 ∶ 0）] 洗脱，再用 Sephadex LH-20 柱（甲醇）和半制备高效液相色谱分离，得到化合物 3（3.0 mg）、2（3.2 mg）和化合物 1（8.5 mg）。用二氯甲烷 - 甲醇（50 ∶ 1，30 ∶ 1，20 ∶ 1，15 ∶ 1，10 ∶ 1，5 ∶ 1，3 ∶ 1，1 ∶ 1，0 ∶ 100）为流动相，采用硅胶柱层析分离正丁醇层得到 Fr. 1 ～ Fr. 9 。Fr.7 采用 ODS 柱色谱并以流动相二甲醇 - 水 [（1 ∶ 9）～（1 ∶ 0）] 梯度洗脱，之后采用 Sephadex LH-20（CH_3OH）柱和半制备高效液相色谱分离得到化合物 5（2.7 mg）、4（2.6 mg）、9（0.8 mg）、8（0.7 mg）、12（12.2 mg）。

茄萜 A（1）：无色晶体，熔点 172 ～ 173 ℃，比旋度 $[\alpha]^{24}$ −8（c 0.2，甲醇），HR-ESI-MS m/z 255.1960 $[M + H]^+$（$C_{15}H_{27}O_3$ 的计算值，*m/z* 255.1960）。

茄萜 B（2）：白色粉末；比旋度 $[\alpha]^{24}$ +7（c=0.2，甲醇），HR-ESI-MS *m/z* 271.1907 $[M+H]^+$（计算值 $C_{15}H_{27}O_4$，*m/z* 271.1909）。

茄萜 C（3）：白色粉末；比旋度 $[\alpha]^{24}$ +41（c=0.2，甲醇），HR-ESI-MS *m/z* 271.1911 $[M+H]^+$（计算值 $C_{15}H_{27}O_4$，*m/z* 271.1909）。

茄萜 D（4）：白色粉末；比旋度 $[\alpha]^{24}$ −27（c=0.2，甲醇），HR-ESI-MS *m/z* 494.2971 $[M+NH_4]^+$（计算值 $C_{23}H_{44}NO_{10}$，*m/z* 494.2965）。

茄萜 E（5）：白色粉末；比旋度 $[\alpha]^{24}$ +12（c=0.2，甲醇），HR-ESI-MS *m/z* 494.2973 $[M+NH_4]^+$（计算值 $C_{23}H_{44}NO_{10}$，*m/z* 494.2965）。

茄萜 F（6）：白色粉末；比旋度 $[\alpha]^{24}$ −10（c=0.1，甲醇），HR-ESI-MS *m/z* 253.1798 $[M+H]^+$（计算值 $C_{15}H_{25}O_3$，*m/z* 253.1804）。

茄萜 G（7）：白色粉末；比旋度 $[\alpha]^{24}$ +28（c=0.1，甲醇），HR-ESI-MS *m/z* 253.1799 $[M+H]^+$（计算值 $C_{15}H_{25}O_3$，*m/z* 253.1804）。

茄萜 H（8）：白色粉末；比旋度 $[\alpha]^{24}$ −36（c=0.1，甲醇），HR-ESI-MS *m/z* 432.2604 $[M+NH_4]^+$（$C_{21}H_{38}NO_8$ 的计算值，*m/z* 432.2597）。

茄萜 I（9）：白色粉末；比旋度 $[\alpha]^{24}$ −15（c=0.1，甲醇），HR-ESI-MS *m/z* 432.2606 $[M+NH_4]^+$（$C_{21}H_{38}NO_8$ 的计算值，*m/z* 432.2597）。

茄萜 J（10）：白色粉末；比旋度 $[\alpha]^{24}$ +12（c=0.1，甲醇），HR-ESI-MS *m/z* 269.1746 $[M+H]^+$（计算值 $C_{15}H_{25}O_4$，*m/z* 269.1753）。

茄萜 K（11）：白色粉末；比旋度 $[\alpha]^{24}$ +27（c=0.1，甲醇），HR-ESI-MS *m/z* 269.1750 $[M+H]^+$（计算值 $C_{15}H_{25}O_4$，*m/z* 269.1753）。

茄萜 L（12）：白色粉末；比旋度 $[\alpha]^{24}$ −14（c=0.4，甲醇），UV（甲醇）最大吸收：（log ε）233.6（0.95）nm，HR-ESI-MS *m/z* 529.2655 $[M+H]^+$（计算值 $C_{26}H_{41}O_{11}$，*m/z* 529.2659）。

化合物 4、5、8、9 和 12 的酸水解。化合物 4、5、8、9 和 12（各 0.5 mg）的酸水解根据已发表的文献进行。采用 Agilent Technologies（7890A）GC-MS 和 DB-5 毛细管柱对正己烷层的三甲基硅基噻唑烷衍生物进行分析。通过与原始糖的保留时间（D- 葡萄糖，19.42 min，L-arabinose，18.12 min）确定糖的绝对构型。

结果与讨论

化合物 1 为白色无定型粉末。在 HR-ESI-MS 谱中，*m/z* 255.1960 处可见 $[M+H]^+$ 离子峰，表明化合物 1 的分子量为 254。结合 ^{1}H-NMR、^{13}C-NMR 及 DEPT 谱等推测其分子式为 $C_{15}H_{26}O_3$。在化合物 1 的 ^{1}H-NMR 谱中可见一组甲基质子信号：δ_H 0.88（3H，d，*J*=6.8 Hz，H_3-14），两个连氧亚甲基信号：δ_H 4.02（2H，s，H_2-13），δ_H 3.63（1H，dd，*J*=10.9，3.2 Hz，H-15a），δ_H 3.55（1H，dd，*J*=10.9，9.6 Hz，H-15b），一个连氧次甲基信号：δ_H 3.79（1H，m，H-8），以及一个末端双键质子信号：δ_H 4.98（1H，br.s，H-12a）和 δ_H 4.86（1H，br.s，H-12b）。结合化合物 1 的 ^{13}C-NMR、DEPT 和 HSQC 谱可以清晰地看到与上述氢质子所连的碳信号，除此之外还有五个亚甲基碳信号：δ_C 43.9（C-1），δ_C 32.4（C-3），δ_C 32.0（C-4），δ_C 41.3（C-7），δ_C 34.6（C-9）；三个次甲基信号：δ_C 45.0（C-2），δ_C 36.4（C-6），δ_C 50.6（C-10），以

及两个季碳信号：δ_C 47.5（C-5）和 δ_C 153.3（C-11）。在 $^1H-^1H$ COSY 中可观察到两组自旋偶合体系，分别为：H-1/H-2/H-3/H-4 和（H-6/H_3-14）/ H-7/H-8/H-9/H-10/H-15，表明化合物 1 中具有 -$CH_2CHCH_2CH_2$- 和 -（$CHCH_3$）CH_2- $CHCH_2CHCH_2$- 两个结构片段，在化合物 1 的 HMBC 中可以清晰地观察到 H-3 与 C-2、C-5 相关，H-9 与 C-5、C-7、C-15 相关，以及 H_3-14 与 C-5、C-6、C-7 相关，通过以上核磁数据可以确定化合物 1 为一个具有罕见五螺六环骨架的倍半萜。另外在 HMBC 中还可以看到 H_2-13 与 C-2、C-11 和 C-12 呈现远程相关，H_2-12 与 C-11 和 C-2 呈现远程相关，由此可说明丙烯基连接在 C-2 位上。化合物 1 的相对构型可以通过 NOESY 来确定，通常我们将 C-14 位上的甲基质子定义为 α 构型。在化合物 1 的 NOESY 中，H_3-14 与 H-2α、H-6β 与 H-8β、H-8β 与 H-15β 存在相关峰（图 3-2），由此可确定 H-2 和 H-10 为 α 构型，H-8 为 β 构型。

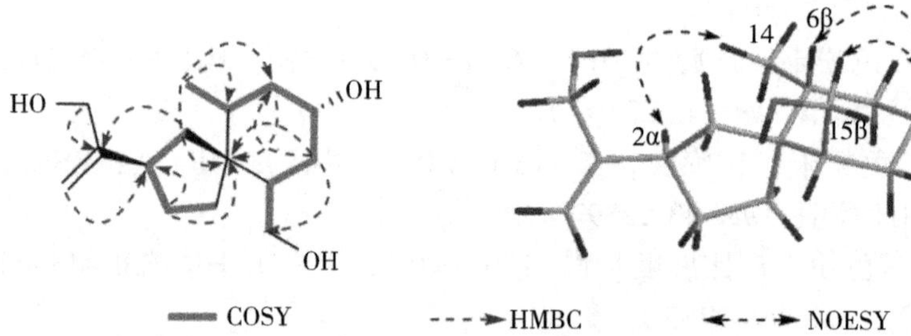

图 3-2　化合物 1 的 $^1H-^1H$ COSY 及关键的 HMBC 和 NOESY 相关

为了确定化合物 1 中手性位置的绝对构型，我们尝试培养化合物 1 的单晶，非常幸运的是在甲醇水混合溶剂中（体积比为 10 ：1）我们得到了化合物 1 的单晶，通过 CuKα X 射线晶体学分析（图 3-3）[Flack 绝对结构参数：0.00（7）] 确定了化合物 1 中手性位置的绝对构型为 2*R*、5*R*、6*R*、8*S*、10*R*。

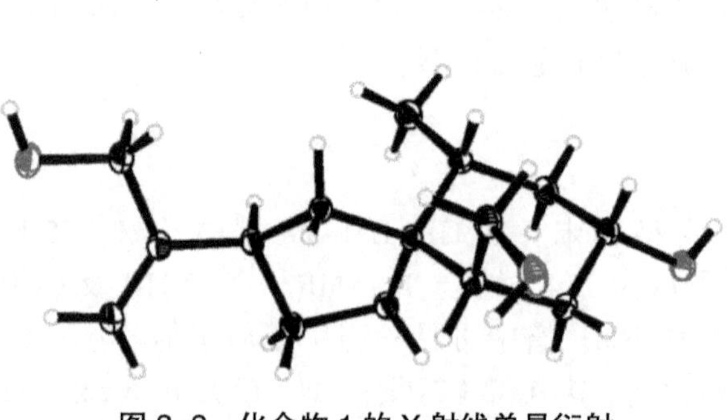

图 3-3　化合物 1 的 X 射线单晶衍射

化合物 2 为白色无定型粉末。在 HR-ESI-MS 谱中，*m/z* 271.1907 处可见 $[M+H]^+$ 离子峰，表明化合物 2 的分子量为 270。结合 ^{1}H-NMR、^{13}C-NMR 及 DEPT 谱等推测其分子式为 $C_{15}H_{26}O_4$。在化合物 2 的 ^{1}H-NMR 中可见一组甲基质子信号：δ_H 0.98（3H，d，*J*=6.7 Hz，H_3-

14），三个连氧亚甲基信号：δ_H 4.02（2H，s，H_2-13）、δ_H 3.66（1H，dd，J=10.9，3.2 Hz，H-15a）、δ_H 3.60（1H，br.d，J=10.9 Hz，H-15b），两个连氧次甲基信号：δ_H 2.93（1H，dd，J=10.8，9.1 Hz，H-7）、δ_H 3.54（1H，ddd，J=10.8，6.2，3.5 Hz，H-8），以及两个末端双键质子信号：δ_H 4.99（1H，br.s，H-12a）和 δ_H 4.87（1H，br.s，H-12b）。结合化合物 2 的 ^{13}C-NMR、DEPT 和 HSQC 可以清晰地看到与上述氢质子所连的碳信号，除此之外还有 4 个亚甲基碳信号：δ_C 44.3（C-1）、δ_C 32.4（C-3）、δ_C 32.6（C-4）、δ_C 32.5（C-9）；3 个次甲基信号：δ_C 45.0（C-2）、δ_C 42.9（C-6）、δ_C 50.0（C-10），以及 2 个季碳信号：δ_C 49.0（C-5）和 δ_C 153.2（C-11）。通过比较化合物 1 和化合物 2 的 ^{1}H-NMR 和 ^{13}C-NMR 发现二者非常相似，主要的区别是化合物 2 中 C-7 位向低场移动至 δ_c 78.6，结合 MS 谱数据推测 C-7 位上连有羟基。在 ^{1}H-^{1}H COSY 谱中同样可观察到两组自旋偶合体系，分别为：H-1/H-2/H-3/H-4 和（H-6/H_3-14）/H-7/H-8/H-9/H-10/H-15，表明化合物 2 中具有 -$CH_2CHCH_2CH_2$- 和 -（$CHCH_3$）$CH_2CHCH_2CHCH_2$- 两个结构片段。在化合物 2 的 HMBC 中可以观察到 H_3-14 与 C-5、C-6、C-7 相关，H-9 与 C-5、C-7、C-8 相关，由此可确定羟基连接在 C-7 位上。在化合物 2 的 NOESY 中，H_3-14 与 H-2α，H-7α；H-6β 与 H-8β，H-15β；H-8β 与 H-15β 存在相关峰（图 3-4），由此可确定 C-7 位上的羟基为 β 构型，而其他位置的构型与化合物 1 一致，根据其生源合成途径可确定化合物 2 中手性位置的绝对构型为 2*R*、5*R*、6*S*、7*R*、8*R*、10*R*。

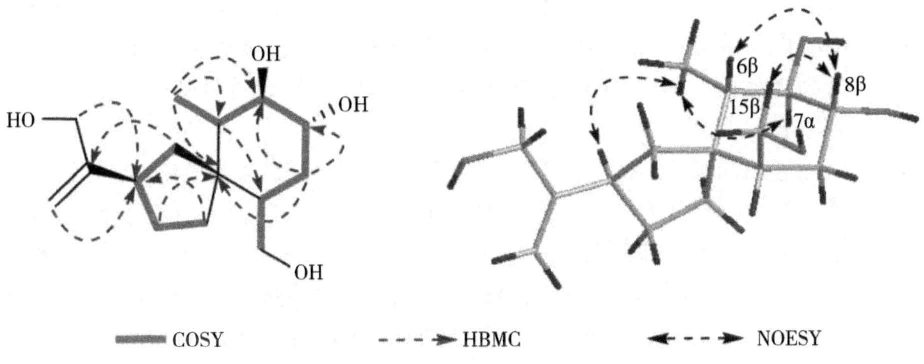

图 3-4　化合物 2 的 ^{1}H-^{1}H COSY 及关键的 HMBC 和 NOESY 相关

化合物 3 为白色无定型粉末。在 HR-ESI-MS 谱中，m/z 271.1911 处可见 $[M+H]^+$ 离子峰，表明化合物 3 的分子量为 270。结合 ^{1}H-NMR、^{13}C-NMR 及 DEPT 谱等推测其分子式为 $C_{15}H_{26}O_4$。通过比较化合物 2 和化合物 3 的 ^{1}H-NMR 和 ^{13}C-NMR 发现二者非常相似，但又有不同，推测二者的核磁数据不同可能是某些取代基的立体构型不同而引起的。在化合物 3 的 NOESY 中，可明显的观察到 H_3-14 与 H-2α，H-7α 相关、H-6β 与 H-8β 相关，H-8β 与 H-10β 相关，而化合物 2 中存在明显 NOE 效应的 H-8 与 H-15 在化合物 3 中并不存在相关性。由此可明确 C-15 位的羟甲基为 α 构型，其他位置的相对构型与化合物 2 一致，以上结果表明了化合物 3 是化合物 2 在 C-10 位上的差向异构体，根据其生源合成途径可确定化合物 3 中手性位置的绝对构型为 2*R*、5*R*、6*S*、7*R*、8*R*、10*S*。

化合物4为白色无定型粉末。在HR-ESI-MS谱中，*m/z* 494.2971处可见$[M+NH_4]^+$离子峰，表明化合物4的分子量为476。结合^{1}H-NMR、^{13}C-NMR及DEPT谱等推测其分子式为$C_{23}H_{40}O_{10}$。在化合物4的^{1}H-NMR中可见一个甲基质子信号：δ_H 1.03（3H，d，*J*=6.6 Hz，H_3-14），两个甲氧基质子信号：δ_H 3.35（3H，s，H_3-16），δ_H 3.39（3H，s，H_3-17），一组连氧亚甲基信号：δ_H 4.37（1H，d，*J*=12.7 Hz，H-13a），δ_H 4.11（1H，d，*J*=12.7 Hz，H-13b），两个连氧次甲基信号：δ_H 2.81（1H，dd，*J*=10.8，9.0 Hz，H-7），δ_H 3.24（1H，m，H-8），一个缩醛质子信号：δ_H 4.36（1H，d，*J*=1.8 Hz，H-15），一组末端双键质子信号：δ_H 5.12（1H，br.s，H-12a）和δ_H 4.96（1H，br.s，H-12b），以及一个糖端基质子信号：δ_H 4.29（1H，d，*J*=7.8 Hz，H-1′）。在化合物4的^{13}C-NMR中亦能明显地观察到一个甲基碳信号：δ_C 12.0（C-14），两个甲氧基碳信号：δ_C 54.9（C-16），δ_C 56.0（C-17），三个连氧碳信号：δ_C 78.2（C-7），δ_C 75.9（C-8），δ_C 72.5（C-13），一个缩醛碳信号：δ_C 108.4（C-15），一组烯碳信号：δ_C 149.8（C-11）、δ_C 110.5（C-12），以及一个葡萄糖端基碳信号：δ_C 103.3（C-1′）。通过比较化合物2和化合物4的^{1}H-NMR和^{13}C-NMR发现二者非常相似，主要区别在于化合物4中多出一组葡萄糖基信号。除此之外，在化合物4中缺失一个氧代亚甲基碳信号，而在δ_C 108.4（C-15）处多出一个缩醛次甲基碳信号。在化合物4的^{1}H-^{1}H COSY中也显示出和化合物2相同的两组自旋偶合体系。在化合物4的HMBC中可以清晰地观察到（H_3-16和H_3-17）与C-15相关，H-1′与C-13相关，通过以上核磁数据可以确定化合物4为一个在C-15位具有罕见缩醛结构的五螺六环倍半萜糖苷，且葡萄糖基连接在母核的C-13位上。葡萄糖基的相对构型通过端基质子的偶合常数（*J*=7.8 Hz）可确定为β构型。通过化合物4的NOESY确定了其相对构型与化合物2相同，并根据其生源合成途径可确定化合物4中手性位置的绝对构型为2*R*、5*R*、6*S*、7*R*、8*R*、10*R*。

化合物5为白色无定型粉末。在HR-ESI-MS谱中，*m/z* 494.2973处可见$[M+NH_4]^+$离子峰，表明化合物5的分子量为476。结合^{1}H-NMR、^{13}C-NMR及DEPT谱等推测其分子式为$C_{23}H_{40}O_{10}$。通过比较化合物4和化合物5的^{1}H-NMR和^{13}C-NMR发现二者非常相似，但又有不同，推测二者具有相同的平面结构，其核磁数据不同可能是由于C-15位立体构型的不同而引起的。在化合物5的NOESY谱中，可明显的观察到H_3-14与H-2α、H-7α相关，H-6β与H-8β相关，H-8β与H-10β相关，而化合物4中存在明显NOE效应的H-8与H-15在化合物5中并不存在相关性。由此可明确C-15位的缩醛次甲基为α构型，其他位置的相对构型与化合物4一致，以上结果表明了化合物5是化合物4在C-10位上的差向异构体，根据其生源合成途径可确定化合物5中手性位置的绝对构型为2*R*、5*R*、6*S*、7*R*、8*R*、10*R*。

化合物6为白色无定型粉末。在HR-ESI-MS谱中，*m/z* 253.1798处可见$[M+H]^+$离子峰，表明化合物6的分子量为252。结合^{1}H-NMR、^{13}C-NMR及DEPT谱等推测其分子式为$C_{15}H_{24}O_3$。在化合物6的^{1}H-NMR中可见一个甲基质子信号：δ_H 0.96（3H，d，*J*=7.2 Hz，H_3-14），一个连氧亚甲基信号：δ_H 4.02（2H，s，H_2-13），一个连氧次甲基信号：δ_H 3.62（1H，m，H-8），两个末端双键质子信号：δ_H 5.01（1H，br.s，H-12a）和δ_H 4.88（1H，br.s，H-12b），以及一个醛基氢信号：δ_H 9.82（1H，s，H-15）。结合化合物6的^{13}C-NMR、DEPT和HSQC谱可以清晰地看到与上述氢质子所连的碳信号，除此之外还有5个亚甲基碳信号：

δ_C 44.0（C–1），δ_C 32.1（C–3），δ_C 31.5（C–4），δ_C 40.9（C–7），δ_C 33.5（C–9）；三个次甲基碳信号：δ_C 45.2（C–2），δ_C 38.0（C–6），δ_C 59.5（C–10），以及两个季碳信号：δ_C 46.9（C–5），δ_C 153.0（C–11）。通过比较化合物 1 和化合物 6 的 ^{1}H–NMR 和 ^{13}C–NMR 发现二者非常相似，主要的区别是化合物 6 中 C–10 位和 C–15 位分别向低场移动至 δ_C 59.5 和 δ_C 207.3，结合上述核磁数据推测 C–10 位连有一个醛基（C–15）。在 ^{1}H–^{1}H COSY 中同样可观察到两组自旋偶合体系，分别为：H–1/H–2/H–3/H–4 和（H–6/H_3–14）/H–7/H–8/ H–9/H–10，表明化合物 6 中具有 –$CH_2CHCH_2CH_2$– 和 –（$CHCH_3$）CH_2CHCH_2CH– 两个结构片段。在化合物 6 的 HMBC 中可以观察到 H–15 与 C–10 相关，H–9 与 C–15 相关，由此可确定醛基连接在 C–10 位上。在化合物 6 的 NOESY 谱中，H_3–14 与 H–2α；H–6β 与 H–8β，H–15β；H–8β 与 H–15β 存在相关峰，由此可确定化合物 6 中所有手性位置的相对构型与化合物 1 一致，根据其生源合成途径可确定化合物 6 中手性位置的绝对构型为 2*R*、5*R*、6*R*、8*S*、10*R*。

化合物 7 为白色无定型粉末。在 HR–ESI–MS 谱中，*m/z* 253.1799 处可见 $[M+H]^+$ 离子峰，表明化合物 7 的分子量为 252。结合 ^{1}H–NMR、^{13}C–NMR 及 DEPT 等推测其分子式为 $C_{15}H_{24}O_3$。通过比较化合物 6 和化合物 7 的 ^{1}H–NMR 和 ^{13}C–NMR 谱发现二者非常相似，但又有不同，推测二者具有相同的平面结构，其核磁数据不同可能是由 C–15 位立体构型的不同而引起的。在化合物 7 的 NOESY 中，可明显的观察到 H_3–14 与 H–2α 相关，H–6β 与 H–8β，H–10β 相关，H–8β 与 H–10β 相关，而化合物 6 中存在明显 NOE 效应的 H–8 与 H–15 在化合物 21 中并不存在相关性。由此可明确 C–15 位的醛基为 α 构型，其他位置的相对构型与化合物 6 一致，以上结果表明了化合物 7 是化合物 6 在 C–10 位上的差向异构体，根据其生源合成途径可确定化合物 7 中手性位置的绝对构型为 2*R*、5*R*、6*R*、8*S*、10*S*。

化合物 8 为白色无定型粉末。在 HR–ESI–MS 谱中，*m/z* 432.2604 处可见 $[M+NH_4]^+$ 离子峰，表明化合物 8 的分子量为 414。结合 ^{1}H–NMR、^{13}C–NMR 及 DEPT 谱等推测其分子式为 $C_{21}H_{34}O_8$。通过比较化合物 6 和 8 的 ^{1}H–NMR 和 ^{13}C–NMR 发现二者非常相似，最主要的区别是较化合物 6 多出一组葡萄糖基碳氢信号，此外还发现 C–13 位向低场移动至 δ_C 72.5，C–11 位向高场移动至 δ_C 149.5，推测葡萄糖基连接在 C–13 位上。在化合物 8 的 HMBC 中可以观察到 H–1′ 与 C–13 存在明显的远程相关信号，由此可确定葡萄糖基连接在母核的 C–13 位上。在化合物 8 的 NOESY 谱中，H_3–14 与 H–2α；H–6β 与 H–8β，H–15β；H–8β 与 H–15β 存在相关峰，由此可确定化合物 8 中所有手性位置的相对构型与化合物 6 一致，根据其生源合成途径可确定化合物 8 中手性位置的绝对构型为 2*R*、5*R*、6*R*、8*S*、10*R*。

化合物 9 为白色无定型粉末。在 HR–ESI–MS 谱中，*m/z* 432.2606 处可见 $[M+NH_4]^+$ 离子峰，表明化合物 9 的分子量为 414。结合 ^{1}H–NMR、^{13}C–NMR 及 DEPT 谱等推测其分子式为 $C_{21}H_{34}O_8$。通过比较化合物 8 和化合物 9 的 ^{1}H–NMR 和 ^{13}C–NMR 谱发现二者非常相似，但又有不同，推测二者具有相同的平面结构，其核磁数据不同可能是由 C–15 位立体构型的不同而引起的。在化合物 9 的 NOESY 谱中，可明显的观察到 H_3–14 与 H–2α 相关、H–6β 与 H–8β，H–10β 相关，H–8β 与 H–10β 相关，而化合物 8 中存在明显 NOE 效应的 H–8 与 H–15 在化合物 9 中并不存在相关性。由此可明确 C–15 位的醛基为 α 构型，其他位置的相对构型与化合物 8 一致，以上结果表明了化合物 9 是化合物 8 在 C–10 位上的差向异构体，根据其生源合成途径可确定化合物 9 中手性位置的绝对构型为 2*R*、5*R*、6*R*、8*S*、10*S*。

化合物 10 为白色无定型粉末。在 HR-ESI-MS 谱中，*m/z* 269.1746 处可见 $[M+H]^+$ 离子峰，表明化合物 10 的分子量为 268。结合 ^{1}H-NMR、^{13}C-NMR 及 DEPT 谱等推测其分子式为 $C_{15}H_{24}O_4$。通过比较化合物 6 和化合物 10 的 ^{1}H-NMR 和 ^{13}C-NMR 发现二者非常相似，主要的区别是化合物 10 中 C-7 位向低场移动至 δ_C 78.1，结合 MS 谱数据推测 C-7 位上连有羟基。在 ^{1}H-^{1}H COSY 谱中同样可观察到两组自旋偶合体系，分别为：H-1/H-2/H-3/H-4 和（H-6/H_3-14）/H-7/H-8/H-9/H-10，表明化合物 10 中具有 $-CH_2CHCH_2CH_2-$ 和 $-(CHCH_3)CH_2CHCH_2CH-$ 两个结构片段。在化合物 10 的 HMBC 中可以观察到 H_3-14 与 C-5，C-6，C-7 相关，H-9 与 C-5，C-7，C-8 相关，由此可确定羟基连接在 C-7 位上。在化合物 10 的 NOESY 谱中，H_3-14 与 H-2α，H-7α；H-6β 与 H-8β，H-15β；H-8β 与 H-15β 存在相关峰，由此可确定 C-7 位上的羟基为 β 构型，而其他位置的构型与化合物 6 一致，根据其生源合成途径可确定化合物 10 中手性位置的绝对构型为 2*R*、5*R*、6*S*、7*R*、8*R*、10*R*。

化合物 11 为白色无定型粉末。在 HR-ESI-MS 谱中，*m/z* 269.1750 处可见 $[M+H]^+$ 离子峰，表明化合物 11 的分子量为 268。结合 ^{1}H-NMR、^{13}C-NMR 及 DEPT 谱等推测其分子式为 $C_{15}H_{24}O_4$。通过比较化合物 10 和 11 的 ^{1}H-NMR 和 ^{13}C-NMR 发现二者非常相似，但又有不同，推测二者具有相同的平面结构，其核磁数据不同可能是由 C-15 位立体构型的不同而引起的。在化合物 11 的 NOESY 谱中，可明显的观察到 H_3-14 与 H-2α，H-7α 相关、H-6β 与 H-8β，H-10β 相关，H-8β 与 H-10β 相关，而化合物 10 中存在明显 NOE 效应的 H-8 与 H-15 在化合物 11 中并不存在相关性。由此可明确 C-15 位的醛基为 α 构型，其他位置的相对构型与化合物 10 一致，以上结果表明了化合物 11 是化合物 10 在 C-10 位上的差向异构体，根据其生源合成途径可确定化合物 11 中手性位置的绝对构型为 2*R*、5*R*、6*S*、7*R*、8*R*、10*S*。

化合物 12 为无色糖浆状，易溶于甲醇，Molish 反应呈阳性。在 HR-ESI-MS 谱中，*m/z* 529.2655 处可见 $[M+H]^+$ 离子峰，表明化合物 12 的分子量为 528。结合 ^{1}H-NMR、^{13}C-NMR 及 DEPT 谱等推测其分子式为 $C_{26}H_{40}O_{11}$。在化合物 12 的 ^{1}H-NMR 谱中可见两组甲基质子信号：δ_H 0.98（3H，d，*J*=6.6 Hz，H_3-14），δ_H 1.99（3H，d，*J*=1.1 Hz，H_3-15），两个连氧亚甲基信号：δ_H 4.37（1H，d，*J*=12.3 Hz，H-13a），δ_H 4.12（1H，d，*J*=12.3 Hz，H-13b），两个末端双键质子信号：δ_H 5.12（1H，br.s，H-12a）和 δ_H 5.00（1H，br.s，H-12b），一个单取代双键质子信号：δ_H 5.72（1H，s，H-9），以及两个糖端基质子信号：δ_H 4.28（1H，d，*J*=7.8 Hz，H-1′）和 δ_H 4.29（1H，d，*J*=6.7 Hz，H-1″）。在化合物 12 的 ^{13}C-NMR 中，共可见 26 个碳信号，包括 15 个母核碳信号、一组葡萄糖基碳信号和一组阿拉伯糖碳信号。在低场区的 δ_C 202.1、δ125.8、δ170.7 分别归属为 8、9、10 位的 α,β 不饱和羰基碳信号。δ_C 149.0 和 δ_C 111.6 处的两个碳信号可归属为 C-11 和 C-12 位末端双键碳信号。此外在 δ_C 103.3 和 δ_C 105.2 可明显观察到两个糖端基碳信号。通过文献比较发现，化合物 12 与已知化合物 Solavetivone-13-*O*-β-D-glucopyranoside 的碳谱极其相似，主要的区别在于化合物 12 中多出一组阿拉伯糖碳信号，进一步的比较发现 C-6′ 的化学位移向低场移动至 δ_C 69.6，而 C-5′ 的化学位移向高场移动至 δ_C 76.8，推测阿拉伯糖可能连接在葡萄糖基的 6′ 位上。在化合物 12 的 HMBC 中可见 H-1″（δ_H 4.29，1H，d，*J*=6.7 Hz）与 C-6′（δ_C 69.6）存在相关信号，由此可以确定阿拉伯糖连接在葡

萄糖基的6′位上。在化合物12的NOESY中，H_3-14与H-2α，H-3α，H-4α；H-6β与H-3β，H-4β存在相关峰，通过以上结果表明化合物12的相对构型与已知化合物Solavetivone-13-*O*-β-D-glucopyranoside一致。

实例2　茄根中的新甾体皂苷类化合物

摘要

通过茄根的化学成分研究，从茄根中分离出6个新的甾体皂苷，包括5个新的胆甾烷皂苷（1～5）和1个新的甾体生物碱（6），以及1个新的天然产物（7）和3个已知甾体（8～10）。通过各种波谱学方法，包括1D和2D-核磁共振技术确定了所有化合物结构。测定了所有分离得到的化合物对脂多糖（LPS）刺激的RAW 264.7细胞产生一氧化氮（NO）的抑制活性。化合物1、2和化合物4～9对NO生成具有一定的抑制作用，IC_{50}值为12.6～59.5 μmol/L。

前言

茄广泛分布于南亚、中东和北非，其未成熟果实常作为蔬菜食用。茄根作为一种中药，用于治疗冻疮、脚气、瘙痒、牙痛、哮喘、梅毒等。从茄根中分离得到的单体化合物和粗提物具有抗炎、镇静、催眠、镇痛、神经保护和促进血液循环等一系列生物活性。此前的植物化学研究分离得到了生物碱、甾体、黄酮、苯丙酰胺、香豆素和木脂素等。本文对茄根植物化学成分进行了研究，从茄根70%乙醇提取物中分离得到了6个新的甾体皂苷（1～6）、1个新的天然产物（7）和3个已知甾体（8～10）（图3-5）。本文对新化合物的分离和结构测定进行了描述。并通过脂多糖（LPS）诱导RAW 264.7细胞系制造体外炎症模型，考察各单体化合物对一氧化氮（NO）产生的抑制活性。

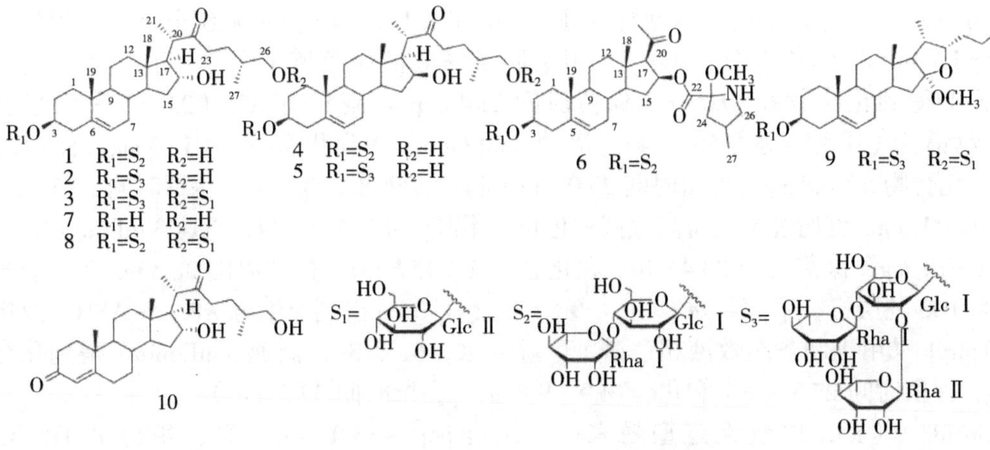

图3-5　化合物1～10的化学结构

实验部分

1. 仪器材料

使用 Waters Xevo-TOF-M 仪器进行高分辨率电喷雾电离质谱分析（HR-ESI-MS）。旋光度在 JASCO P-2000 仪器上进行测量。NMR 记录在 Bruker DPX 400 仪器上（^{1}H-NMR 400 MHz，^{13}C-NMR 100 MHz）。半制备高效液相色谱采用 Waters SunFire™ C18（250 × 10 mm，5 μm）色谱柱（美国沃特世公司），高效液相色谱体系采用岛津 CBM-20A、RID（示差检测器）检测器和 LC-6AD 泵（日本岛津公司）。柱层析使用 Sephadex LH-20（瑞典 Pharmacia 公司）和硅胶（100 ～ 120 目和 200 ～ 300 目，中国青岛海洋化工有限公司）。薄层色谱采用 GF254，10% H_2SO_4-EtOH 试剂喷涂板，120 ℃加热 5 min 进行斑点检测。

2. 植物资源

茄根采自河北省安国市，由黑龙江中医药大学樊瑞峰教授鉴定。凭证标本（编号 20160918）保藏于黑龙江中医药大学。

3. 提取与分离

将干燥的茄根（12 kg）切成约 2 cm 的小块，用乙醇 – 水（70 ∶ 30，V/V）（3 × 120 L，每次 3 h）加热回流提取。提取液在 40 ℃下减压回收，得到粗提物 940 g。提取物在水（4.0 L）中悬浮，依次用石油醚（PE）（3 × 4.0 L，各 24 h）、乙酸乙酯（3 × 4.0 L，各 24 h）和正丁醇（3 × 4.0 L，各 24 h）萃取，得到乙酸乙酯部位（88 g）和正丁醇部位（135 g）。正丁醇部位采用硅胶柱色谱，选用二氯甲烷 – 甲醇体系为洗脱剂，梯度洗脱得到 10 个组分（A1 ～ A10）。组分 A2（9 g）采用 ODS 柱色谱，选用甲醇 – 水 [（1 ∶ 9）～（1 ∶ 0）] 梯度洗脱，得到亚组分 A2A ～ A2I。亚组分 A2G（890 mg）采用葡聚糖凝胶柱（Sephadex LH-20），以甲醇（流速 0.8 mL/min）洗脱，得到亚组分 A2G4，然后用 Waters SunFire™ 半制备高效液相色谱纯化（甲醇 – 水，73 ∶ 27；流速 3 mL/min），得到化合物 10（24 mg，保留时间 20.5 min）。亚组分 A2H（782 mg）采用半制备高效液相色谱（甲醇 – 水，75 ∶ 25；流速 3 mL/min）得到化合物 7（18 mg，保留时间 22.5 min）。组分 A7（8.7 g）经 ODS 柱层析，甲醇 – 水 [（1 ∶ 9）～（1 ∶ 0）] 得到亚组分 A7A ～ A7J。采用葡聚糖凝胶柱（Sephadex LH-20）分离亚组分 A7E，甲醇洗脱（流速 0.8 mL/min）得到亚组分 A7E4，采用半制备高效液相色谱（甲醇 – 水，63 ∶ 37；流速 3 mL/min）得到化合物 6（9.0 mg，保留时间 21.4 min）。亚组分 A7F（2.8 g）采用半制备高效液相色谱法（甲醇 – 水，59 ∶ 41；流速 3 mL/min）得到化合物 4（12.3 mg，保留时间 18.5 min）、化合物 5（6.8 mg，保留时间 23.0 min）和化合物 8（18.3 mg，保留时间 32.5 min）。亚组分 A7G（1.3 g）也通过半制备高效液相色谱（甲醇 – 水，66 ∶ 34；流速 3 mL/min），得到化合物 2（10.1 mg，保留时间 23.4 min）和化合物 1（15.6 mg，保留时间 28.5 min）。组分 A8（7.8 g）经 ODS 柱层析，甲醇 – 水 [（1 ∶ 9）～（1 ∶ 0）] 得到亚组分 A8A ～ A8H。亚组分 A8F（560 mg）采用半制备高效液相色谱（甲醇 – 水，61 ∶ 39；流速 3 mL/min）得到化合物 3（7.8 mg，保留时间 27.8 min）和化合物 9（9.8 mg，保留时间 37.5 min）。

Abutiloside P（1），白色无定型粉末；比旋度 $[\alpha]^{22}$ –33.0，（c = 0.1，甲醇），HR-ESI-MS：*m/z* 763.443 $[M+Na]^+$（计算值 $C_{39}H_{64}NaO_{13}$，*m/z* 763.4245）。

Abutiloside Q（2），白色无定型粉末；比旋度 $[\alpha]^{22}$ −22.0，（c = 0.1，甲醇）；HR-ESI-MS：*m/z* 909.4825 [M +Na]$^+$（计算值 $C_{45}H_{74}NaO_{17}$，*m/z* 909.4824）。

Abutiloside R（3），白色无定型粉末；比旋度 $[\alpha]^{22}$ −31.0，（c = 0.1，甲醇）；*m/z* 1071.5344 [M + Na]$^+$（计算值 $C_{51}H_{84}NaO_{22}$，*m/z* 1071.5352）。

Abutiloside S（4），白色无定型粉末；比旋度 $[\alpha]^{22}$ −23.0，（c = 0.1，甲醇），HR-ESI-MS：*m/z* 763.4255 [m +Na]$^+$（计算值 $C_{39}H_{64}NaO_{13}$，*m/z* 763.4245）。

Abutiloside T（5）白色无定型粉末；比旋度 $[\alpha]^{22}$ −55.0，（c = 0.2，甲醇），HR-ESI-MS：*m/z* 909.4846 [M +Na]$^+$（计算值 $C_{45}H_{74}NaO_{17}$，*m/z* 909.4824）。

Abutiloside U（6），白色无定型粉末；比旋度 $[\alpha]^{24}$ −12.0，（c = 0.1，甲醇），HR-ESI-MS：*m/z* 804.4138 [M +Na]$^+$（计算值 $C_{40}H_{63}NaNO_{14}$，*m/z* 804.4146）。

4. 化合物 1 ～ 6 的酸水解

化合物 1 ～ 6 各 1 mg，分别用 1 当量的盐酸（1 mL）加热回流 4 h。冷却后，反应液采用乙酸乙酯萃取。水溶液部位减压回收后加入 1-（三甲基硅基）咪唑和吡啶（1 mL）溶解，在 60 ℃保存 5 min。溶液干燥后，残渣经水分散，采用三氯甲烷萃取。之后采用气相色谱检测器、火焰离子化检测器（FID）对三氯甲烷层进行分析，探测器温度：280 ℃，注射温度：250 ℃，DB-5 毛细管柱（30 m × 0.25 mm × 0.25 μm），柱温：100 ℃。通过与原糖保留时间的比较，测定糖组分的绝对构型（D- 葡萄糖：19.50 min，L- 鼠李糖：18.32 min）。

结果与讨论

化合物 1 为白色粉末。Molish 反应呈阳性。在 HR-ESI-MS 谱中，*m/z* 763.4243 处可见 [M+Na]$^+$ 离子峰，表明化合物 1 的分子量为 740。结合 ^{1}H-NMR、^{13}C-NMR 及 DEPT 谱等推测其分子式为 $C_{39}H_{64}O_{13}$。在化合物 1 的 ^{1}H-NMR 中显示出 4 个典型的甾体骨架甲基质子信号，分别为 δ_H 1.06（3H，d，*J*=6.6 Hz，H_3-27）、δ_H 1.17（3H，d，*J*=6.8 Hz，H_3-21）、δ_H 0.67（3H，s，H_3-18）和 δ_H 0.89（3H，s，H_3-19），以及一个双键质子信号 δ_H 5.28（1H br.d，*J*=4.9 Hz，H-6）。在低场区还可见一组葡萄糖端基质子 δ_H 4.94（1H，d，*J*=7.7 Hz，H-1′）和一组鼠李糖端基质子 δ_H 5.91（1H，br.s，H-1″），另外可见杂多的甾体化合物的氢质子信号。在 ^{13}C-NMR 中，共可见 39 个碳信号，包括 27 个母核碳信号、一组葡萄糖基碳信号和一组鼠李糖碳信号。在低场区的 δ_C 141.3 和 δ_C 122.2 分别归属为 5、6 位的烯碳信号，此外 δ_C 215.4 处的碳信号归属为 22 位上的羰基碳。结合上述的 ^{1}H-NMR 和 ^{13}C-NMR，推测化合物 1 为具有 5、6 不饱和双键的胆甾烷型骨架的甾体皂苷。通过文献比较发现，化合物 1 与 abutiloside G 的碳谱极其相似，主要的区别在于化合物 1 缺少了一组葡萄糖基碳信号，进一步的比较发现 δ_C 36.6（C-25）向低场移动，而 δ_C 67.9（C-26）向高场移动，由此可确定 C-26 位被羟基取代。化合物 1 中两个糖取代基的连接顺序及连接位置主要通过 HMBC 来确定，在 HMBC 中可见 H-1′（δ_H 4.94，1H，d，*J*=7.7 Hz）与 C-3（δ_C 78.6）存在相关信号，H-1″（δ_H 5.91，1H，br.s）与 C-4′（δ_C 78.7）存在相关信号，因此可以确定葡萄糖基连接在 3 位上，而鼠李糖基连接在葡萄糖基 4′ 位上（图 3-6）。在化合物 1 的 NOESY 中，H-19 与 H-1β、H-1α 与 H-3、H-18 与 H-16 和 H-20 存在相关峰（图 3-7），由此可确定 H-3 和 16-OH 均为 α 构型。通过计算 26 位上两个氢质

子的化学位移差 $\Delta\delta$=0.07（$\Delta\delta \leqslant$ 0.57 ppm）确定 25 位的绝对构型为 *R*。结合 $^{1}H-^{1}H$ COSY、HSQC 和 HMBC 等波谱的综合解析，对化合物 1 的 ^{1}H-NMR 的全部质子信号，以及 ^{13}C-NMR 中的所有碳信号进行了详细的解析与准确归属。综合各种分析结果，化合物 1 的结构为(25*R*) 3β,16α,26-trihydroxy-5-en-cholestan-22-one-3-*O*-α-L-rhamnopyranosyl-（1 → 4）-β-D-glucopy-ranoside。

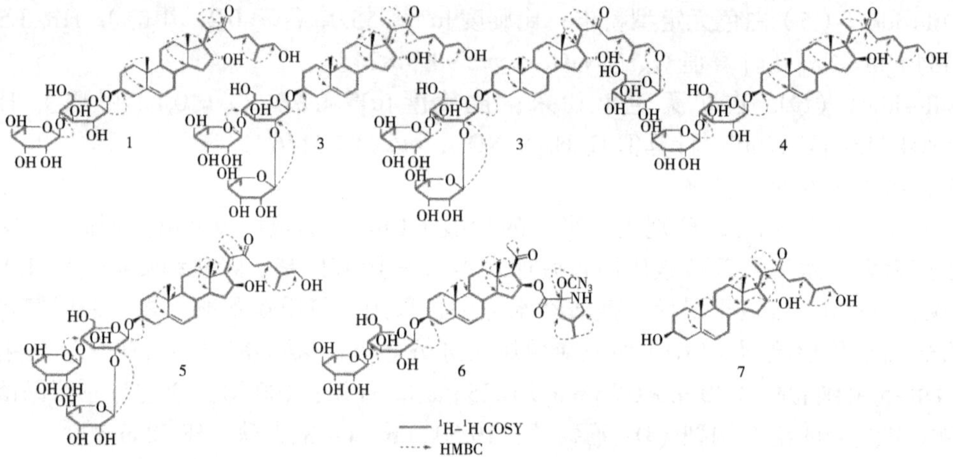

图 3-6　化合物 1 ～ 6 的 $^{1}H-^{1}H$ COSY 和关键的 HMBC 相关信号

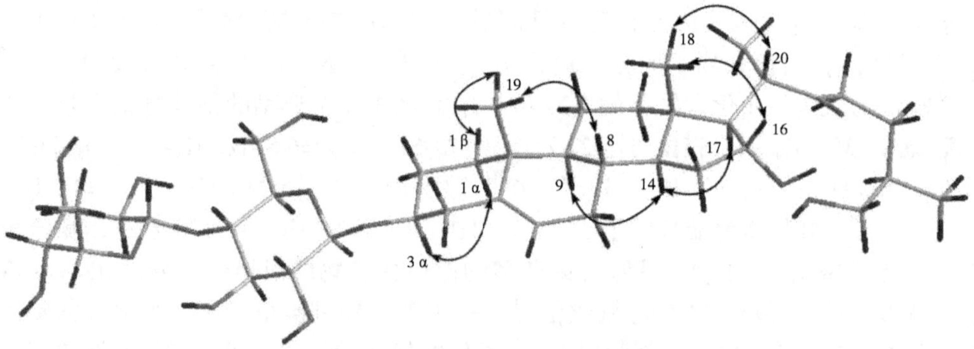

图 3-7　化合物 1 的关键 NOESY 相关

化合物 2 为白色粉末。Molish 反应呈阳性。在 HR-ESI-MS 谱中，*m/z* 909.4825 处可见 $[M+Na]^+$ 离子峰，表明化合物 2 的分子量为 886。结合 ^{1}H-NMR、^{13}C-NMR 及 DEPT 谱等推测其分子式为 $C_{45}H_{74}O_{17}$。在化合物 2 的 ^{1}H-NMR 中显示出 4 个典型的甾体骨架甲基质子信号，分别为 δ_H 0.90（3H，d，*J*=6.6 Hz，H_3-27）、δ_H 1.14（3H，d，*J*=6.8 Hz，H_3-21）、δ_H 0.76（3H，s，H_3-18）和 δ_H 1.02（3H，s，H_3-19），以及一个双键质子信号 δ_H 5.37（1H，br.d，*J*=4.9 Hz，H-6）。在低场区还可见一组葡萄糖端基质子 δ_H 4.49（1H，d，*J*=7.8 Hz，H-1′），以及两组鼠李糖端基质子 δ_H 4.83（1H，d，*J*=1.5 Hz，H-1″）和 δ_H 5.20（1H，d，*J*=1.4 Hz，H-1‴），另外可见

杂多的甾体化合物的氢质子信号。在 ^{13}C-NMR 中，共可见 45 个碳信号，包括 27 个母核碳信号、一组葡萄糖基碳信号和两组鼠李糖碳信号。在低场区的 δ_C 141.9 和 δ_C 122.6 分别归属为 5、6 位的烯碳信号，此外 δ_C 218.1 处的碳信号归属为 22 位上的羰基碳。通过比较化合物 1 和化合物 2 的核磁数据发现化合物 2 比化合物 1 多出一组鼠李糖基信号。在化合物 2 的 HMBC 中，可以清晰地看到 H-1″（δ_H 5.20）与 C-2′（δ_C 79.3）信号呈远程相关，由此可以确定多出的一组鼠李糖基连接在葡萄糖基的 2′ 位上。在化合物 2 的 NOESY 中，H-19 与 H-1β，H-1α 与 H-3，H-18 与 H-16 和 H-20 存在相关峰，由此可确定 H-3 和 16-OH 均为 α 构型。结合 ^{1}H-^{1}H COSY、HSQC 和 HMBC 等波谱的综合解析，对化合物 2 的 ^{1}H-NMR 的全部质子信号，以及 ^{13}C-NMR 中的所有碳信号进行了详细的解析与准确归属。综合各种分析结果，化合物 2 的结构为（25*R*）3β,16α,26-trihydroxy-5-en- cholestan-22-one-3-*O*-α-L-rhamnopyranosyl-（1→2）-[α-L-rhamnopyranosyl-（1→4）]-β-D-glucopyranoside。

化合物 3 为白色粉末。Molish 反应呈阳性。在 HR-ESI-MS 谱中，*m/z* 1071.5344 处可见 $[M+Na]^+$ 离子峰，表明化合物 3 的分子量为 1071。结合 ^{1}H-NMR、^{13}C-NMR 及 DEPT 谱等推测其分子式为 $C_{51}H_{84}O_{22}$。在化合物 3 的 ^{1}H-NMR 中显示出 4 个典型的甾体骨架甲基质子信号，分别为 δ_H 0.96（3H，d，*J*=6.4 Hz，H_3-27）、δ_H 1.18（3H，d，*J*=6.8 Hz，H_3-21）、δ_H 0.67（3H，s，H_3-18）和 δ_H 1.03（3H，s，H_3-19），以及一个双键质子信号 δ_H 5.28（1H br.d，*J*=4.8 Hz，H-6）。在低场区还可见两组葡萄糖端基质子 δ_H 4.93（1H，d，*J*=6.2 Hz，H-1′）和 δ_H 4.81（1H，d，*J*=7.8 Hz，H-1″″），以及两组鼠李糖端基质子 δ_H 5.86（1H，br.s，H-1″）和 δ_H 6.40（1H，br.s，H-1‴），另外可见杂多的甾体化合物的氢质子信号。在 ^{13}C-NMR 中，共可见 51 个碳信号，包括 27 个母核碳信号、两组葡萄糖基碳信号和两组鼠李糖碳信号。在低场区的 δ_C 141.2 和 δ_C 122.3 分别归属为 5、6 位的烯碳信号，此外 δ_C 215.2 处的碳信号归属为 22 位上的羰基碳。通过比较化合物 2 和化合物 3 的核磁数据发现二者极其相似，不同之处在于化合物 3 比化合物 2 多出一组葡萄糖基信号。通过比较我们还发现化合物 3 较化合物 2 的 C-26 位向低场移动，C-25 位向高场移动，推测多出的一组葡萄糖基可能连接在 C-26 位上。在化合物 3 的 HMBC 中，可以清晰地看到 H-1″″（δ_H 4.81）与 C-26（δ_C 75.6）的远程相关信号，由此可以确定多出的一组葡萄糖基连接在母核的 C-26 位上。在化合物 3 的 NOESY 谱中，H-19 与 H-1β，H-1α 与 H-3，H-18 与 H-16 和 H-20 存在相关峰，由此可确定其相对构型与化合物 2 一致。结合 ^{1}H-^{1}H COSY、HSQC 和 HMBC 等波谱的综合解析，对化合物 3 的 ^{1}H-NMR 的全部质子信号，以及 ^{13}C-NMR 中的所有碳信号进行了详细的解析与准确归属。综合各种分析结果，化合物 3 的结构为（25*R*）26-*O*-β-D-glucopyranoside 3β,16α,26-trihydroxy-5-en-cholestan-22-one-3-*O*-α-L-rhamnopyranosyl-（1→2）-[α-L-rhamno -pyranosyl-（1→4）]-β-D-glucopyranoside。

化合物 4 为白色粉末。Molish 反应呈阳性。在 HR-ESI-MS 谱中，*m/z* 763.4255 处可见 $[M+Na]^+$ 离子峰，表明化合物 4 的分子量为 740。结合 ^{1}H-NMR、^{13}C-NMR 及 DEPT 谱等推测其分子式为 $C_{39}H_{64}O_{13}$。在化合物 4 的 ^{1}H-NMR 中显示出 4 个典型的甾体骨架甲基质子信号，分别为 δ_H 1.08（3H，d，*J*=6.7 Hz，H_3-27）、δ_H 1.47（3H，d，*J*=6.9 Hz，H_3-21）、δ_H 0.72（3H，s，H_3-18）和 δ_H 0.87（3H，s，H_3-19），以及一个双键质子信号 δ_H 5.29（1H br.d，*J*=4.7 Hz，H-6）。在低场区还可见一组葡萄糖端基质子 δ_H 4.93（1H，d，*J*=7.7 Hz，H-1′），以及一组鼠李糖端

基质子 δ_H 5.91（1H，br.s，H-1‴），另外可见杂多的甾体化合物的氢质子信号。在 ^{13}C-NMR 中，共可见 39 个碳信号，包括 27 个母核碳信号、一组葡萄糖基碳信号和一组鼠李糖碳信号。在低场区的 δ_C 140.9 和 δ_C 121.8 分别归属为 5、6 位的烯碳信号，此外 δ_C 214.7 处的碳信号归属为 22 位上的羰基碳。通过比较化合物 1 和化合物 4 的 ^{13}C-NMR 发现二者的数据极其的相似，仅在 C-16 位及周围的碳数据有所差别，推测化合物 1 与化合物 4 应该具有相同的平面的结构，其核磁数据的不同可能是由 C-16 位上羟基构型的不同而导致的。为了进一步验证我们的推论，我们对化合物 4 的 NOESY 进行分析。在化合物 4 的 NOESY 中，H-19 与 H-1β，H-1α 与 H-3，H-18 与 H-15β 和 H-20，H-15α 与 H-16 存在相关峰（图 3-8），由此可确定 16-OH 为 β 构型，其他手形位置的相对构型与化合物 1 一致。结合 ^{1}H-^{1}H COSY、HSQC 和 HMBC 等波谱的综合解析，对化合物 4 的 ^{1}H-NMR 的全部质子信号，以及 ^{13}C-NMR 中的所有碳信号进行了详细的解析与准确归属。综合各种分析结果，化合物 4 的结构为（25*R*）3β,16β,26-trihydroxy-5-en-cholestan-22-one-3-*O*-α-L-rhamnopyranosyl-（1→4）-β-D-glucopyranosid。

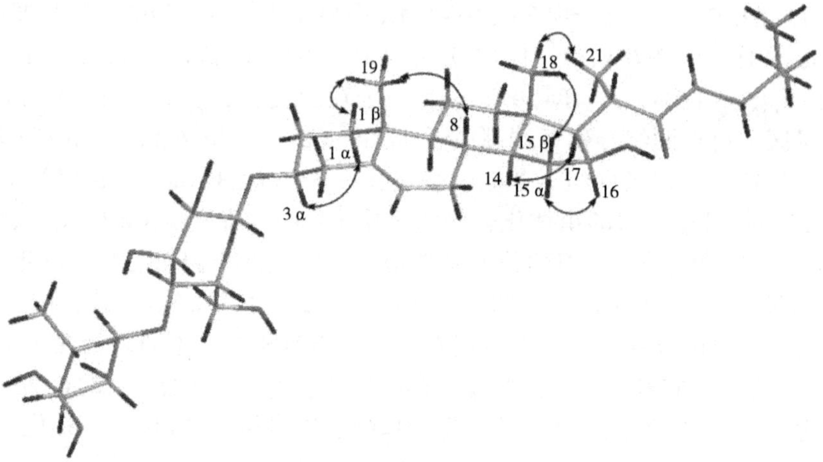

图 3-8　化合物 4 的关键 NOESY 相关

化合物 5 为白色粉末。Molish 反应呈阳性。在 HR-ESI-MS 谱中，*m/z* 909.4846 处可见 $[M+Na]^+$ 离子峰，表明化合物 5 的分子量为 886。结合 ^{1}H-NMR、^{13}C-NMR 及 DEPT 谱等推测其分子式为 $C_{45}H_{74}O_{17}$。在化合物 5 的 ^{1}H-NMR 中显示出 4 个典型的甾体骨架甲基质子信号，分别为 δ_H 1.08（3H，d，*J*=6.7 Hz，H_3-27）、δ_H 1.46（3H，d，*J*=6.9 Hz，H_3-21）、δ_H 0.72（3H，s，H_3-18）和 δ_H 1.01（3H，s，H_3-19），以及一个双键质子信号 δ_H 5.28（1H br.d，*J*=4.4 Hz，H-6）。在低场区还可见一组葡萄糖端基质子 δ_H 4.90（1H，d，*J*=7.1 Hz，H-1′），以及两组鼠李糖端基质子 δ_H 5.85（1H，br.s，H-1″）和 δ_H 6.39（1H，br.s，H-1‴），另外可见杂多的甾体化合物的氢质子信号。在 ^{13}C-NMR 中，共可见 45 个碳信号，包括 27 个母核碳信号、一组葡萄糖基碳信号和两组鼠李糖碳信号。在低场区的 δ_C 140.8 和 δ_C 121.9 分别归属为 5、6 位的烯碳信号，此外 δ_C 214.8 处的碳信号归属为 22 位上的羰基碳。通过比较化合物 4 和化合物 5 的核磁数据发现二者极其相似，不同之处在于化合物 5 比化合物 4 多出一组鼠李糖基信号。在化合

物 5 的 HMBC 中，可以清晰地看到 H-1″（δ_H 6.39）与 C-2′（δ_C78.5）信号呈远程相关，由此可以确定多出的一组鼠李糖基连接在葡萄糖基的 2′ 位上。在化合物 5 的 NOESY 谱中，H-19 与 H-1β，H-1α 与 H-3，H-18 与 H-15β 和 H-20，H-15α 与 H-16 存在相关峰，由此可确定 16-OH 为 β 构型。结合 ^{1}H-^{1}H COSY、HSQC 和 HMBC 等波谱的综合解析，对化合物 5 的 ^{1}H-NMR 的全部质子信号，以及 ^{13}C-NMR 中的所有碳信号进行了详细的解析与准确归属。综合各种分析结果，化合物 5 的结构为（25*R*）3β,16β,26-trihydroxy-5-en-cholestan-22-one-3-*O*-α-Lrhamnopyranosyl-（1→2）-[α-L- rhamnopyranosyl-（1→4）]-β-D-gluco-pyranoside。

化合物 6 为白色粉末。Molish 反应呈阳性。在 HR-ESI-MS 谱中，*m/z* 804.4138 处可见 $[M+Na]^+$ 离子峰，表明化合物 6 的分子量为 781。结合 ^{1}H-NMR、^{13}C-NMR 及 DEPT 谱等推测其分子式为 $C_{40}H_{63}NO_{14}$。在化合物 6 的 ^{1}H-NMR 中显示出 4 个甲基质子信号，分别为 δ_H 0.77（3H，s，H_3-18）、δ_H 1.02（3H，s，H_3-19）、δ_H 2.27（3H，s，H_3-21） 和 δ_H 0.73（3H，d，*J*=6.6 Hz，H_3-27），以及一个甲氧基质子信号 δ_H 3.39（3H，s，$-OCH_3$）和一个双键质子信号 δ_H 5.30（1H，br.d，*J*=5.1 Hz，H-6），另外在高场区可见杂多的氢质子信号。在 ^{13}C-NMR 中，共可见 40 个碳信号，包括两个羰基碳信号（δ_C 206.5 和 δ_C 167.4），两个烯碳信号（δ_C 140.9 和 δ_C 121.8），一个与氮和氧相连的缩醛碳信号（δ_C 97.2），以及两个糖端基碳信号（δ_C 102.7 和 δ_C 102.4）。结合 ^{1}H-NMR 和在 ^{13}C-NMR 我们可以判断化合物 6 为一个连有二糖的甾体生物碱糖苷。通过查阅文献发现化合物 6 与之前报道的化合物 16β-[（4*S*）-5-（β-D-glucopyranosyloxy）-4-methyl-1-oxopentyl]oxy]-3β-[（*O*-α-L-rhamnopyranosyl-（1 → 2）-*O*-[α-L-rhamnopyranosyl-（1 → 3）]-β-D-glucopyranosyl）oxy]-pregn-5-en-20-one 具有相同苷元，而化合物 6 中的糖链结构则与化合物 1 中的一致。在化合物 6 的 NOESY 中，H-19 与 H-1β，H-1α 与 H-3，H-18 与 H-15β 和 H-19，H-15α 与 H-16 存在相关峰（图 3-9），由此可确定 C-3 和 C-16 均为 β 构型。结合 ^{1}H-^{1}H COSY、HSQC 和 HMBC 等波谱的综合解析，对化合物 6 的 ^{1}H-NMR 的全部质子信号，以及 ^{13}C-NMR 中的所有碳信号进行了详细的解析与准确归属。综合各种分析结果，化合物 6 的结构为 3β,16β-dihydroxypregn-5- en-20-one-16-*O*-（2，5-epimino-2-methoxy-4-pentanoicacid）-ester-3-α-L-rhamnopyranosyl-（1→4）-β-D-glucopyranoside。

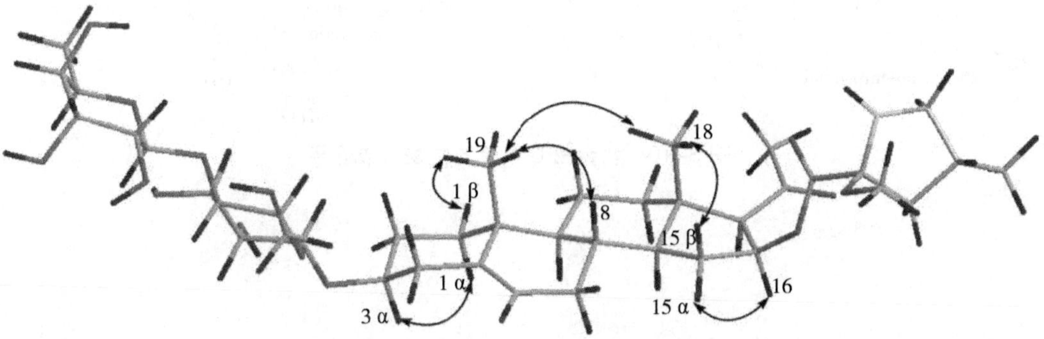

图 3-9　化合物 6 的关键 NOESY 相关

化合物7为白色粉末，根据其HR-ESI-MS谱，*m/z* 455.3144 $[M+Na]^+$（计算值为455.3137），在化合物7的 ^1H- 和 ^{13}C-NMR中发现其与化合物2的苷元部分的信号非常相似。化合物2中的C-2、C-3、C-4的 ^1H 和 ^{13}C-NMR位移与化合物7相比略有变化。通过对以上两个化合物的 ^1H-NMR和 ^{13}C-NMR对比研究发现，化合物2中的双糖信号在化合物7中不存在。通过NOESY实验发现化合物7的相对构型与化合物2一致。因此，化合物7的结构确定为（25*R*）3β,16α,26-trihydroxy-5-en-cholestan-22-one，为一个新天然产物。

通过光谱数据与文献值的比较，鉴定出了三种已知甾体，abutiloside G（8）、solaviside B（9）和tumacone B（10）。

含有2,5-epimino-2-甲氧基-4-戊酸酯甾体生物碱的天然产物先前从一些茄属植物中分离得到，如abutiloside O和solasodoside E。在此，我们简要地讨论化合物6的生物合成途径。Cycloartenol是通过去甲基化、去饱和、异构化和还原反应生成胆固醇的关键前体。cholesterol经反复羟基化、氧化、转胺等步骤转化为呋喃醇类甾体生物碱，再经生物合成途径B生成酯侧链位于16位的甾体生物碱。最后通过分子内环化和氧化反应生成2,5-epimino-2-methoxy-4-pentanoicacid ester类甾体生物碱（图3-10）。

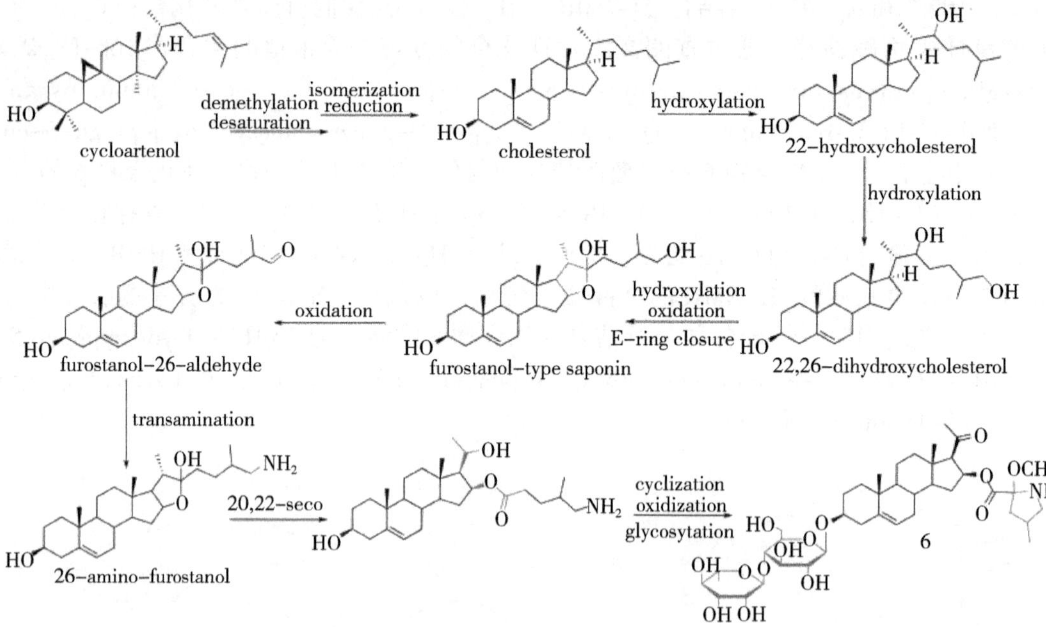

图3-10　化合物6可能的生物合成途径

实例 3　茄根中的萜类及木脂素类化合物

摘要

开展茄根的化学成分研究，从茄根中分离得到 10 个萜类和 16 个木脂素类化合物，包括一个新的三萜皂苷 Officinoterpenoside E（1）和 25 个已知化合物（2 ～ 26）。除化合物 2、13、21、22 外，其余均为首次从茄根中分离得到。通过 1D-NMR 和 2D-NMR，结合高分辨率质谱分析，确定了所有化合物的结构。采用 MTT 法考察了所有化合物对三种癌细胞株（HepG2、HeLa 和 MCF7）的细胞毒性。结果表明，化合物 1、6、20、25 和化合物 26 对 HepG2、HeLa 和 MCF7 细胞具有中等的细胞毒活性，IC_{50} 值在（16.8 ± 1.7）～（29.1 ± 1.9）μm。因此，这些萜类化合物和木脂素可能具有潜在的细胞毒生物活性，对茄植物的化学分类也有很大的价值。

前言

茄广泛分布于北非、中东和南亚，其未成熟的果实在世界各地主要用作烹饪蔬菜。在中国民间医学中，这种植物的根通常用于治疗冻疮、牙痛、脚气、便血、瘙痒。在现代药理学研究中，茄根具有多种生物活性，如抗炎、镇痛、镇静、神经保护、催眠和促进血液循环等。此外，我们的预实验研究发现茄根提取物对 HepG2、HeLa 和 MCF-7 细胞具有细胞毒活性。

茄根丰富的活性成分是其功能特性的重要组成部分。在之前的植物化学研究中，茄根的主要化学成分为生物碱、甾体、苯丙素酰胺、黄酮类及酚酸类。据我们所知，到目前为止，只有 5 种萜和 6 种木脂素从茄中分离出来。为了进一步寻找新的具有生物活性的天然产物，对茄根进行了化学成分研究。该研究分离鉴定了 10 个萜类化合物和 16 个木脂素，包括一种新的三萜皂苷 officinoterpenoside E（1）和 25 个已知化合物（2 ～ 26）（图 3-11），这对扩大茄植物化学成分的多样性起到了重要作用。它们的结构通过广泛的 1D（^{1}H，^{13}C）NMR 和 2D（HSQC，$^{1}H-^{1}H$ COSY，HMBC，NOESY）NMR 分析确定。除化合物 2、13、21、22 外，其余化合物均为首次从茄中分离得到。化合物 14 ～ 20、25、26 为 9 个新木脂素衍生物，其结构类型在茄属植物中较为少见。此外，考察了所有单体化合物对三种癌细胞的细胞毒活性，化合物 1、6、20、25、26 表现出中等的细胞毒性。因此，这些萜类化合物和木脂素可能具有潜在的生物活性，对茄的化学分类也有很大的价值。

实验部分

1. 仪器材料

以 TMS 为内标，在 Bruker DPX 400 仪器测试 1D-NMR 和 2D-NMR，使用 Waters Xevo-TOF-MS 进行高分辨率电喷雾电离质谱分析（HR-ESI-MS）。用 JASCO P-2000 旋光仪测量旋光度。采用 Waters SunFire™ C18 色谱柱（美国沃特世公司），HPLC 系统配备岛津 CBM-20A、RID 检测器和 LC-6AD 泵（日本岛津公司）。采用硅胶（200 ～ 300 目，中国青岛海洋化工股份有限公司）、ODS（50 μm，YMC，日本）和 Sephadex LH-20（瑞典 Pharmacia 公司）柱层析纯化。所有溶剂均为分析级，购于中国天津市天津福裕有限公司。硅胶板 F254 薄层色谱（德国默克公司）。

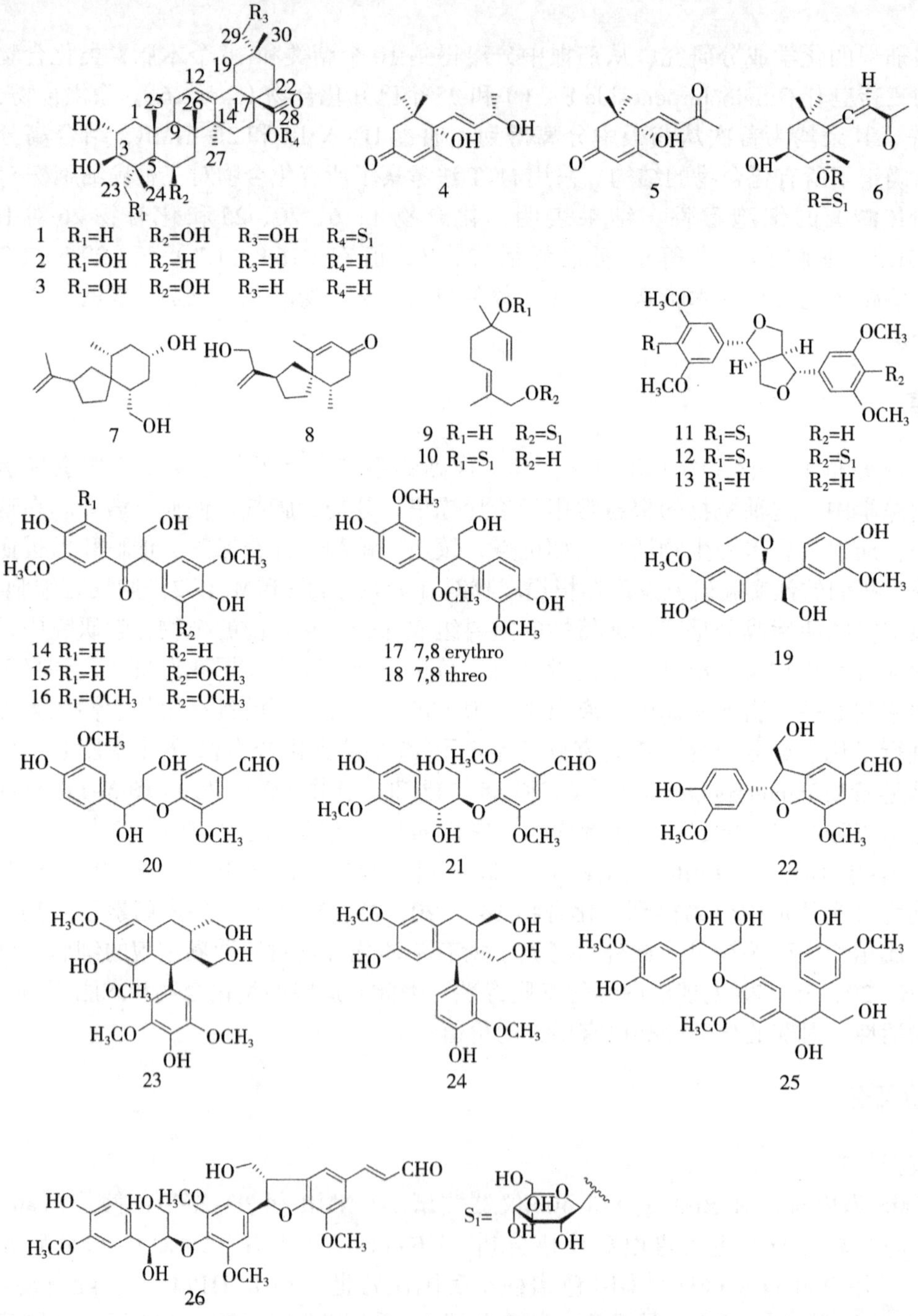

图 3-11 化合物 1 ～ 26 的化学结构

2. 植物资源

茄根采自河北省安国市，由黑龙江中医药大学樊瑞峰教授鉴定。凭证标本（编号20160918）保藏于黑龙江中医药大学。

3. 提取与分离

用70%乙醇提取茄根（12 kg），10倍量溶剂，加热回流提取3次，每次2 h。将乙醇提取物经旋转蒸发器减压浓缩，得到940 g的浸膏，浸膏加水混悬，依次用石油醚（PE）（3×4.0 L，各24 h）、乙酸乙酯（3×4.0 L，各24 h）和正丁醇（3×4.0 L，各24 h）萃取，得各萃取部位。

88 g乙酸乙酯（EtOAc）提取物经二氯甲烷－甲醇[（1 ： 0）～（0 ： 1），V/V]硅胶柱层析得到12个组分（A1～A12）和化合物13（14.3 mg）。组分A2（4.2 g）经甲醇－水[（1 ： 9）～（1 ： 0）]ODS柱层析分离得到亚组分A2A～A2H。采用Waters SunFire™ C18色谱柱（42%甲醇－水，3 mL/min）对A2D（230 mg）进行半制备高效液相色谱，得到化合物21（3.2 mg，保留时间14.4 min）、化合物22（3.8 mg，保留时间18.7 min）和化合物19（9.0 mg，保留时间19.9 min）。亚组分A2E（420 mg）用Sephadex LH-20用甲醇洗脱，51%甲醇水溶液（3 mL/min）半制备高效液相色谱法纯化，得到化合物8（8.7 mg，保留时间21.9 min）。组分A4（7.4 g）经ODS柱层析，甲醇－水[（1 ： 9）～（1 ： 0）]，得到A4A～A4J亚组分。亚组分A4B（110 mg）通过半制备高效液相色谱（20%甲醇－水，3 mL/min）纯化得到18（14.0 mg，保留时间21.3 min）。亚组分A4D（650 mg）用32%甲醇水溶液（3 mL/min）半制备高效液相色谱（HPLC）洗脱，得到化合物5（7.7 mg，保留时间14.8 min）、15（4.3 mg，保留时间16.8 min）、16（3.9 mg，保留时间18.1 min）和化合物14（12.5 mg，保留时间22.7 min）。通过半制备高效液相色谱法（39%甲醇－水，3 mL/min）从A4E亚组分（310 mg）中分离得到化合物23（6.8 mg，保留时间19.5 min）和化合物24（4.3 mg，保留时间22.8 min）。用ODS柱层析法，以甲醇－水[（1 ： 9）～（1 ： 0）]对A5（5.5 g）进行色谱分离，然后用41%甲醇在水（3 mL/min）中进行半制备高效液相色谱（HPLC）纯化，得到化合物17（8.8 mg，保留时间17.7 min）、20（5.4 mg，保留时间27.4 min）和化合物1（3.2 mg，保留时间41.3 min）。以甲醇－水[（1 ： 9）～1 ： 0）]洗脱，ODS柱层析分离A6（3.2 g），得到10个亚馏分（A6A～A6J）。亚组分A6C（89 mg）用半制备高效液相色谱（24%甲醇－水，3 mL/min）分离得到化合物4（6.5 mg，保留时间19.1 min）。亚组分A6G（175 mg）用Sephadex LH-20用甲醇洗脱，然后用51%甲醇－水（3 mL/min）中半制备高效液相色谱（HPLC）纯化，得到化合物26（2.5 mg，保留时间18.8 min）。亚组分A6H（330 mg）用Sephadex LH-20和甲醇处理得到三个亚组分（A6H1～A6H3）。通过半制备高效液相色谱（70%甲醇－水，3 mL/min）进一步纯化亚馏分A6H2（56 mg），得到化合物7（10.7 mg，保留时间13.4 min）。

用二氯甲烷－甲醇[（20 ： 1）～（0 ： 1），V/V]洗脱硅胶柱层析分离135 g正丁醇提取物，得到9个馏分（B1～B9）。B3组分（9.3 g）用甲醇－水[（1 ： 9）～（1 ： 0）]ODS柱层析，然后用29%甲醇－水溶液（3ml /min）半制备高效液相色谱法纯化，得到化合物25（5.6 mg，保留时间20.4 min）。组分B4（5.8 g）用甲醇－水[（1 ： 9）～（1 ： 0）]ODS柱层析，然后用半制备高效液相色谱（41%甲醇－水，3 mL/min）纯化，得到化合物11（9.0 mg，保留时间22.1 min）。组分B7（11.3 g）经甲醇－水[（1 ： 9）～（1 ： 0）]ODS柱层析得到9个亚组分

（B7A ～ B7I）。通过半制备高效液相色谱法（37% 甲醇 - 水，3 mL/min）进一步纯化 B7D 亚组分（250 mg），得到分别为化合物 12（3.1 mg，保留时间 14.2 min）、化合物 6（4.3 mg，保留时间 16.8 min）、化合物 8（2.7 mg，保留时间 23.1 min）和化合物 9（2.3 mg，保留时间 24.0 min）。将亚馏分 B7H（650 mg）应用于半制备高效液相色谱，用 74% 甲醇 - 水（3 mL/min）洗脱，得到化合物 3（2.8 mg，保留时间 31.2 min）和化合物 2（27.8 mg，保留时间 42.5 min）。

Officinoterpenoside E（1）：白色无定型粉末；比旋度 $[\alpha]^{22}$ 6.0，（c = 0.1，甲醇）；*m/z* 689.3869 $[M+Na]^+$（计算值 $C_{36}H_{58}NaO_{11}$，*m/z* 689.3877）。

4. 化合物 1 的酸水解及 GC 分析

用 1 mol/L HCl（1 mL）加热回流水解 Officinoterpenoside E（1.0 mg）3 h，冷却后，用乙酸乙酯萃取 3 次（5 mL）。水层中和后溶于无水吡啶（5 mL）中，用 l - 半胱氨酸甲酯盐酸盐（1.5 mg）处理。混合物在 60 ℃下搅拌 1 h，然后加入 150 mL 的 HMDS-TMCS（六甲基二氮杂环硅 - 三甲基氯硅烷，3 ：1），在 60 ℃下再搅拌 30 min。上清离心后，用 N_2 浓缩。将残渣在三氯甲烷和水之间分配，并用 GC-MS 分析三氯甲烷层。Officinoterpenoside E（1）中的 D - 葡萄糖的绝对构型以标准 D - 葡萄糖相同的保留时间（16.4 min）来确定。

结果与讨论

化合物 1 为白色粉末。Molish 反应呈阳性。在 HR-ESI-MS 谱中，*m/z* 684.4342 处可见 $[M+NH_4]^+$ 离子峰，表明化合物 1 的分子量为 666。结合 ^{1}H-NMR、^{13}C-NMR 及 DEPT 谱等推测其分子式为 $C_{36}H_{58}O_{11}$。在化合物 1 的 ^{1}H-NMR 中显示出 6 个甲基质子信号，分别为 δ_H 1.07（3H，s，H-23）、δ_H 1.17（3H，s，H-24）、δ_H 1.36（3H，s，H-25）、δ_H 1.07（3H，s，H-26）、δ_H 1.14（3H，s，H-27）和 δ_H 0.93（3H，s，H-30）；一个双键质子信号 δ_H 5.31（1H，t，*J*=3.4 Hz，H-12），以及一个糖端基质子信号 δ_H 5.37（1H，d，*J*=8.0 Hz，H-1′）。在 ^{13}C-NMR 中，共可见 36 个碳信号，包括 30 个母核碳信号和一组葡萄糖基碳信号。在低场区的 δ_C 124.0 和 δ_C 144.2 分别归属为 12、13 位的烯碳信号，δ_C 178.0 为 C-28 位上的酯羰基碳信号；此外还有四个连氧碳信号：δ_C 69.6（C-2），δ_C 84.7（C-3），δ_C 68.7（C-6）和 δ_C 74.3（C-29），以及一个葡萄糖端基碳信号 δ_C 95.8（C-1′），根据以上信息可确定化合物 1 为齐墩果酸型三萜皂苷。

通过对比文献发现化合物 1 的核磁数据与已知化合物 Officinoterpenoside C 相似，不同之处在于化合物 1 的 C-6 位向低场移动至 δ_C 68.7，而 C-24 位向高场移动至 δ_C 18.8，通过以上信息判断化合物 1 的 C-6 位引入了羟基，而 C-24 为一甲基连接在 C-4 位上。为了进一步证实以上推论，我们对化合物 1 的 HMBC 进行了分析，在化合物 1 的 HMBC 中，可以看到以下相关信息：H-6 与 C-4；H-23 与 C-3，C-4，C-5；H-24 与 C-3，C-4，C-5；H-1′ 与 C-28（图 3-12），由此可以确定上述推论。在化合物 1 的 NOESY 谱中，H-25β 与 H-2β 和 H-24β、H-23α 与 H-3α，H-5α 和 H-6α 存在相关峰，表明 C-2 位上的羟基为 α 构型，C-3 和 C-6 位上的羟基为 β 构型（图 3-12）。葡萄糖基的相对构型通过端基质子的偶合常数（*J*=8.0 Hz）可确定为 β 构型，绝对构型通过 GC-MS 确定为 D 构型。结合 ^{1}H-^{1}H COSY、HSQC 和 HMBC 等波谱的综合解析，对化合物 1 的 ^{1}H-NMR 的全部质子信号，以及 ^{13}C-NMR 中的所有碳信号进行了详细的解析与准确归属。综合各种分析结果，化合物 1 的结构为 2α,3β,6β,29-tetrahydroxyolean-

12-en-28-oic acid-28-*O*-β-D- glucopyranosyl ester。

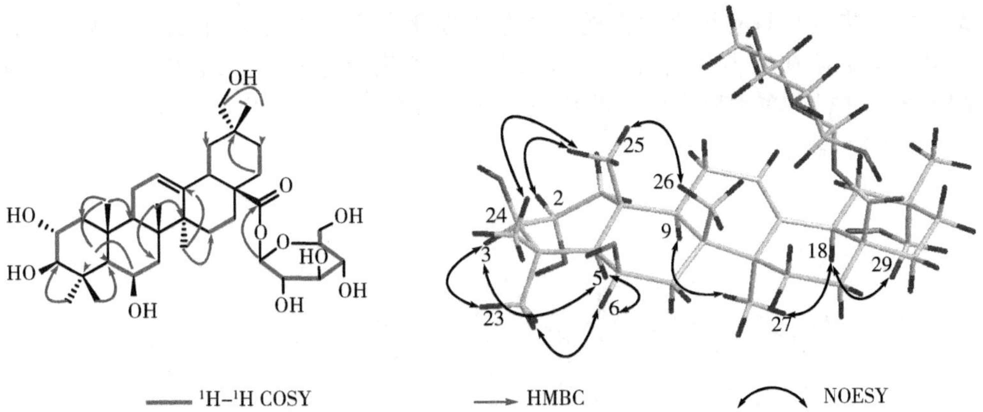

图 3-12　化合物 1 的 1H-1H COSY 及关键的 HMBC 和 NOESY 信号

综上所述，我们对茄根的化学成分进行了研究。结果分离鉴定了 10 个萜和 16 个木脂素，包括一个新的三萜皂苷—— Officinoterpenoside E（1）和 25 个已知化合物（2 ～ 26）。除化合物 2、13、21、22 外，其余化合物均为首次从茄根中分离得到。此外，我们还在体外研究了其对三种人肿瘤细胞系（HepG2，HeLa 和 MCF-7）的细胞毒性。结果表明，化合物 1、6、20、25 和化合物 26 对 HepG2、HeLa 和 MCF-7 细胞表现出中等的细胞毒性，IC_{50} 值在（16.8 ± 1.7）～（29.1 ± 1.9）μmol/L。因此，我们认为该植物是萜类和木脂素类化合物的重要来源，具有进一步研究其他生物活性的价值。

实例 4　基于生物活性导向发现茄根中具有抗炎活性的木脂素酰胺类成分

摘要

通过生物分析指导分离，从茄根中分离出 3 个新的木脂胺类化合物，茄酰胺 E ～ G（1 ～ 3）和 14 个已知类似物（4 ～ 17）。通过 1D-NMR 和 2D-NMR 实验，并将其光谱和物理数据与发表的文献值进行比较，确定了所有分离化合物的化学结构。研究了这些分离化合物对脂多糖（LPS）诱导巨噬细胞 RAW 264.7 产生一氧化氮（NO）的抑制活性。化合物 1 ～ 7 和化合物 10 对 NO 生成具有一定的抑制作用，IC_{50} 值为（10.6 ± 2.3）～（33.7 ± 2.7）μmol/L。

前言

茄科在全球热带和亚热带气候下被广泛栽培。该植物的未成熟果实常被世界各地作为蔬菜食用，其根在中医中被广泛用作治疗冻疮、脚气、牙痛、瘙痒等疾病的药材。此前对茄根的植物化学研究已经分离出木脂胺、苯丙素酰胺、甾体、木脂素和萜类化合物。在这些化学成分中，木脂素酰胺是该植物根部的主要化学成分，具有许多有趣的生物学特性，如抗炎、抗氧化和抗肿瘤活性等。在我们前期研究中发现，茄根提取物在体外具有显著的抗炎活性。因此，为了进一步寻找具有抗炎活性的木脂胺类新化合物，我们对茄根提取物进行了生物活性导向分离。结果从茄根中分离出 3 个新的木脂胺类化合物（1 ～ 3）和 14 个已知的类似物（4 ～ 17）（图 3-13）。在本研究中，我们报道了这些化合物的分离和结构鉴定及其对一氧化氮（NO）产物的抑制活性。

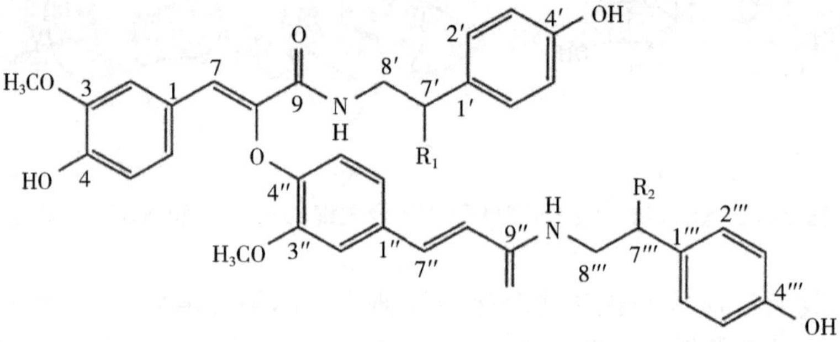

1	R_1=OH	R_2=OH
2	R_1=OH	R_2=OCH_3
3	R_1=OCH_3	R_2=OH

图 3-13　化合物 1 ～ 3 的化学结构

实验部分

1. 仪器材料

旋光度用 JASCO P-2000 仪器测定。NMR 采用 Bruker DPX 400（^{1}H-NMR 400 MHz，^{13}C-NMR 100 MHz）。高分辨质谱采用 Waters Xevo-TOF-MS 进行了电喷雾电离质谱（HR-ESI-MS）分析。半制备高效液相色谱采用 Waters XBridge^{TM}Prep C18（250 mm × 10 mm，5 μm）色谱柱（美国沃特世公司），HPLC 体系配备岛津 CBM-20A、RID 检测器和 LC-6AD 泵（日本岛津公司）。柱层析采用硅胶（100 ～ 120 目和 200 ～ 300 目，中国青岛海洋化工股份有限公司）、ODS（50 μm，德国默克公司）和 Sephadex LH-20（瑞典 Pharmacia 公司）。采用 GF_{254} 薄层色谱法（TLC），用 10% 硫酸 - 乙酸试剂喷涂板，120 ℃加热 5 min 进行斑点检测。

2. 植物资源

茄根采自河北省安国市，由黑龙江中医药大学樊瑞峰教授鉴定。凭证标本（编号 20160918）保藏于黑龙江中医药大学。

3. 提取与分离

以茄根（12 kg）为原料，用 70% 乙醇水溶液回流提取 3 次（每次 120 L，3 h），减压蒸发得到粗提物（A，940 g），A 的一部分（930 g）加水后混悬（4.0 L），依次用石油醚（PE）（3 × 4.0 L）、乙酸乙酯（EtOAc）（3 × 4.0 L）和正丁醇（n-BuOH）（3 × 4.0 L）进行萃取。将石油醚层、乙酸乙酯层和正丁醇层萃取液减压干燥，分别得到石油醚层（B，28 g）、乙酸乙酯层（C，88 g）和正丁醇层（D，310 g）。将剩余的水层真空干燥，得到水层（E，490 g）。用脂多糖（LPS）诱导 RAW 264.7 细胞系，评估馏分（A ～ E）对一氧化氮（NO）产生的抑制活性，结果显示 C 组分活性最强，用于后续的化学成分研究。

C 部分（80 g）经二氯甲烷 – 甲醇 [（1 ： 0）～（0 ： 1），V/V] 硅胶柱层析，得到 12 个馏分（C1 ～ C12）。组分 C3 采用甲醇 – 水 [（1 ： 9）～（1 ： 0）]ODS 柱层析分离，得到 C3A ～ C3H 亚组分。将亚组分 C3E 应用于 Waters XBridge™Prep C18 色谱柱（48% 甲醇 – 水，3 mL/min）的半制备型高效液相色谱，得到化合物 6（2.0 mg，保留时间 13.7 min）、化合物 7（19.1 mg，保留时间 15.7 min）、化合物 12（6.7 mg，保留时间 19.4 min）和化合物 9（21.7 mg，保留时间 23.4 min）。C5 组分经甲醇 – 水 [（1 ： 9）～（1 ： 0）]ODS 柱层析得到 C5A ～ C5J 亚组分。通过半制备高效液相色谱法（44% 甲醇 – 水，3 mL/min）纯化 C5E 亚组分，得到化合物 13（3.7 mg，保留时间 17.3 min）和化合物 8（13.6 mg，保留时间 19.2 min）。C6 馏分经 ODS 柱层析，甲醇 – 水 [（1 ： 9）～（1 ： 0）] 洗脱，得到 10 个亚馏分（C6A ～ C6J）。用半制备高效液相色谱法（36% 甲醇 – 水，3 mL/min）分离亚组分 C6C，得到化合物 10（12.6 mg，保留时间 22.1 min）和化合物 17（5.9 mg，保留时间 26.4 min）。用半制备高效液相色谱法（41% 甲醇 – 水，3 mL/min）纯化 C6D 亚组分，得到化合物 16（2.9 mg，保留时间 16.9 min）、化合物 11（17.9 mg，保留时间 17.9 min）、化合物 14（4.8 mg，保留时间 19.6 min）和化合物 15（1.9 mg，保留时间 22.8 min）。用 Sephadex LH–20 对 C6G 亚组分进行分离，然后用 60% 甲醇 – 水（3 mL/min）半制备高效液相色谱法纯化，得到化合物 5（2.1 mg，保留时间 18.9 min）和化合物 4（20.0 mg，保留时间 24.4 min）。C10 馏分采用 ODS 柱层析，甲醇 – 水 [（1 ： 9）～（1 ： 0）]，得到 C10A ～ C10I 9 个馏分。亚组分 C10D 用 Sephadex LH–20 和甲醇洗脱得到 9 个亚组分（C10D1 ～ C10D9）。通过半制备高效液相色谱法（43% 甲醇 – 水，3 mL/min）分离亚组分（C10D6），得到化合物 2（5.9 mg，保留时间 19.5 min）和化合物 3（1.3 mg，保留时间 26.4 min）。亚组分 C10D8 通过半制备高效液相色谱法（44% 甲醇 – 水，3 mL/min）纯化得到化合物 1（6.1 mg，保留时间 27.5 min）。

茄酰胺 E（1），白色无定型粉末；比旋度 $[\alpha]^{22}$ –1.46，（c = 0.41，甲醇），UV（甲醇）：λmax 223.0 nm、292.9 nm、319.1 nm，HR–ESI–MS *m/z* 679.2267 $[M + Na]^+$（计算值 $C_{36}H_{36}N_2O_{10}Na$，*m/z* 679.2268）。

茄酰胺 F（2），白色无定型粉末；比旋度 $[\alpha]^{22}$ +21.5，（c = 0.39，甲醇），UV（甲醇）：λmax 224.0 nm、294.1 nm、319.1 nm，HR–ESI–MS *m/z* 693.2425 $[M + Na]^+$（计算值 $C_{37}H_{38}N_2O_{10}Na$，*m/z* 693.2424）。

茄酰胺 G（3），白色无定型粉末；比旋度 $[\alpha]^{22}$ –17.5，（c = 0.08，甲醇），UV（甲醇）：λmax 223.2 nm、293.2 nm、319.0 nm，HR–ESI–MS *m/z* 693.2429 $[M + Na]^+$（计算值 $C_{37}H_{38}N_2O_{10}Na$，*m/z* 693.2424）。

4. 细胞培养和细胞活力测定

RAW 264.7 细胞（小鼠巨噬细胞）（来自上海生物科学研究院）在 DMEM 中培养。培养基中添加 10% 胎牛血清和抗生素（100 单位 /mL 青霉素和 100 μg/mL 链霉素），在 37 ℃含 5%

CO_2 的环境中培养。用 MTT 法检测培养细胞的细胞活力。将 RAW 264.7 细胞接种在 96 孔的塑料板上，用 1 ～ 80 μmol/L 来自茄根的样品（化合物 1 ～ 17）处理。处理 24 h 后，孔中加入 MTT（5 mg/mL）试剂，37 ℃孵育 4 h，去除上清液，用 100 μL DMSO 溶解残液。用酶标仪在 570 nm 处读取每个孔的吸光度。

5. NO 抑制试验

RAW 264.7 细胞（1×10^5 细胞，100 μL）接种到 96 孔的微孔板上，培养 24 h，然后在含不同浓度的被测化合物的无血清培养基上用 LPS（1.0 μg/mL）诱导。处理 24 h 后，将培养基上清转移到另一个 96 孔微孔板上，分别加入 0.15% N-（1 萘基）乙二胺（H_2O）和 1.5% 磺胺（7.5% 磷酸）50 μL。孵育 30 min 后，用酶标仪在 570 nm 处测量每个孔的吸光度。

结果与讨论

化合物 1 为白色无定型粉末。其 UV（甲醇）在 223.0 nm、292.9 nm、319.1 nm 处出现最大吸收，提示分子中含有苯环等不饱和共轭体系。在 HR-ESI-MS 谱中，*m/z* 679.2267 处可见 $[M+Na]^+$ 离子峰，表明化合物 1 的分子量为 656。结合 ^1H-NMR、^{13}C-NMR 及 DEPT 谱等推测其分子式为 $C_{36}H_{36}N_2O_{10}$，计算其不饱和度为 20。在化合物 1 的 ^1H-NMR 中，δ_H 7.28（1H，d，*J*=1.8 Hz，H-2）、6.72（1H，d，*J*=8.2 Hz，H-5）、7.05（1H，dd，*J*=8.2，1.8 Hz，H-6）、7.25（1H，d，*J*=2.2 Hz，H-2″）、6.71（1H，d，*J*=8.4 Hz，H-5″）和 δ_H 7.02（1H，dd，*J*=8.4，2.2 Hz，H-6″）处可分别观察到两组苯环 ABX 偶合系统的特征信号。在 δ_H 7.01（2H，d，*J*=8.5 Hz，H-2′，6′）、6.64（2H，d，*J*=8.5 Hz，H-3′，5′）、7.46（2H，d，*J*=8.5 Hz，H-2‴，6‴）和 δ_H 6.76（2H，d，*J*=8.5 Hz，H-3‴，5‴）处可观察到两组对位取代苯环的特征性质子信号；δ_H 7.46（1H，d，*J*=15.6 Hz，H-7″）和 δ_H 7.46（1H，d，*J*=15.6 Hz，H-8″）为一组反式双键上的烯烃质子；δ_H 7.25（1H，s）归属为 H-7 位不饱和烯烃质子；δ_H 4.59（1H，t，*J*=6.1 Hz，H-7′）和 δ_H 4.71（1H，dd，*J*=7.8，4.9 Hz，H-7‴）为两个连氧次甲基质子信号，另外 δ_H 3.65（3H，s）和 δ_H 3.95（3H，s）为两组甲氧基质子信号。通过以上信息可推断化合物 1 为木脂素酰胺类化合物。在化合物 1 的 ^{13}C-NMR 中亦能明显地观察到两组三取代苯环的芳香碳信号（δ_C 125.4、δ_C 113.8、δ_C 149.0、δ_C 149.8、δ_C 116.3、δ_C 126.3）和（δ_C 132.0、δ_C 112.5、δ_C 150.6、δ_C 147.4、δ_C 115.5、δ_C 122.4）；两组对位取代苯环的碳信号（δ_C 134.2、δ_C 128.4 × 2、δ_C 116.1 × 2、δ_C 158.0）和（δ_C 134.7、δ_C 128.5 × 2、δ_C 116.1 × 2、δ_C 158.1）；同时在 δ_C 169.0、δ_C 165.6 处能观察到两个酰胺羰基碳信号；在 δ_C 47.7 和 δ_C 48.3 处能观察到两个亚甲基碳信号，以及在 δ_C 73.0 和 δ_C 73.4 处的两个氧代次甲基碳信号。δ_C 56.1 和 δ_C 56.5 可归属为两个甲氧基碳信号。通过文献对比发现，化合物 1 与 Cannabisin F 结构非常相似，主要的区别在于化合物 1 中缺少两个亚甲基信号，而多出两个氧代次甲基信号，推测 7′ 和 7‴ 位被羟基取代。在化合物 1 的 HMBC 中，可以看到以下远程相关信号：H-7′ 与 C-2′（C-6′）、H_2-8′ 与 C-1′ 和 C-9、H-7‴ 与 C-2‴（C-6‴）、H_2-8‴ 与 C-1‴ 和 C-9″（图 3-14），由此可以确定上述推断的正确性。结合 ^1H-^1H COSY、HSQC 和 HMBC 等波谱的综合解析，对化合物 1 的 ^1H-NMR 的全部质子信号，以及 ^{13}C-NMR 中的所有碳信号进行了详细的解析与准确归属。综合各种分析结果，我们可以得出化合物 1 的结构，经 Scifinder 数据库检

索确定其为新化合物，命名为 Melongenamide E。

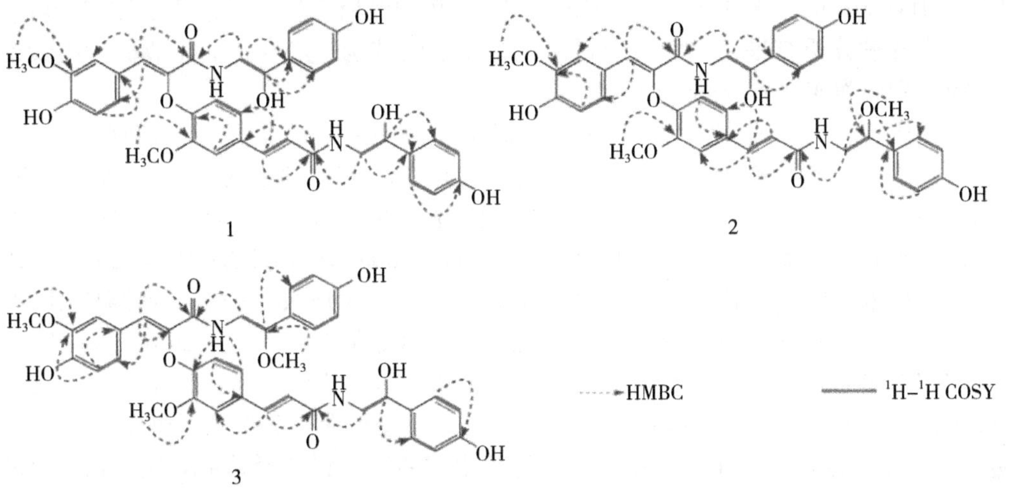

图 3–14　化合物 1 ～ 3 的 ^{1}H–^{1}H COSY 及关键的 HMBC 相关

化合物 2 为白色无定型粉末。其 UV（甲醇）在 224.0 nm、294.1 nm、319.1 nm 处出现最大吸收，提示分子中含有苯环等不饱和共轭体系。在 HR–ESI–MS 谱中，*m/z* 693.2425 处可见 $[M+Na]^+$ 离子峰，表明化合物 2 的分子量为 670。结合 ^{1}H–NMR、^{13}C–NMR 及 DEPT 谱等推测其分子式为 $C_{37}H_{38}N_2O_{10}$，计算其不饱和度为 20。在化合物 2 的 ^{1}H–NMR 和 ^{3}C–NMR 中能明显观察到两组连氧次甲基氢碳信号，分别为 δ_H 4.59（1H，t，*J*=6.2 Hz，H–7′）和 δ_C 73.0（C–7′）、δ_H 4.24（1H，dd，*J*=8.4，4.5 Hz，H–7‴）和 δ_C 83.2（C–7‴）。通过与化合物 1 比较发现，化合物 2 的 C–7‴ 向低场移动至 δ_C 83.2，且在 δ_H 3.20（3H，s）和 δ_C 56.8 多出一组甲氧基碳氢信号，推测化合物 2 的 C–7‴ 位上的羟基被甲氧基取代。在化合物 2 的 HMBC 中，可以清晰地看到 7‴–OCH_3（δ_H 3.20）与 C–7‴（δ_C 56.8）信号呈远程相关，由此可以确定多出的一组甲氧基连接在 C–7‴ 位上。结合 ^{1}H–^{1}H COSY、HSQC 和 HMBC 等波谱的综合解析，对化合物 2 的 ^{1}H–NMR 的全部质子信号，以及 ^{13}C–NMR 中的所有碳信号进行了详细解析与准确归属。综合各种分析结果，我们可以得出化合物 2 的结构，经 Scifinder 数据库检索确定其为新化合物，命名为 Melongenamide F。

化合物 3 为白色无定型粉末。其 UV（甲醇）在 223.2 nm、293.2 nm、319.1 nm 处出现最大吸收，提示分子中含有苯环等不饱和共轭体系。在 HR–ESI–MS 谱中，*m/z* 693.2429 处可见 $[M+Na]^+$ 离子峰，表明化合物 3 的分子量为 670。结合 ^{1}H–NMR、^{13}C–NMR 及 DEPT 谱等推测其分子式为 $C_{37}H_{38}N_2O_{10}$，计算其不饱和度为 20。在化合物 3 的 ^{1}H–NMR 和 ^{3}C–NMR 中能明显观察到两组连氧次甲基氢碳信号，分别为 δ_H 4.08（1H，dd，*J*=7.4，5.0 Hz，H–7′）和 δ_C 82.9（C–7′）、δ_H 4.71（1H，dd，*J*=7.7，4.7Hz，H–7‴）和 δ_C 73.3（C–7‴）。通过与化合物 1 比较发现，化合物 3 的 C–7′ 向低场移动至 δ_C 82.9，且在 δ_H 3.06（3H，s）和 δ_C 56.6 多出一组甲氧基碳氢信号，推测化合物 3 的 C–7′ 位上的羟基被甲氧基取代。在化合物 3 的 HMBC 中，可

以清晰地看到 7′-OCH_3（δ_H 3.06）与 C-7‴（δ_C 56.6）信号呈远程相关，由此可以确定多出的一组甲氧基连接在 C-7′ 位上。结合 ^{1}H-^{1}H COSY、HSQC 和 HMBC 等波谱的综合解析，对化合物 3 的 ^{1}H-NMR 的全部质子信号，以及 ^{13}C-NMR 中的所有碳信号进行了详细的解析与准确归属。综合各种分析结果，我们可以得出化合物 3 的结构，经 Scifinder 数据库检索确定其为新化合物，命名为 Melongenamide G。

一氧化氮（NO）是一种在炎症发病机制中起关键作用的信号分子，抑制 NO 释放可能对治疗炎症性疾病有治疗作用。单体化合物（1 ～ 17）对 LPS 刺激的 RAW 264.7 细胞产生 NO 的抑制作用进行了测试。首先通过 MTT 法测定细胞活力，以确定 NO 产生的抑制是否由于这些测试化合物的细胞毒性。所有单体化合物在浓度为 80.0 μmol/L 时对 RAW 264.7 细胞均无细胞毒作用。结果表明，化合物 1 ～ 7 和化合物 10 对 NO 生成具有一定的抑制作用，IC_{50} 值为（10.6 ± 2.3）～（33.7 ± 2.7）μmol/L，其他化合物的 IC_{50} 值为弱活性（＞ 40 μmol/L）。由于活性化合物的数量有限，本文对木脂素酰胺类化合物初步的构效关系进行了讨论。化合物 1 的活性优于化合物 4，表明化合物 C-7′ 和 C-7″ 上的羟基可能是其抗炎活性的一部分。化合物 2 和化合物 3 的 IC_{50} 均高于 1，这可能是由 C-7′ 和 C-7‴ 位置的羟基被取代所致。总的来说，反式苯丙素酰胺（6 ～ 7，9 ～ 12）的活性优于顺式苯丙素酰胺（13 ～ 17）。

实例 5　茄根中的化学成分及潜在的抗炎活性研究

摘要

从茄根的乙醇提取物中分离得到 3 个新化合物（1 ～ 3），另有 27 个已知化合物（4 ～ 30）。根据 1D-NMR 和 2D-NMR 数据，结合质谱（HR-MS）对所有化合物的化学结构进行了鉴定。此外，利用脂多糖（LPS）诱导的 RAW 264.7 细胞模型，通过测定体外抑制一氧化氮（NO）产生的活性进一步评估其潜在的抗炎活性。化合物 12 和化合物 21 表现出一定的抑制作用，其 IC_{50} 值分别为 32.8 μmol/L 和 20.2 μmol/L。

前言

茄根是茄的干燥根茎基部，是民间常见的中药。它具有清热、止血、祛风、祛湿等多种药理作用。传统上它被用于治疗冻疮、脚气、痢疾、风湿热等。众所周知，茄在世界范围内广泛种植，其果实被作为公共蔬菜食用。然而，每年果实收获时，大量的茄根部被丢弃，造成了严重的资源浪费。近年来，越来越多的研究者关注茄根的生物活性，尤其是在抗炎方面。为了进一步探索茄根的抗炎化学成分，对其进行了系统的植物化学研究。从茄根乙醇提取物中分离得到 30 个化合物，其中 3 个为新化合物（1 ～ 3），27 个已知化合物（4 ～ 30）（图 3-15），最后研究了各单体化合物对脂多糖（LPS）诱导 RAW 264.7 细胞产生一氧化氮（NO）的抗炎活性。

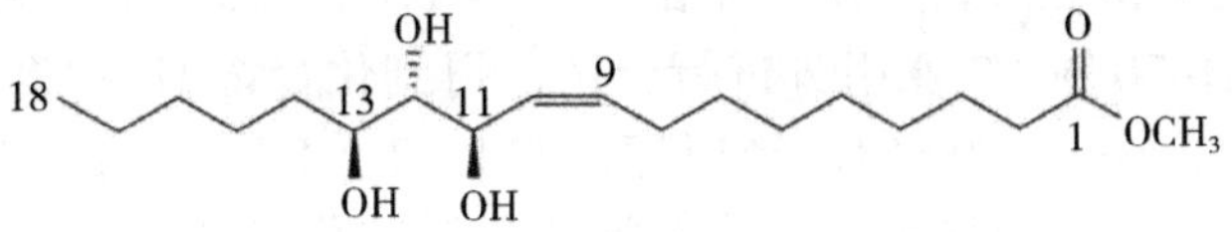

1

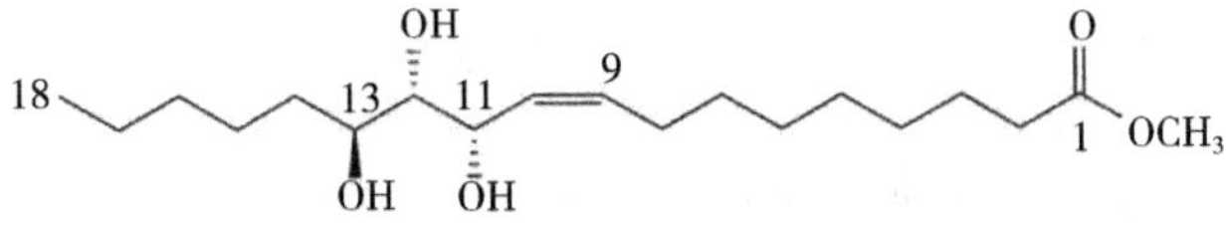

2

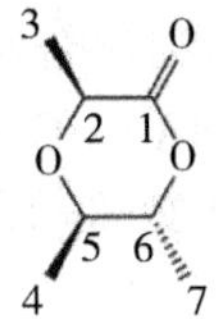

3

图 3-15　化合物 1 ～ 3 的化学结构

实验部分

1. 仪器材料

HR-ESI-MS 采用 Waters Xevo-TOF-MS 分析（美国沃特世公司）。在 Bruker DPX 400 仪器（德国布鲁克公司）上获得核磁共振谱。高效液相色谱柱采用 Waters XBridge™ Prep C18（美国沃特世公司），HPLC 系统配备岛津 CBM-20A，RID 检测器和 LC-6AD 泵（日本岛津公司）。柱层析采用 100 ～ 120 目和 200 ～ 300 目硅胶（中国青岛海洋化工有限公司）、ODS（日本 YMC 公司）和 Sephadex LH-20（德国默克公司）。所有溶剂均为分析级（中国天津富裕股份有限公司）。

2. 植物资源

茄根采自河北省安国市，由黑龙江中医药大学樊瑞峰教授鉴定。凭证标本（编号 20160918）保藏于黑龙江中医药大学。

3. 提取与分离

将茄根（20 kg）用 70% 乙醇回流提取 3 次（每次 2 h），提取液经旋转蒸发仪回收溶剂得到浸膏（1503 g）。采用 MCI 色谱柱，经 30%、60%、80% 甲醇连续洗脱进行初步分离。得到 30% 甲醇馏分（A，597 g）、60% 甲醇馏分（B，403 g）和 80% 甲醇馏分（C，171 g）。

组分 B（200 g）经硅胶柱层析 [二氯甲烷 - 甲醇（1 ：0）～（0 ：1），V/V] 得到 9 个组分 B1 ～ B9。B3 组分以甲醇 - 水 [（2 ：8）～（1 ：0）]ODS 柱层析分离得到 B3A ～ B3H。将亚组分 B3C 采用半制备高效液相色谱分离，得到化合物 7（9.9 mg）、化合物 8（2.5 mg）、化合物 12（10.8 mg）和化合物 13（1.7 mg）。亚组分 B3D 采用半制备高效液相色谱分离，得到化合物 9（6.8 mg）、化合物 10（2.3 mg）和化合物 25（30.1 mg）。组分 B4 经甲醇 - 水 [（1 ：9）～（1 ：0）]ODS 柱层析分离得到 B4A ～ B4F。亚组分 B4B 采用半制备高效液相色谱分离，得到化合物 11（2.7 mg）、化合物 14（1.4 mg）、化合物 16（3.3 mg）和化合物 26（15.5 mg）。将亚组分 B4C 采用半制备高效液相色谱分离，得到化合物 5（6.5 mg）、化合物 6（5.2 mg）、化合物 15（5.0 mg）、化合物 17（3.3 mg）和化合物 19（3.4 mg）。亚组分 B5 采用半制备高效液相色谱分离，得到化合物 4（15 mg）、化合物 27（9.8 mg）、化合物 28（12.2 mg）、化合物 29（12.3 mg）和化合物 30（15.0 mg）。

组分 C（150 g）经硅胶柱层析[二氯甲烷 - 甲醇，（1 ：0）～（0 ：1），V/V]得到 7 个组分 C1 ～ C7。用 Sephadex LH-20 对 C2 亚组分进行分离，得到化合物 18（1.8 mg）、化合物 23（19.6 mg）和化合物 24（25.9 mg）。组分 C4 经甲醇 - 水[（2 ：8）～（1 ：0）]ODS 柱层析分离得到 C4A ～ C4I。亚组分 C4D 通过半制备高效液相色谱纯化得到化合物 21（2.0 mg）和化合物 22（520 mg）。用 Sephadex LH-20（MeOH）对 C4E 进行分离，得到化合物 20（1.1 mg）。

（*Z*）-11b，12a，13b-trihydroxy-9-octadecenoic acid methyl ester（1）：白色无定型粉末。HR-ESI-MS *m/z* 345.2637 $[M + H]^+$（计算值 $C_{19}H_{37}O_5$，*m/z* 345.2641）。

（*Z*）-11a，12a，13b-trihydroxy-9- octadecenoic acid methyl ester（2）：白色无定型粉末。HR-ESI-MS *m/z* 345.2639 $[M + H]^+$（计算值 $C_{19}H_{37}O_5$，*m/z* 345.2641）。

Melongenalactone A（3）：白色无定型粉末。HR-ESI-MS *m/z* 162.1128 $[M + NH_4]^+$（计算值 $C_7H_{16}NO_3$，*m/z* 162.1130）。

4. 抗炎抑制活性

RAW 264.7 细胞（1×10^5）在 96 孔微孔板中培养 24 小时，然后加入浓度为 1.0 μg/mL 的 LPS。然后，将不同浓度的化合物 1 ～ 30 溶解在无血清培养基中，接种到被测试的 96 孔中。处理 24 h 后，将上清液转移至 0.15% N-（1- 萘基）乙二胺和 1.5% 磺胺 50 μL 的 7.5% 磷酸中。孵育 30 min 后，用酶标仪在 570 nm 处测量吸光度。

结果与讨论

化合物 1 为白色无定型粉末。在 HR-ESI-MS 谱中，*m/z* 345.2637 处可见 $[M+H]^+$ 离子峰，表明化合物 1 的分子量为 344。结合 ^{1}H-NMR、^{13}C-NMR 及 DEPT 谱等推测其分子式为 $C_{19}H_{36}O_5$。在化合物 1 的 ^{1}H-NMR 低场区可见一组顺式烯烃质子信号：δ_H 5.72（1H，dt，*J*=11.0，7.4 Hz，H-9）和 δ_H 6.16（1H，dd，*J*=11.0，8.8 Hz，H-10）；三个连氧次甲基质子信号：δ_H 5.28（1H，dd，*J*=8.8，5.6 Hz，H-11）、δ_H 4.17（1H，dd，*J*=7.2，5.6 Hz，H-12）和 δ_H 4.24（1H，ddd，*J*=9.5，7.2，2.2 Hz，H-13）；高场区可见一组甲基质子信号：δ_H 0.75（3H，d，*J*=7.2 Hz，H_3-18），以及信号重叠严重的亚甲基质子信号。在化合物 1 的 ^{13}C-NMR 中亦能明显地观察到一组烯碳信号：δ_C 132.7（C-9）和 δ_C 131.9（C-10）；三个连氧碳信号：δ_C 70.2（C-11）、δ_C 78.0（C-12）和 δ_C 73.7（C-13）；一个酯羰基碳信号：δ_C 173.9（C-1）；一个甲基碳信号：δ_C 14.2（C-18）；一个甲氧基碳信号：δ_C 51.2（$-OCH_3$）；以及 11 个亚甲基碳信号。在化合物 1 的 HMBC 中，可以清晰地看到 δ_H 3.59 与 C-1（δ_C 173.9）信号呈远程相关，由此可以确定甲氧基连接在 C-1 位上。结合 HSQC、^{1}H-^{1}H COSY 和 HMBC 等波谱的综合解析，推测化合物 1 的平面结构为（*Z*）-11,12,13-trihydroxy-9-octadecenoic acid methyl ester。为了进一步确定上述结构的正确性，我们对化合物 1 进行二级质谱分析，在 ESI-MS 中，*m/z* 343 处可见 $[M-H]^-$ 离子峰，*m/z* 311 处可见 $[M-OCH_3-H]^-$ 离子峰，以及 *m/z* 183 处可见 $[M-C_8H_{16}O_3-H]^-$ 离子峰，由此可以确定上述结构的正确性。化合物 1 中 C-11、C-12、C-13 位上羟基的相对构型可通过 C-12 位上质子的偶合常数来确定，H-12 与 H-11 和 H-13 的偶合常数分别为 5.6 Hz 和 7.2 Hz，由此可确定 12 位羟基取向与 11 位和 13 位相反。结合 ^{1}H-^{1}H COSY、HSQC 和 HMBC 等波谱技术对化合物 1 的 ^{1}H-NMR 的全部质子信号，以及 ^{13}C-NMR 中的所有碳信号

进行了详细的解析与准确归属。综合各种分析结果，化合物 1 的结构为（Z）$-11\beta,12\alpha,13\beta-$trihydroxy-9-octadecenoic acid methyl ester，经 Scifinder 数据库检索确定其为新化合物，命名为茄根十八碳烯酸酯 A。

化合物 2 为白色无定型粉末。在 HR-ESI-MS 谱中，m/z 345.2639 处可见 $[M+H]^+$ 离子峰，表明化合物 2 的分子量为 344。结合 ^1H-NMR、^{13}C-NMR 及 DEPT 谱等推测其分子式为 $C_{19}H_{36}O_5$。在化合物 2 的 ^1H-NMR 低场区可见一组顺式烯烃质子信号：δ_H 5.59（1H，dt，J=10.9，7.3 Hz，H-9）和 δ_H 6.20（1H，dd，J=10.9，9.0 Hz，H-10）；三个连氧次甲基质子信号：δ_H 5.36（1H，dd，J=9.0，2.5 Hz，H-11）、δ_H 3.96（1H，dd，J=6.7，2.5 Hz，H-12）和 δ_H 4.30（1H，ddd，J=9.1，6.7，2.5 Hz，H-13）；高场区可见一组甲基质子信号：δ_H 0.76（3H，d，J=7.0 Hz，H_3-18），以及信号重叠严重的亚甲基质子信号。在化合物 2 的 ^{13}C-NMR 中亦能明显地观察到一组烯碳信号：δ_C 132.8（C-9）和 δ_C 131.3（C-10）；三个连氧碳信号：δ_C 67.7（C-11）、δ_C 78.7（C-12）和 δ_C 72.3（C-13）；一个酯羰基碳信号：δ_C 173.9（C-1）；一个甲基碳信号：δ_C 14.2（C-18）；一个甲氧基碳信号：δ_C 51.2（$-OCH_3$）；以及 11 个亚甲基碳信号。通过比较发现化合物 1 与化合物 2 核磁数据非常相似，仅在 C-11、C-12、C-13 存在变化，推测是由所连接羟基的构型不同而导致的，通过 H-11、H-12、H-13 的偶合常数 [（J=9.0，2.5 Hz，H-11）（J=6.7，2.5 Hz，H-12）（J=9.1，6.7，2.5 Hz，H-13）] 可以判断出 C-11 位的羟基与 C-12 位的羟基取向相同，而与 C-13 位的羟基取向相反，其余信号与化合物 1 基本一致。结合 $^1H-^1H$ COSY、HSQC 和 HMBC 等波谱的综合解析，对化合物 2 的 ^1H-NMR 的全部质子信号，以及 ^{13}C-NMR 中的所有碳信号进行了详细的解析与准确归属。综合各种分析结果，化合物 2 的结构为（Z）$-11\alpha,12\alpha,13\beta-$trihydroxy-9-octadecenoic acid methyl ester，经 Scifinder 数据库检索确定其为新化合物，命名为茄根十八碳烯酸酯 B。

化合物 3 为白色无定型粉末。在 HR-ESI-MS 谱中，m/z 167.0699 处可见 $[M+NH_4]^+$ 离子峰，表明化合物 3 的分子量为 144。结合 ^1H-NMR、^{13}C-NMR 及 DEPT 谱等推测其分子式为 $C_7H_{12}O_3$。在化合物 3 的 ^1H-NMR 中可见三组甲基质子信号：δ_H 1.41（3H，d，J=7.2 Hz，H_3-3），δ_H 1.17（3H，d，J=6.0 Hz，H_3-4），δ_H 1.24（3H，d，J=6.6 Hz，H_3-7），三个氧代次甲基质子信号：δ_H 4.27（1H，q，J=7.2 Hz，H-2），δ_H 4.83（1H，dq，J=6.0，4.8 Hz，H-5），δ_H 3.76（1H，dq，J=6.6，4.8 Hz，H-6）。在化合物 3 的 ^{13}C-NMR 中可观察到一个酯羰基碳信号：δ_C 175.9，三个氧代次甲基碳信号：δ_C 68.1，δ 70.0，δ 75.9，以及三个甲基碳信号：δ_C 20.6，δ 19.0，δ 16.1。在 $^1H-^1H$ COSY 谱中可观察到两组自旋偶合体系，分别为 H-2/H-3 和 H_3-4/H-5/H-6/H_3-7，表明化合物 3 中具有 -（CH_3CH）- 和 -（$CHCH_3$）CH（$CHCH_3$）- 两个结构片段。在化合物 3 的 HMBC 中可见 H-6 与 C-1 存在相关信号，说明 C-1 与 C-6 通过酯键相连。通过以上信息可确定化合物 3 为一个具有六元内酯醚的天然存在的新骨架成分。在化合物 3 的 NOESY 谱中，可见 H_3-3β 与 H_3-4β 相关，H-5α 与 H_3-7α 相关。结合 $^1H-^1H$ COSY、HSQC 和 HMBC 等波谱的综合解析，对化合物 3 的 ^1H-NMR 的全部质子信号，以及 ^{13}C-NMR 中的所有碳信号进行了详细的解析与准确归属。综合各种分析结果，我们可以得出化合物 3 的结构，经 Scifinder 数据库检索确定其为新化合物，命名为 Melongenalactone A。

一氧化氮（NO）作为相关靶点，在炎症发病机制中起着关键作用。结果表明，化合物 9、

12、21 和化合物 28 对 NO 生成具有不同程度的抑制活性，其他化合物均无抑制活性（IC_{50} 值 > 80 μmol/L）。其中化合物 12 和 21 的 IC_{50} 值分别为 32.8 μmol/L 和 20.2 μmol/L，表现出较强的活性。由于化学结构的显著差异和活性化合物的数量有限，仅推测了主要的构效关系。与化合物 22 ～ 24 相比，化合物 21 表现出更好的活性，表明 C-3 的葡萄糖苷是潜在的影响因素。化合物 12 的 IC_{50} 值较高，这可能与其特殊的小分子结构有关，包括苯环和醛基。

实例 6　茄根中 1 个新的苯丙素类化合物及抗炎活性研究

摘要

从茄根乙醇提取物中分离得到 15 个苯丙素类化合物，其中新化合物为茄木脂素 A（1），以及 14 个已知化合物（2 ～ 15）。通过 1D NMR 和 2D NMR 和 HR-MS 数据确定了它们的化学结构。通过测定各单体化合物对脂多糖（LPS）诱导的一氧化氮（NO）产生的抑制作用，评价其抗炎活性。化合物 2、4 和化合物 5 表现出一定的抗炎活性，IC_{50} 值分别为 28.7 μmol/L、24.4 μmol/L 和 32.6 μmol/L。

前言

茄广泛分布在世界各地，在中国不同地区栽培的龙葵属植物有 40 种，14 个变种。茄根作为一种中药，广泛用于治疗冻疮、风湿热证、牙痛等。药理研究表明，龙葵具有抗氧化、抗炎、抗肿瘤等活性。此前对龙葵属植物的化学研究已鉴定出 100 多种化合物，包括黄酮、甾体、苯丙素酰胺、生物碱等。其中生物碱有 30 多种，也是主要的活性成分。为了进一步发现具有抗炎活性的苯丙素，本研究对茄根的 70% 乙醇提取物进行了植物化学研究，结果从茄根中分离得到 1 个新的苯丙素类化合物茄木脂素 A（1），以及 14 个已知化合物（2 ～ 15），所有化合物均首次从该植物中分离得到。

实验部分

1. 仪器材料

采用 Bruker DPX 400 仪器（德国布鲁克公司）测试核磁共振波谱，在 JASCO P-2000 仪器（日本 JASCO 公司）上测定旋光度，在 Waters Xevo-TOF-MS（美国沃特世公司）上测试 HR-ESI-MS 数据。半制备高效液相色谱采用 Waters XBridge™ Prep C18 色谱柱（250 mm × 10 mm，5 μm）（美国沃特世公司），HPLC 体系采用岛津 BM-20A、RID 检测器和 LC-6AD 泵（日本岛津公司）。柱层析使用 100 ～ 120 目和 200 ～ 300 目硅胶（中国青岛海洋化工有限公司）、ODS（日本 YMC 公司）和 Sephadex LH-20（德国默克公司）。所有溶剂均为分析级（中国天津富裕股份有限公司）。

2. 植物资源

茄根采自河北省安国市，由黑龙江中医药大学樊瑞峰教授鉴定。凭证标本（编号

20160918）保藏于黑龙江中医药大学。

3. 提取与分离

将茄根（20 kg）用 70% 乙醇回流提取 3 次（每次 2 h），提取液经旋转蒸发器回收溶剂得到浸膏（1503 g）。采用 MCI 色谱柱，经 30%、60%、80% 甲醇连续洗脱进行初步分离。得到 30% 甲醇馏分（A，597 g）、60% 甲醇馏分（B，403 g）和 80% 甲醇馏分（C，171 g）。

组分 B（200 g）经硅胶柱层析 [二氯甲烷 – 甲醇（1 ：0）～（0 ：1），V/V] 得到 9 个组分 B1 ～ B9。组分 B2 采用甲醇 – 水 [（2 ：8）～（1 ：0）]ODS 柱层析分离得到 B2A ～ B2K 亚组分。将亚组分 B2F 采用高效液相色谱分离，分别得到化合物 1（1.5 mg）、化合物 5（14.3 mg）、化合物 6（3.7 mg）、化合物 13（4.2 mg）和化合物 15（1.4 mg）。通过半制备高效液相色谱法纯化 B3，得到化合物 14（8.4 mg）。采用半制备高效液相色谱法分离 B4 组分，得到化合物 2（3.7 mg）、化合物 3（5.3 mg）、化合物 10（3.0 mg）和化合物 11（8.8 mg）。

组分 C（150 g）经硅胶柱层析 [二氯甲烷 – 甲醇（1 ：0）～（0 ：1），V/V] 得到 7 个组分 C1 ～ C7。组分 C2 用 Sephadex LH–20 和甲醇洗脱得到十个亚馏分 C2A ～ C2J。通过半制备高效液相色谱纯化 C2D 组分，得到化合物 4（2.9 mg）、化合物 7（17.9 mg）、化合物 8（4.0 mg）和化合物 9（1.9 mg）。亚组分 C2F 经 Sephadex LH–20（甲醇）柱色谱及半制备高效液相色谱纯化，得到化合物 7（2.6 mg）和化合物 12（6.9 mg）。

茄木脂素 A（1）：白色无定型粉末；比旋度 $[\alpha]^{21}$ +7.5，（c = 1.2，甲醇）；IR（溴化钾）最大波长 2935 cm^{-1}、1754 cm^{-1}、1425 cm^{-1}、1308 cm^{-1}、1240 cm^{-1}、1017 cm^{-1}；HR–ESI–MS *m/z* 319.1152 $[M+Na]^+$（计算值 $C_{15}H_{20}O_6Na$，319.1152）。

结果与讨论

化合物 1 为白色无定型粉末。HR–ESI–MS 在 *m/z* 319.1152 给出 $[M+Na]^+$ 离子峰，在化合物 ^1H–NMR 谱中，δ_H 6.61（2 H，s，2，6）出给出一组 1，3，4，5 四取代芳香质子信号，两对氧化亚甲基质子信号 [δ_H 4.14（1H，dd，J = 12.6，4.2 Hz，H–1′a）和 δ_H 4.02（1H，dd，J = 12.6，8.4 Hz，H–1′b），δ_H 4.00（1H，dd，J = 11.4，3.0 Hz，H–9a）和 δ_H 3.83（1H，overlaped，H–9b）]，以及四组亚甲基质子信号 [δ_H 4.59（1H，d，J = 7.8 Hz，H–7），δ_H 2.97（1H，m，H–8），δ_H 3.17（1H，m，H–2）和 δ_H 4.93（1H，d，J = 5.4 Hz，H–3"）]。此外，在 δ_H 3.83（6H，s，3，5–OCH_3）和 δ_H 3.42（3H，s，3′–OCH_3）上存在 3 个甲氧基。^{13}C–NMR 和 HSQC 光谱结合显示出 15 个碳信号，包括一组 1,3,4,5- 四取代苯环 [（δ_C 133.1，C–1）（δ_C 104.6，C–2 和 C–6）（δ_C 149.3，C–3 和 C–5）（δ_C 136.3，C–4）]，4 个亚甲基碳 [（δ_C 87.3，C–7）（δ_C 54.1，C–8）（δ_C 51.9，C–2′）（δ_C 106.1，C–3′）] 和 3 个甲氧基，以及一个亚甲基碳信号。在化合物的 ^1H–^1H COSY 和 HMBC 谱中可以看到 δ_H 3.83（3，5–OCH_3）与 C–3 和 C–5 有相关，δ_H 3.8（3′–OCH_3）与 C–3′ 有相关，证实了 C–3、C–5 和 C–3′ 上分别链接有甲氧基。通过与参考文献比较，确定 H–7 为 β 构型。δ_H 3.17 和 4.59 在 NOE 谱中有相关表明 H–2′ 为 β 构型，δ_H 4.02 和 δ_H 2.97、δ_H 4.59 和 δ_H 4.14 有相关表明 H–8 为 α 构型，δ_H 4.93 和 δ_H 3.83 有相关表明 H–3′ 为 β 构型。由此可确定茄木脂素 A（1）的化学结构如图 3–16 所示。

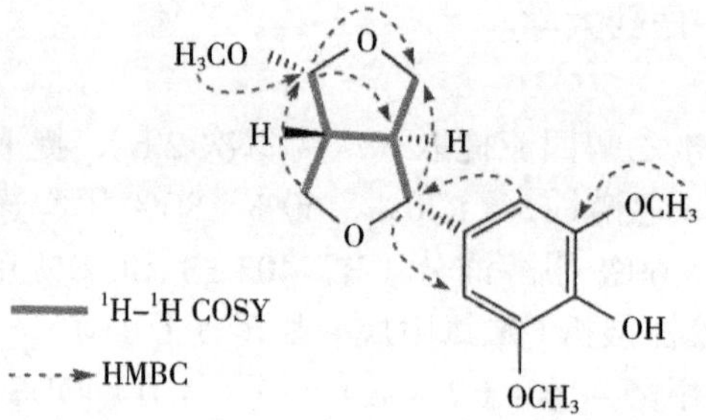

1

图 3-16　化合物 1 的 $^{1}H-^{1}H$ COSY 及关键的 HMBC 相关

通过测定其对 LPS 诱导的 RAW 264.7 细胞产生 NO 的抑制作用，评价其抗炎活性。RAW 264.7 细胞（1×10^{5} 细胞，100 μL）在 96 孔微孔板中培养 24 h，加入 LPS（1.0 μg/mL），以及无血清培养基，不同浓度的化合物 1 ～ 15。处理 24 h 后，上清转移到另一个 96 孔微孔板上，加入 0.15% N-（1-萘基）乙二胺和 1.5% 磺胺，加入 7.5% 磷酸（50 μL）。孵育 30 min 后，用酶标仪在 570 nm 处测量吸光度。抑制 NO 生成的活性结果表明，化合物 1、化合物 2 ～ 8、化合物 10 ～ 11 和化合物 13 对 NO 生成表现出不同程度的抑制活性，其他化合物无活性（IC_{50} 值 > 80 μmol/L）。其中化合物 2、4 和化合物 5 的 IC_{50} 值分别为 28.7 μmol/L、24.4 μmol/L 和 32.6 μmol/L，表现出较好的活性。

实例 7　百两金根中具有细胞毒活性的 13,28 环氧桥型齐墩果烷三萜皂苷

摘要

从百两金根中分离得到 3 个新的 13,28 环氧桥型齐墩果烷三萜皂苷，百两金皂苷 D ～ F（1 ～ 3），以及 4 个已知的类似物（4 ～ 7）。化合物 1 ～ 7 的结构通过 1D-NMR 和 2D-NMR 实验及高分辨质谱确定。百两金皂苷 D ～ F（1 ～ 3）是紫金牛属植物中三萜皂苷元 C-3 直接相连的单糖为非阿拉伯吡喃糖的第一个例子。在本研究中，我们评估了所有化合物对三种癌细胞（HeLa，HepG2 和 U87 MG）的体外细胞毒性。结果表明，化合物 1、4 和化合物 6 对 HeLa 细胞和 U87 MG 细胞具有明显的细胞毒活性，IC_{50} 值为（2.2 ± 0.6）～（9.5 ± 1.8）μmol/L。目前的研究表明，百两金可能是一种潜在的天然抗肿瘤药物来源，三萜皂苷可能与其细胞毒性有关。

前言

百两金广泛分布于世界亚热带和热带地区，长期以来，其根主要作为传统药物使用。在以往的植物化学研究中，百两金的化学成分主要为皂苷类、异香豆素类、多肽类、醌类和烷

基酚类。从紫金牛属植物的根中分离到丰富的三萜皂苷。例如，从朱砂根和百两金中分别分离到新的三萜皂苷 Ardisicrenosides A–B 和 Ardisiacrispins A–B。植物化学研究表明，三萜皂苷是紫金牛属植物的主要成分，同时具有显著的细胞毒活性。从化学多样性和生物活性的角度来看，已报道的三萜皂苷类化合物具有重要的研究价值。百两金作为民族药，用于治疗咽喉肿痛、湿热黄疸、瘀伤。以往对该植物的药理研究表明其具有抗肿瘤、抗炎、抑制血管生成等作用，但其化学成分报道较少。为了发现更多潜在的具有细胞毒活性的三萜皂苷，本研究对百两金根提取物进行了系统的化学成分研究。

实验部分

1. 仪器材料

旋光度在 JASCO P–2000 仪器上进行测量。以四甲基硅烷为内标，甲醇 -d_4 为溶剂，采用 Bruker DPX 400 测试 1D–NMR 和 2D–NMR 谱。HR–ESI–MS 实验使用 Thermo Fisher QE Focus 光谱仪进行。半制备高效液相色谱在岛津 LC–16D 仪器上进行，采用 RID–20A 示差检测器，高效液相色谱柱（250 mm × 10 mm，5 μm，Waters SunFire）。柱层析使用硅胶（200 ～ 300 目，中国）、十八烷基键合硅胶（ODS）（50 μm，德国默克公司）。

2. 植物资源

百两金根采自贵州凯里，由贵州中医药大学魏升华教授鉴定。凭证标本（编号 20190502）保藏于贵州中医药大学。

3. 提取与分离

用 70% 乙醇回流提取 7.0 kg 百两金根。滤液在旋转蒸发器（EYELA，N–1300 型）上减压浓缩，得到粗提物 1900 g。粗提物依次用石油醚、乙酸乙酯和正丁醇进行萃取，得到正丁醇提取物（360.0 g）。正丁醇部位（290 g）采用硅胶柱层析，二氯甲烷 – 甲醇 [（1 ∶ 0）～（0 ∶ 1）] 梯度洗脱，得到化合物 5（56.3 g）和 9 个主要组分（Fr. A ～ Fr. I）。组分 G（12.0 g）在 ODS 色谱柱上，以甲醇 – 水 [（1 ∶ 9）～（1 ∶ 0）] 为流动相，得到亚组分 G1 ～ G7。亚组分 G5（870 mg）采用半制备高效液相色谱（甲醇 – 水，71 ∶ 29；流速 3 mL/min）得到化合物 7（9.2 mg，保留时间 16.5 min）、化合物 1（3.4 mg，保留时间 18.8 min）和化合物 3（4.2 mg，保留时间 21.5 min）。亚组分 G6（620 mg）采用半制备高效液相色谱（甲醇 – 水，78 ∶ 22，流速 3 mL/min）得到化合物 4（11.0 mg，保留时间 15.4 min）、化合物 2（3.8 mg，保留时间 18.7 min）和化合物 6（13.0 mg，保留时间 21.6 min）。

百两金皂苷 D（1）：白色无定型粉末；比旋度 $[\alpha]^{27}$ –26，（c = 0.1，甲醇）；HR–ESI–MS *m/z* 805.4317 $[M + Na]^+$（计算值 $C_{41}H_{66}O_{14}Na$，*m/z* 805.4344）。

百两金皂苷 E（2）：白色无定型粉末；比旋度 $[\alpha]^{27}$ –8，（c = 0.05，甲醇）；HR–ESI–MS *m/z* 821.4628 $[M + Na]^+$（计算值 $C_{42}H_{70}O_{14}Na$，*m/z* 821.4657）。

百两金皂苷 F（3）：白色无定型粉末；比旋度 $[\alpha]^{27}$ +4，（c = 0.05，甲醇）；HR–ESI–MS *m/z* 789.4367 $[M + Na]^+$（计算值 $C_{41}H_{66}O_{13}Na$，*m/z* 789.4395）。

4. 化合物 1 ～ 3 的酸水解

化合物 1 ～ 3（各 1 mg）分别用 1 当量的盐酸（1 mL）加热回流 4 h。冷却后，反应液采用乙酸乙酯萃取。水溶液部位减压回收后加入1-（三甲基硅基）咪唑和吡啶（1 mL）溶解，60 ℃保存5 min。溶液干燥后，残渣经水分散，采用三氯甲烷萃取。之后采用气相色谱检测器、火焰离子化检测器（FID）对三氯甲烷层进行分析，探测器温度：280 ℃，注射温度：250 ℃，DB-5毛细管柱（30 m × 0.25 mm × 0.25 μm），柱温：100 ℃。通过与原糖保留时间的比较，测定糖组分的绝对构型（D-木糖：15.56 min，L-阿拉伯糖：16.40 min，D-葡萄糖：18.31 min）。

5. 细胞毒活性

采用MTT法考察化合物（1～7）对三种人癌细胞系HeLa（人宫颈癌细胞）、HepG2（人肝癌细胞）和U87 MG（人胶质母细胞瘤细胞）的细胞毒活性。所有细胞在添加10%胎牛血清和抗生素的DMEM中培养，在37 ℃含5% CO_2的环境中培养。将100 μL贴壁细胞按最佳细胞密度（1×10^5个/孔）接种于96孔细胞培养板的每孔，并使其贴壁12 h。以顺铂（Sigma，＞99%）为阳性对照，用不同浓度的化合物处理48 h后，根据细胞活力测定各化合物的IC_{50}值。

结果与讨论

化合物1为白色粉末，HR-ESI-MS在*m/z* 805.4317处可观察到$[M+Na]^+$离子峰，结合1D-NMR和DEPT-135°谱推测化合物1的分子量为782，分子式为$C_{41}H_{66}O_{14}$。在化合物1中的^{1}H-NMR中，高场可见6组甲基质子氢信号：δ_H 0.99（3H，s，H-23），δ_H 0.78（3H，s，H-24），δ_H 0.91（3H，s，H-25），δ_H 1.08（3H，s，H-26），δ_H 1.40（3H，s，H-27），δ_H 0.92（3H，s，H-29）；两个连氧亚甲基质子信号：δ_H 3.55（1H，d，J = 11.1 Hz，H-30a）和δ_H 3.55（1H，d，J = 11.1 Hz，H-30b）；两个糖端基质子氢信号：δ_H 5.23（1H，brs，H-1′），δ_H 4.44（1H，d，J = 7.8 Hz，H-1″）。在^{13}C-NMR可见41个碳信号，母核碳信号有30个，两组糖基碳信号分别为呋喃型糖基碳信号和葡萄糖基碳信号。在低场中存在一个羰基碳信号δ_C 181.0（C-28）及其余四个连氧碳信号δ_C 89.4（C-3）、δ_C 95.0（C-13）、δ_C 73.3（C-16）、δ_C 66.5（C-30）；一个呋喃糖端基碳信号δ_C 110.2（C-1′）；一个葡萄糖端基碳信号δ_C 104.2（C-1″）。综上所述，可确定化合物1为三萜皂苷，结构类型是齐墩果酸型五环三萜皂苷（图3-17）。文献调研发现，化合物1的苷元数据与朱砂根皂苷A的苷元数据较为相似，其主要区别在于13,28氧桥结构中，化合物1的28位化学位移值为δ_C 181.0，为典型的羰基碳信号，而非文献中朱砂根皂苷A的δ_C 77.5（C-7）。两个糖的连接位置通过HMBC谱进行确定，H-1′（δ_H 5.23，1H，brs）与苷元骨架的C-3（δ_C 89.4）存在相关，H-1″（δ_H 4.44，1H，d，J = 7.8 Hz）与C-2′（δ_C 89.6）存在相关（图3-18）。将两组糖基数据与文献进行对比，确定两种糖分别为α-阿拉伯呋喃糖和β-葡萄糖，通过GC-MS确定两种糖的绝对构型分别为L和D。在NOESY谱中能够观察到H_3-23α/H-3α，H-5α；H-5α/H-9α；H-9α/H_3-27α；H_3-24β/H_3-25β，H_3-25β/H_3-26β；H-18β/H-16β，H-30β相关峰（图3-19）。结构鉴定为3β,16α,30-trihydroxyolean-13β,28-olide-3-O-β-D-glucopyranosyl-（1→2）-α-L-arabinofuranose。根据以上结果综合分析，将化合物的1D-NMR数据进行详细归属，确定化合物1的结构，命名为百两金皂苷D。

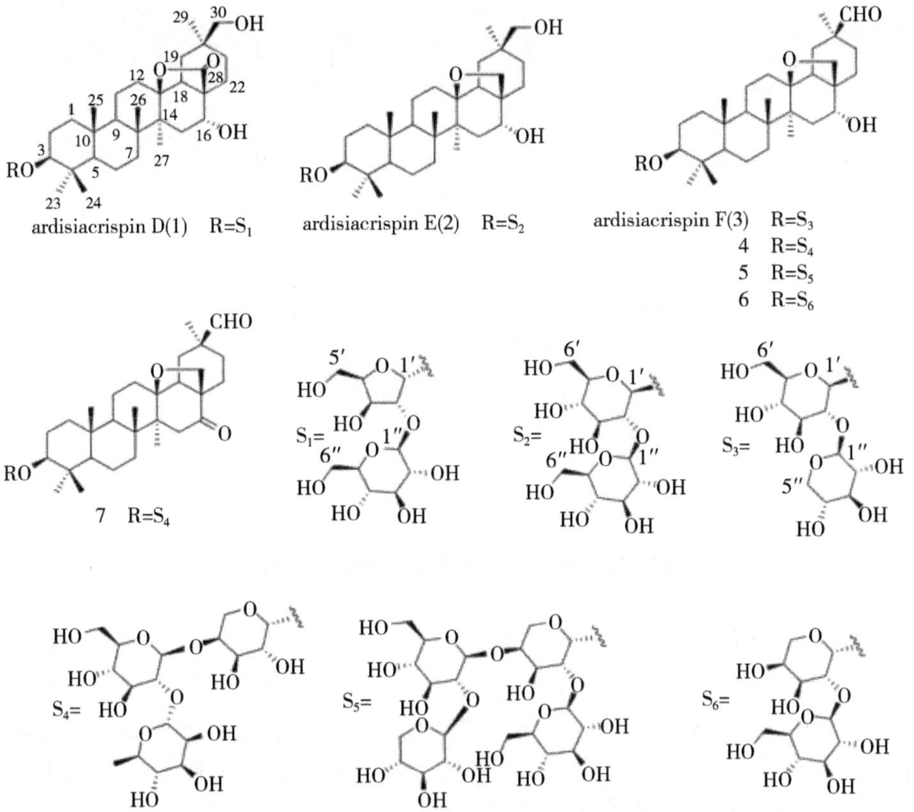

图 3-17　化合物 1 ～ 7 的化学结构

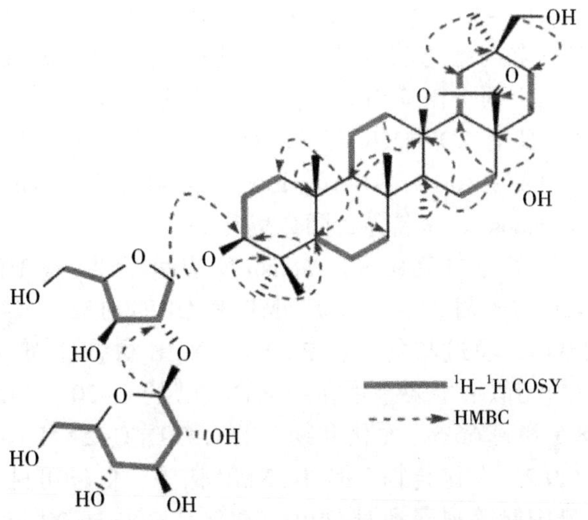

图 3-18　化合物 1 的 ^{1}H–^{1}H COSY 及关键的 HMBC 相关

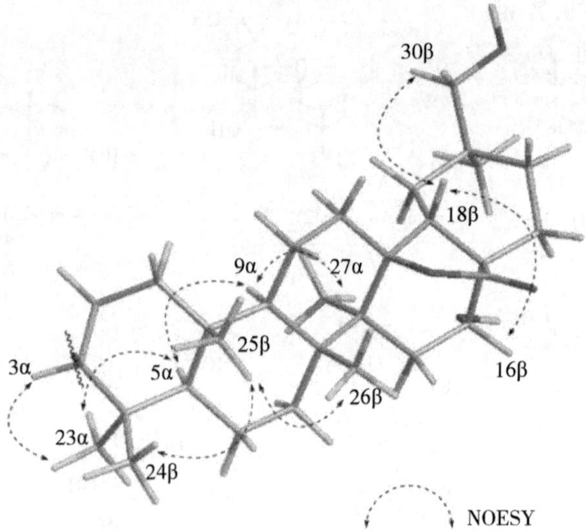

图 3-19 化合物 1 的关键的 NOESY 相关

观察化合物 2 的物理状态，其性状为白色粉末，Molish 反应呈阳性，说明其为苷类化合物，HR-ESI-MS 谱可见化合物 2 的 *m/z* 821.4628$[M+Na]^+$ 离子峰，结合 1D-NMR 和 DEPT-135° 谱推测化合物 2 的分子量为 798，分子式为 $C_{42}H_{70}O_{14}$。利用文献调研将化合物 2 的碳氢数据与文献中已知化合物进行比对发现，化合物 2 的苷元部分与朱砂根皂苷 B 的相似。在化合物2的 ^{1}H-NMR谱中，低场区存在两个糖端基质子氢信号：δ_H4.65(1H, d, J = 7.7 Hz, H-1″), δ_H4.39（1H，d，J = 7.8 Hz，H-1′），在 HSQC 谱中分别与 δ_C104.6 和 δ_C105.9 存在相关峰，说明化合物 2 中存在两个糖。在 HMBC 谱中能够观察到 H-1′（δ_H 4.39，1H，d，J = 7.8 Hz）与 C-3（δ_C 91.3）存在相关峰，H-1″（δ_H 4.39，1H，d，J = 7.8 Hz）与 C-2′ 存在相关峰，表明糖基与苷元 C-3 位相连，末端糖与前端糖 C-2′ 相连。通过两个糖的端基氢质子信号偶合常数（J = 7.7 Hz、7.8 Hz）确定两个糖均为 β- 葡萄糖。通过 NOESY 确定化合物 2 相对构型，结果与化合物 1 一致，结合所有 2D-NMR 谱图，对化合物的 1D-NMR 数据进行详细解析归属，最终确定化合物 2 结构为 3β,16α,30-trihydroxyolean-13β,28-epoxy-3-O-β-D-glucopyranosyl-（1 → 2）-β-D-glucopyranose。命名为百两金皂苷 E。

化合物 3 的物理状态为白色粉末，Molish 反应呈阳性，。HR-ESI-MS 谱可见化合物 3 的 *m/z* 789.4367$[M+Na]^+$ 离子峰，结合 1D-NMR 和 DEPT-135° 谱推测化合物 3 的分子量为 766，分子式为 $C_{41}H_{66}O_{13}$。通过与化合物 2 的 ^{13}C-NMR 数据比对发现，化合物 3 苷元结构的 ^{13}C-NMR 数据与其较为相似，主要差距在于化合物 2 的 C-20、C-29 和 C-30 位的化学位移值分别为 δ_C 36.9、δ_C 28.5 和 δ_C 66.5，而化合物 3 的 C-20、C-29 和 C-30 位的化学位移值分别为 δ_C49.2、δ_C24.3 和 δ_C209.2。在化合物 3 的 ^{1}H-NMR 谱中，低场可见一醛基质子氢信号：δ_H9.40（1H，s）。在 HMBC 谱中能够观察到 H-29/H-30 与 C-20，H-29 与 C-19、C-21、C-30 存在相关峰，因此可以确定化合物 3 的 C-30 为醛基。化合物 3 酸水解产物通过 GC 分析，确定糖基

部分为D-葡萄糖和D-木糖，通过两个糖端基质子δ_H4.40(1H, d, J = 7.0 Hz)和δ_H4.65(1H, d, J = 7.7 Hz)偶合常数均大于7 Hz确定去构型均为β。在HMBC谱中能够观察到H-1′与C-3，H-1″与C-1″与C-2′存在远程相关。且化合物3的糖基部分与已知化合物majonoside-R_2糖基部分相似。通过NOESY确定化合物3相对构型，结果与化合物2一致，结合所有2D-NMR，对化合物3的1D-NMR谱的全部碳氢信号进行了详细解析和归属。最后，化合物3结构鉴定为3β,16α,30-trihydroxyolean-13β,28-epoxy-3-O-β-D-glucopyranosyl-（1→2）-β-D- glucopyranose，将该化合物的结构进行Scifinder检索，确定该化合物是新化合物，命名为百两金皂苷F。

综上所述，从根中共分离到7个13,28个环氧桥型齐墩果烷型三萜皂苷，其中3个为新结构。在以往的研究中，紫金牛属植物具有丰富的三萜皂苷，且该类结构具有显著的细胞毒活性。本文研究了化合物1～7对三种癌细胞（HeLa、HepG2和U87 MG）的体外细胞毒性。化合物1、4和化合物6对HeLa细胞和U87 MG细胞具有明显的细胞毒活性，IC_{50}值为（2.2±0.6）～（9.5±1.8）μmol/L。本研究表明，百两金根可能是天然抗肿瘤药物的潜在来源。三萜皂苷可能与它们的细胞毒活性有关，也可能具有重要的化学分类学价值。

实例8　薏苡仁中2个新的酰胺类化合物

摘要

通过对薏苡仁开展化学成分研究，从薏苡仁中分离得到8个化合物，包括2个新结构薏苡仁酰胺A～B（1～2）和6个已知化合物。通过1D-NMR和2D-NMR谱分析，并结合高分辨质谱分析确定了所有化合物的结构。薏苡仁酰胺A～B是薏苡属中首次发现具有亚精胺骨架的第一个例子。本文对所有化合物进行了体外细胞毒活性评价，结果表明，所有化合物均未表现出明显的细胞毒活性。这些酰胺类化合物对雪莲属植物具有重要的化学分类价值。

前言

薏苡原产于东南亚，已在东亚和东南亚种植数千年。薏苡成熟的种子在亚洲部分地区是一种重要的食物，在玉米兴起之前是一些亚洲国家的主食。除了作为一种食物，薏苡仁已被用于传统民间医学数千年。《中华本草》中记载的薏苡仁曾用于治疗水肿、风湿、肺脓肿等疾病。薏苡仁中的单体化合物和粗提取物具有抗癌、抗炎、抗氧化、抗糖尿病、抗肥胖和抑制黑色素生成等一系列生物学活性。在以往的植物化学研究中，薏苡仁中含有精油、多糖、木脂素、内酰胺和螺烯酮等化学成分。课题组一直致力于从药食同源植物中发现具有显著生物活性且结构独特的天然产物，本研究在薏苡仁中分离出两种新的具有亚精胺骨架的化合物薏苡仁酰胺A和薏苡仁酰胺B，以及6种已知成分（图3-20），本文就新化合物的分离和结构鉴定进行描述。

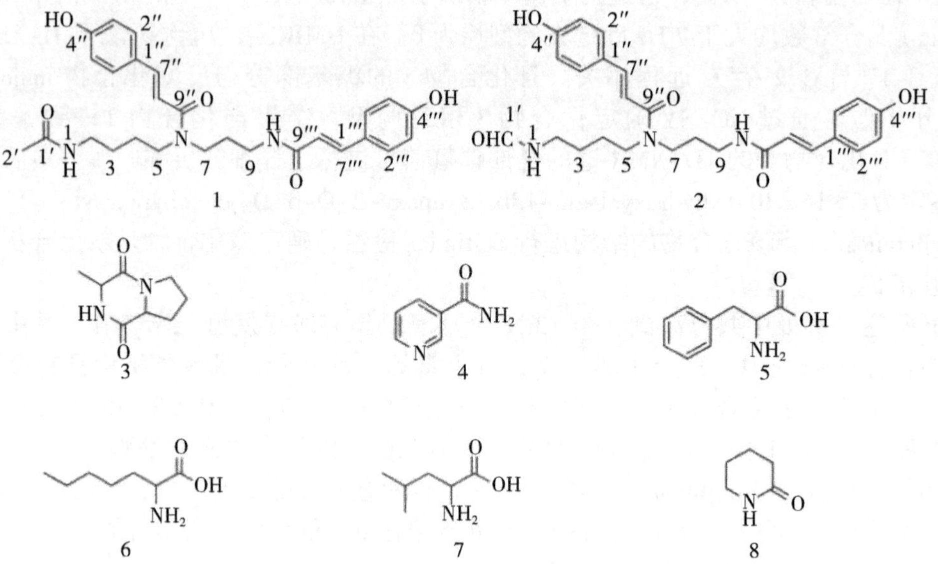

图 3-20　化合物 1 ～ 8 的化学结构

实验部分

1. 仪器材料

旋光度在 JASCO P-2000 仪器上进行测量。以四甲基硅烷为内标，甲醇 -d_4 为溶剂，采用 Bruker DPX 400 测试 1D-NMR 和 2D-NMR 谱。HR-ESI-MS 实验使用 Thermo Fisher QE Focus 光谱仪进行。半制备高效液相色谱在岛津 LC-16D 仪器上进行，采用 RID-20A 示差检测器，高效液相色谱柱（250 mm × 10 mm，5 μm，Waters SunFire）。柱层析使用硅胶（200 ～ 300 目，中国）、十八烷基键合硅胶（ODS）（50 μm，德国默克公司）。

2. 植物资源

薏苡仁采自贵州兴仁，由贵州中医药大学魏升华教授鉴定。凭证标本（编号 20200301）保藏于贵州中医药大学。

3. 提取与分离

用甲醇加热回流提取 98 kg 薏苡仁。滤液在旋转蒸发器（EYELA，N-1300 型）上减压浓缩，得到粗提物 1480 g。粗提物依次用石油醚、乙酸乙酯和正丁醇进行萃取，得到各萃取部位。

乙酸乙酯萃取物（40 g）经硅胶柱色谱二氯甲烷 - 甲醇 [（1 ：0）～（0 ：1），V/V] 洗脱得到 7 个组分（A1 ～ A7）。组分 A3（2.6 g）经 ODS 柱色谱甲醇 - 水 [（1 ：9）～（1 ：0）] 分离得到 A3A ～ A3H。亚组分 A3B（280 mg）采用 Waters SunFire™ C18 色谱柱（21% 甲醇 - 水，3 mL/min）的半制备高效液相色谱分离，得到化合物 4（10.8 mg，保留时间 8.7 min）和化合物 3（2.1 mg，保留时间 21.7 min）。组分 A5（3.4 g）经 ODS 柱色谱甲醇 - 水 [（1 ：9）～（1 ：0）]，然后用 53% 甲醇 - 水（3 mL/min）为流动相进行半制备高效液相色谱法纯化，得到化合物 2（3.4 mg，保留时间 18.3 min）、化合物 1（12.4 mg，保留时间 21.1 min）。正丁醇提取物（200 g）

经硅胶柱色谱二氯甲烷－甲醇［（20 ：1）～（0 ：1），V/V］洗脱，得到 9 个馏分（B1 ～ B8）。B4 组分（3.6 g）经 ODS 柱色谱，甲醇－水［（1 ：9）～（1 ：0）］，最后采用 20% 甲醇－水（3 mL/min）的半制备高效液相色谱法纯化，得到化合物 8（0.8 mg，保留时间 11.6 min）。组分 B6（12.8 g）经 ODS 甲醇－水［（1 ：9）～（1 ：0）］色谱分离，然后用半制备高效液相色谱（22% 甲醇－水，3 mL/min）纯化，分别得到化合物 7（7.0 mg，保留时间 6.8 min）、化合物 5（2.4 mg，保留时间 10.5 min）和化合物 6（14.0 mg，保留时间 22.1 min）。

薏苡仁酰胺 A（1）：白色无定型粉末；比旋度 $[\alpha]^{25}$ +0.48，（c = 0.42，甲醇）；UV（甲醇）最大吸收 196.8 nm、226.3 nm、297.4 nm；HR-ESI-MS *m/z* 502.2311 $[M+Na]^+$（计算值 $C_{27}H_{33}N_3O_5Na$，*m/z* 502.2312）。

薏苡仁酰胺 B（2）：白色无定型粉末；比旋度 $[\alpha]^{25}$ +0.53，（c = 0.19，甲醇）；UV（甲醇）最大吸收 194.5 nm、226.3 nm、298.6 nm；HR-ESI-MS *m/z* 488.2153 $[M+Na]^+$（计算值 $C_{26}H_{31}N_3O_5Na$，*m/z* 488.2155）。

结果与讨论

化合物 1 为浅黄色固体，易溶于甲醇。在 HR-ESI-MS 谱中，*m/z* 502.2311 处可见 $[M+Na]^+$ 离子峰（计算值为 502.2312），表明化合物 1 的分子量为 479。结合 ^{1}H-NMR、^{13}C-NMR 和 DEPT-135 谱等推测其分子式为 $C_{27}H_{33}N_3O_5$。在化合物 1 的 ^{1}H-NMR 和 ^{13}C-NMR 谱可见两组典型的 AA′BB′ 偶合系统信号：δ_H 7.40（2H，d，*J*=8.5 Hz），δ_H 6.78/6.72（2H，d，*J*=8.5 Hz），δ_C 127.6/127.5，δ_C 130.66/130.60，δ_C 116.83/116.80，δ_C 160.8/160.7；δ_H 7.46（2H，d，*J*=8.5 Hz），δ_H 6.78/6.72（2H，d，*J*=8.5 Hz），δ_C 127.9/127.8，δ_C 130.9，δ_C 116.83/116.7，δ_C 160.7/160.5。两组反式双键信号：δ_H 7.48/7.42（1H，d，*J*=15.7 Hz），δ_H 6.41（1H，d，*J*=15.7 Hz），δ_C 142.2/141.8，δ_C 118.4/118.1；δ_H 7.53（1H，d，*J*=15.3 Hz），δ_H 6.84（1H，d，*J*=15.3 Hz），δ_C 144.5/144.4，δ_C 114.9/114.8。一个乙酰基信号：δ_H 1.91/1.88（3H，s），δ_C 173.3/173.2，22.5。除此之外，结合 DEPT-135 谱还能观察到 7 个亚甲基信号：δ_H 3.19（2H，t，*J*=6.7 Hz，H-2），δ_H 1.55/1.49（2H，m，H-3），δ_H 1.67/1.62（2H，m，H-4），δ_H 3.51/3.44（2H，t，*J*=7.2 Hz，H-5），δ_H 3.54/3.50（2H，overlap，H-7），δ_H 1.90/1.84（2H，m，H-8），δ_H 3.35/3.30（2H，t，*J*=6.6 Hz，H-9），以及对应的碳信号：δ_C 40.1/39.9（C-2），δ_C 27.7/27.6（C-3），δ_C 27.9/26.3（C-4），δ_C 49.0/47.5（C-5），δ_C 46.9/45.6（C-7），δ_C 30.6/28.8（C-8），δ_C 38.1/37.9（C-9）。在化合物 1 的 ^{1}H-^{1}H COSY 谱中可以观察到以下几个相连的片段：H_2-2/H_2-3/H_2-4/H_2-5，H_2-7/H_2-8/H_2-9，表明其具有 $-CH_2CH_2CH_2CH_2-$ 和 $-CH_2CH_2CH_2-$ 两个结构片段。根据化合物 1 的 HMBC 谱可以观察到 δ_H 3.19（2H，t，*J*=6.7 Hz，H-2）与 δ_C 173.3/173.2（C-1′）相关；δ_H 3.51/3.44（2H，t，*J*=7.2 Hz，H-5）和 δ_H 3.54/3.50（2H，overlap，H-7）与 δ_C 169.4/169.3（C-9″）相关；δ_H 3.35/3.30（2H，t，*J*=6.6 Hz，H-9）与 δ_C 169.2/169.1（C-9‴）相关。根据以上核磁数据及 HR-ESI-MS 谱推测该化合物可能是一个含有三个氮的亚精胺衍生物。一个乙酰基和两组反式对羟基苯丙酸分别与 N-1、N-6 和 N-10 相连。^{1}H-NMR 和 ^{13}C-NMR 谱信号的裂分主要是由于中心 N 原子的空间位阻反转引起的，结合 ^{1}H-NMR、^{13}C-NMR、DEPT-135、HSQC、^{1}H-^{1}H COSY、HMBC，将化合物 1 的全部碳谱、氢谱数据进行归属。经 Scifinder 数据库检索，

确定化合物 1 为新化合物，其结构为 N^1-acetyl-N^6, N^{10}-（E）-di-p-coumaroylspermidine，并将其命名为薏苡仁酰胺 A。

化合物 2 为淡黄色固体，易溶于甲醇。在 HR-ESI-MS 谱中，m/z 488.2153 处可见 $[M+Na]^+$ 离子峰（计算值为 488.2155），表明化合物 2 的分子量为 465。结合 ^{1}H-NMR、^{13}C-NMR 和 DEPT-135 谱等推测其分子式为 $C_{26}H_{31}N_3O_5$。通过与化合物 1 对比，发现化合物 2 的 ^{1}H-NMR 谱和 ^{13}C-NMR 谱数据与化合物 1 相似，主要的区别在于化合物 2 中存在醛基信号：δ_H 8.02（1H，s，H-1′），δ_C 163.9/163.8（C-1′）。将化合物 1 中的乙酰基替换为醛基，即将 δ_H 1.91/1.88（3H，s，H-2′）、δ_C 173.3/173.2（C-1′），δ_C 22.5（C-2′）替换为 δ_H 8.02（1H，s，H-1′）、δ_C 163.9/163.8（C-1′）。在化合物 2 的 HMBC 谱可以观察到 δ_H 3.26/3.25（2H，t，J=6.1 Hz，H-2）与 δ_C 163.9/163.8（C-1′）相关，δ_H 8.02（1H，s，H-1′）与 δ_C 38.6/38.4（C-2）相关，进一步证实了醛基与化合物 2 的 N-1 相连。^{1}H-NMR 和 ^{13}C-NMR 谱信号的裂分主要是由于中心 N 原子的空间位阻反转引起的，结合 ^{1}H-NMR、^{13}C-NMR、DEPT-135、HSQC、^{1}H-^{1}H COSY 和 HMBC 等波谱的综合解析，将化合物 2 的全部碳谱、氢谱数据进行归属。经 Scifinder 数据库检索，确定化合物 2 为新化合物，其结构为 N^1-formyl-N^6,N^{10}-（E）-di-p-coumaroylspermidine，并将其命名为薏苡仁酰胺 B。

综上所述，通过对薏苡仁的化学研究，从薏苡仁中分离鉴定了 8 个化合物，其中包括 2 个新化合物薏苡仁酰胺 A 和薏苡仁酰胺 B（1 ～ 2）和 6 个已知化合物（3 ～ 8）。除化合物 5 和化合物 7 外，所有化合物均为首次从薏苡仁中分离得到。我们认为该植物可以作为分离具有不同结构的酰胺衍生物的植物来源，并有进一步的生物学研究潜力。

实例 9　刺梨果中 1 个新的有机酸衍生物

摘要

通过对刺梨果实的植物化学研究，从刺梨果中分离得到4个有机酸衍生物和3个苯丙素类化合物，其中包括 1 个新的有机酸衍生物刺梨酸酯 A（1）和 6 个已知化合物（2 ～ 7）。根据 1D-NMR 和 2D-NMR 数据，结合质谱（HR-MS）对所有化合物的化学结构进行了鉴定。此外，考察了化合物 1 和化合物 2 对脂多糖（LPS）诱导的 RAW 264.7 细胞产生一氧化氮（NO）的抑制活性。化合物 1 和化合物 2 均表现出一定的抑制作用，IC_{50} 值分别为（46.8 ± 2.3）μmol/L 和（62.5 ± 3.7）μmol/L。

前言

刺梨广泛分布于中国云南省、贵州省和四川省，其成熟果实主要作为食物。据《中华本草》记载，刺梨可以治疗消化不良、慢性胃炎、胃痛等疾病。同时，从刺梨果中得到的单体化合物和粗提物具有抗凋亡、抗肿瘤、抗炎、抗辐射和抗菌等一系列生物活性。

实验部分

1. 仪器材料

旋光度在 JASCO P-2000 仪器上进行测量。以四甲基硅烷为内标，甲醇 -d_4 为溶剂，采用 Bruker DPX 400 测试 1D-NMR 和 2D-NMR 谱。HR-ESI-MS 实验使用 Thermo Fisher QE Focus 光谱仪进行。半制备高效液相色谱在岛津 LC-16D 仪器上进行，采用 RID-20A 示差检测器，高效液相色谱柱（250 mm × 10 mm，5 μm，Waters SunFire）。柱层析使用硅胶（200 ～ 300 目，中国）、十八烷基键合硅胶（ODS）（50 μm，德国默克公司）。

2. 植物资源

刺梨果实采自贵州凯里，由贵州中医药大学魏升华教授鉴定。凭证标本（编号 20200402）保藏于贵州中医药大学。

3. 提取与分离

用 10 倍量甲醇加热回流提取 8 kg 刺梨果，每次时间 2 h，共 2 次。滤液在旋转蒸发器（EYELA，N-1300 型）上减压浓缩，得到粗提物 243 g。粗提物加水混悬，依次用石油醚、乙酸乙酯和正丁醇进行萃取，得到各萃取部位。乙酸乙酯（EtOAc）提取物（78 g）经二氯甲烷 - 甲醇 [（1 ：0）～（0 ：1），V/V] 硅胶柱层析，得到 7 个组分（A ～ G）。组分 B（3.1 g）采用 Sephadex LH-20 柱，用甲醇（流速 0.8 mL/min）洗脱，得到化合物 2（10.2 mg）。采用甲醇 - 水 [（10 ：90）～（100 ：0）]ODS 柱层析法分离 C 组分（8.3 g），得到 C1 ～ C8 亚组分。亚组分 C3（415 mg）采用 HPLC 高效液相色谱（甲醇 - 水，47 ：53；流速 3 mL/min）得到化合物 1（3.8 mg，保留时间 14.5 min）、3（18.5 mg，保留时间 16.8 min）和化合物 4（24.4 mg，保留时间 22.1 min）。亚组分 C5 通过半制备高效液相色谱法（58 ：42；流速 3 mL/min）得到化合物 5（3.1 mg，保留时间 11.5 min）、化合物 6（4.3 mg，保留时间 16.6 min）和化合物 7（8.3 mg，保留时间 19.7 min）。

刺梨酸酯 A（1）：淡黄色油状；比旋度 $[\alpha]^{25}$ +9.0，（c = 0.05，甲醇）；HR-ESI-MS *m/z* 215.0885 $[M+Na]^+$（计算值 $C_8H_{16}O_5Na$，*m/z* 215.0889）。

结果与讨论

本文对刺梨果的植物化学成分进行了研究，得到了 4 个有机酸衍生物和 3 个苯丙素，包括 1 个新的有机酸衍生物刺梨酸酯 A（1）和 6 个已知化合物（2 ～ 7）（图 3-21）。它们的结构通过广泛的 1D（^1H，^{13}C，DEPT-135）和 2D（HSQC，^1H-^1H COSY，HMBC）NMR 分析确定。评价化合物（1 ～ 2）对脂多糖（LPS）NMR 诱导 RAW 264.7 细胞模型产生一氧化氮（NO）的抑制活性。

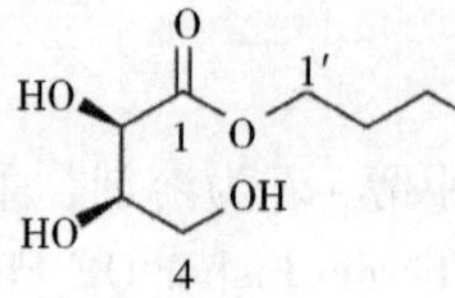

1

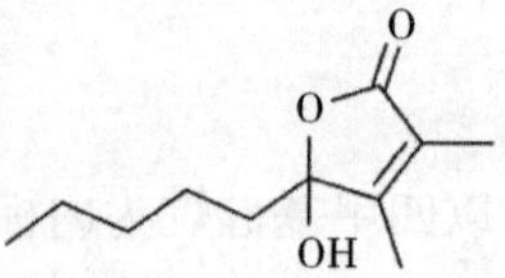

2

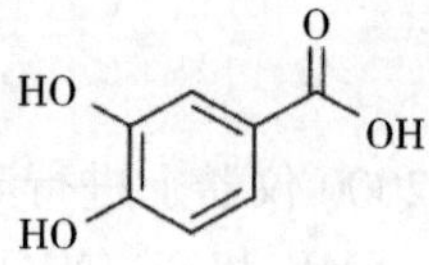

3

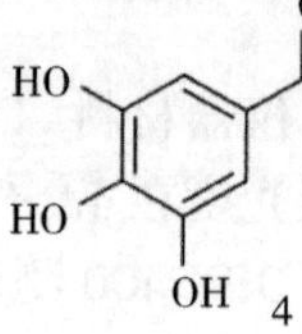

4

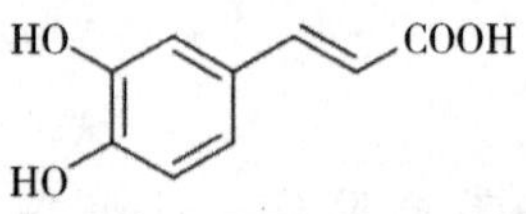

5

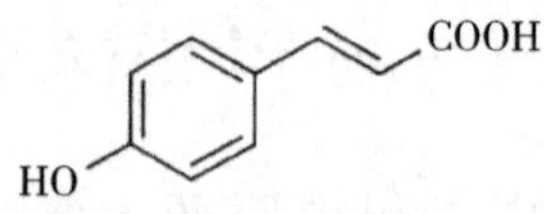

6

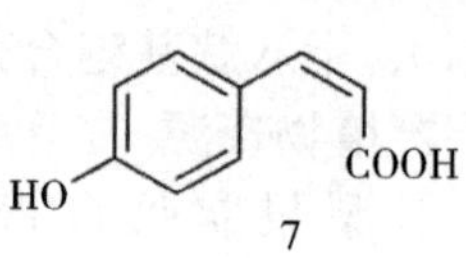

7

图 3–21　化合物 1 ～ 7 的化学结构

化合物 1 为淡黄色油状，高分辨质谱在 *m/z* 215.0885 可见 $[M+Na]^+$ 离子峰。在 ^{1}H–NMR 谱中可见一个甲基峰 [δ_H 0.95（3H，t，*J*=7.4 Hz，H–4′）]，三个氧化亚甲基质子 [δ_H 3.65（1H，dd，*J*=10.8，7.0 Hz，H–4a），δ_H 3.57（1H，dd，*J*=10.8，6.3 Hz，H–4b），δ_H 4.18（2H，t，*J*=6.6 Hz，H–1′）]，两个氧化次甲基质子 [δ_H 4.27（1H，d，*J*=2.1 Hz，H–2），δ_H 3.93（1H，ddd，*J*=7.0，6.3，2.1 Hz，H–3）]。在 ^{13}C–NMR 谱中并结合 DEPT 和 HSQC 谱可显示四个亚甲基碳信号 [δ_C 63.5（C–4），δ_C 66.0（C–1′），δ_C 31.8（C–2′），δ_C 20.1（C–3′）]，两个次甲基碳信号 [δ_C 72.2（C–2），δ_C 74.1（C–3）]，一个季碳信号 [δ_C 174.9（C–4）]。在 ^{1}H–^{1}H COSY 谱中，可看到 H–2/H–3/H2–4 和 H_2–1′/H_2–2′/H_2–3′/H_3–4′ 相关信号，表明化合物 1 含有 –CH–CH–CH_2– 和 –CH_2–CH_2–CH_2–CH_3– 两个片段（图 3–22）。在 HMBC 谱中，可以观察到 H–2 与 C–1 相关，H_2–4 与 C–2，C–3 相关，H_2–1′ 与 C–1 相关，并结合上述核磁数据，推测化合物 1 为一个有机酸衍生物，其中正丁基连接在 C–1 位上。最后化合物的平面结构确定为 2,3,4– 三羟基丁酸丁酯。根据 H–2 与 H–3 之间的偶合常数（2.1Hz）可以确定 2,3 位的羟基为顺式，最终确定化合物的结构为 2β,3β,4– 三羟基丁酸丁酯，命名为刺梨酸酯 A。

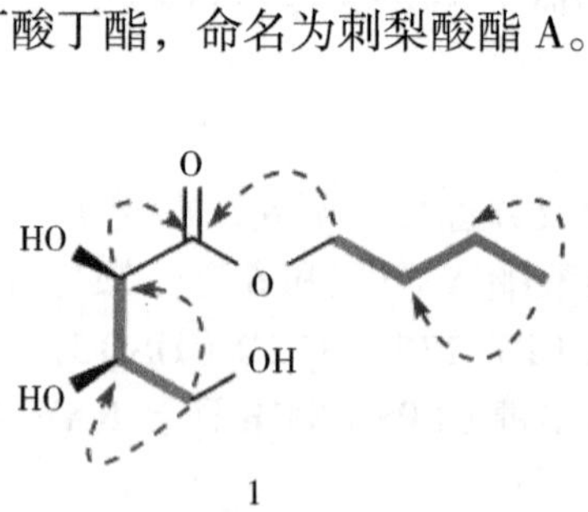

1

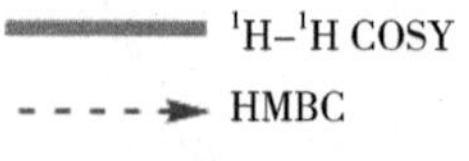

图 3–22　化合物 1 的 ^{1}H–^{1}H COSY 及关键的 HMBC 相关

根据之前描述的方法，我们检测了化合物 1 和化合物 2 对 LPS 诱导 RAW264.7 细胞系产生 NO 的抑制活性。结果表明化合物 1 和化合物 2 对 NO 生成具有一定的抑制作用，IC_{50} 值分别为（46.8 ± 2.3）μmol/L 和（62.5 ± 3.7）μmol/L。

实例 10　木果楝中 2 个具有独特 B/C 环柠檬苦素类化合物：木果楝素 I 和木果楝素 J

摘要

从木果楝种子中分离到两种新骨架类柠檬苦素化合物，木果楝素 I 和木果楝素 J（1 和 2）。木果楝素 I（1）是一种前所未有的 B 环和 C 环骈合的类柠檬素类化合物。并对化合物 1 ～ 2 的生物合成途径进行了探讨。

前言

木果楝主要分布在东南亚和印度洋沿岸。这种植物在东南亚被用作一种民间药物，用于治疗霍乱、腹泻、发烧、疟疾等疾病，目前已报道了超过 50 个柠檬苦素类衍生物。本研究对木果楝的种子进行了系统的化学成分研究，从木果楝的种子里分离得到 2 个新的三萜化合物，木果楝素 I 和木果楝素 J（1 和 2）（图 3-23）。值得注意的是，与具有桥接的 A 环和 B 环的类似物相比，化合物 1 具有独特的 B 环和 C 环骈合骨架的类柠檬素骨架。本文对这两种新化合物的分离及结构鉴定进行描述。

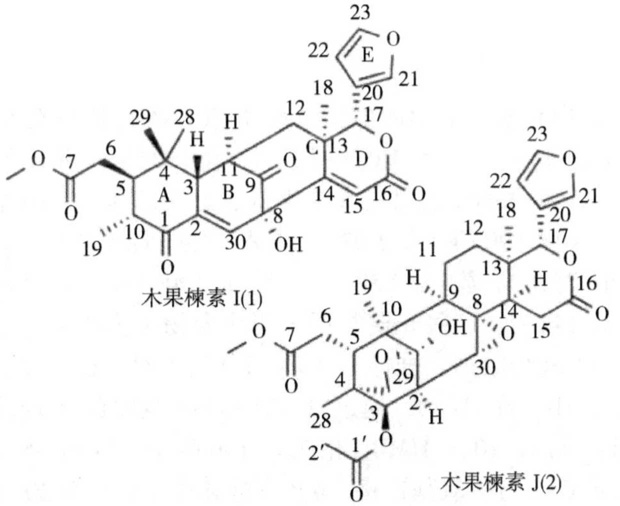

图 3-23　化合物 1 ～ 2 的化学结构

实验部分

1. 仪器材料

旋光度在 JASCO DIP-370 仪器上进行测量。以四甲基硅烷为内标，采用 Bruker AV-600 测试 1D-NMR 和 2D-NMR 谱。HR-ESI-MS 实验使用 QStar XL QqTOF 光谱仪进行。高效液相色谱在 Waters Delta Prep 仪器上进行，采用 UV2487 紫外检测器，高效液相色谱柱（250 mm × 9.4 mm，5 μm）。柱层析使用 200 ～ 300 目硅胶。

2. 植物资源

木果楝种子于 2012 年 3 月在中国海南岛采集并干燥。由厦门大学生命科学学院王文清博士完成鉴定。凭证标本（编号 HEBNMC-2012-1）保藏于河北医科大学药学院植物标本室。

3. 提取与分离

用 95% 乙醇（30 L × 3）在室温下提取木果楝种子（10 kg）。乙醇提取物减压浓缩，1 kg 浸膏加水混悬（6 L），依次用石油醚（5 L × 3）和二氯甲烷（5 L × 3）萃取，二氯甲烷萃取物（421 g）以石油 / 丙酮 [（10 ：1）～（1 ：3）] 为流动相进行硅胶柱层析，得到 66 个馏分。组分 36（500 mg）在半制备高效液相色谱柱上进一步分离，流动相为甲醇 - 水（53 ：47），得到化合物 1（5 mg，保留时间 26.5 min）和化合物 2（7 mg，保留时间 21.7 min）。

木果楝素 I（1）：白色粉末；比旋度 $[\alpha]^{24}$+14（c=0.1，$CHCl_3$）；紫外（$CHCl_3$）最大吸收 220（2.56）nm；红外（溴化钾）最大吸收 3327 cm^{-1}、1734 cm^{-1}、1709 cm^{-1}、1640 cm^{-1}、1257 cm^{-1}；HRTOFMS *m/z* 482.1937（计算值 $C_{27}H_{30}O_8$，482.1935）。

木果楝素 J（2）：白色粉末；比旋度 $[\alpha]^{24}$ −47（c=0.1，$CHCl_3$）；紫外（$CHCl_3$）最大吸收 214 nm；红外（溴化钾）最大吸收 3600 ～ 3200 cm^{-1}，1740 ～ 1715 cm^{-1}；HR-TOF-MS *m/z* 544.2302（计算值 $C_{29}H_{36}O_{10}$，544.2303）。

结果与讨论

木果楝素 I（1）为白色粉末。HR-TOF-MS 和 ^{13}C-NMR 数据分析表明，1 的分子式为 $C_{27}H_{30}O_8$，具有 13 个不饱和度。^{13}C-NMR 数据显示，化合物 1 含有 8 个烯烃碳和 4 个羰基碳。根据 ^{1}H-NMR、^{13}C-NMR 及 HSQC 谱可见 5 个甲基、2 个亚甲基、10 个次甲基（包括 5 个烯碳）。3 个甲基 [δ_H 1.02（s）、0.90（s）和 1.02（s）；δ_C 17.9、18.4 和 25.4]，1 个甲氧基（δ_H 3.68，δ_C 52.2）和一个 β- 取代呋喃基 [δ_H 7.58（br s）、δ_H 6.48（br s）和 δ_H 7.55（t），δ_C 120.9、δ_C 142.6、δ_C 110.5 和 δ_C 144.3]，这些光谱数据表明化合物 1 为柠檬苦素类化合物。通过分析 ^{1}H-^{1}H COSY、HMBC 和 HSQC 数据，推导出 A 环、B 环、C 环、D 环和 E 环的构成（图 3-10）。从 H_2-6 到 H_3-19，通过 H-5 和 H-10，通过 ^{1}H-^{1}H COSY 观察到 A 环质子自旋 - 自旋偶合系统（H_2-6 与 H_3-9；H-5 与 H-10）。HMBC 相关（H-6/C-4、H-6/C-5、H-6/C-7 和甲氧基质子 δ_H 3.68 与 C-7）表明 C-6 与甲氧基连接。α,β 不饱和羰基碳（δ_C 201.3）的 H_3-19 与 C-1 的 HMBC 交叉峰表明 C-10 与 C-1 连接。A 环作为一个环己酮，在 ^{1}H-^{1}H COSY 可观察到 H_2-12 与 H-11，H-11 与 H-3 及 H-3 与 H-30 相关。核磁共振化学位移分析表明 D 环具有 α、β- 不饱和 δ- 内酯结构 [δ_H 6.28（s），δ_H 5.35（s）；δ_C 39.6，δ_C 170.1，δ_C 115.0，δ_C 165.8，δ_C 81.9]，

并进一步得到 HMBC 的印证（H-15/C-13、H-15/C-16 和 H-17/ C-14）（图 3-24）。H-17 到 C-20、C-21 和 C-22 的 HMBC 交叉峰表明呋喃基部分 E 与 C-17 连接。HMBC 的交叉峰也表明 18- 甲基和 12- 亚甲基连接在 C-13 上，从而确定环 D 通过 C-11、C-12 与环 B 连接。此外，还通过 H-15 与 C-8 的 HMBC 交叉峰阐明了含氧叔碳 C-8 与 C-14 的连接。剩下的酮羰基 C-9 位于 C-8 和 C-11 之间，由 H-12α 到 C-9 的 HMBC 交叉峰显示。最后，C-8 和 C-30 连接完成碳结构，与 C-8 连接的羟基满足分子式。因此，B 环和 C 环上有一个通过 C-8、C-9 和 C-11 桥接的双环 [3.3.1] 壬烷核心。在 ^{1}H-NMR 中，3.3 ppm 区域被一个较大的甲醇 -d_4 溶剂峰占据。将溶剂换成 $CDCl_3$ 后，3.3 ppm 共振的质子可以确定为 H-11。

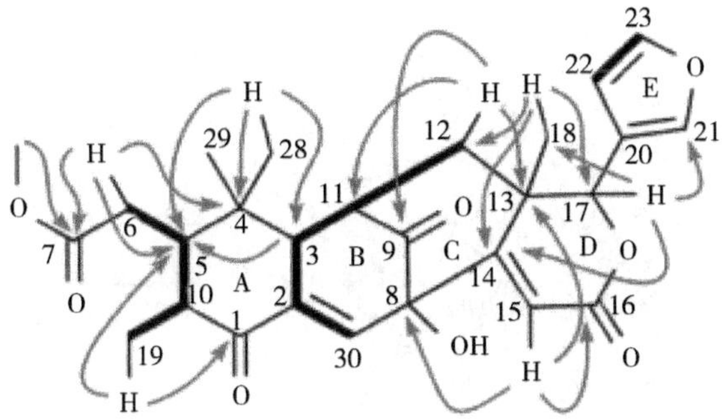

1

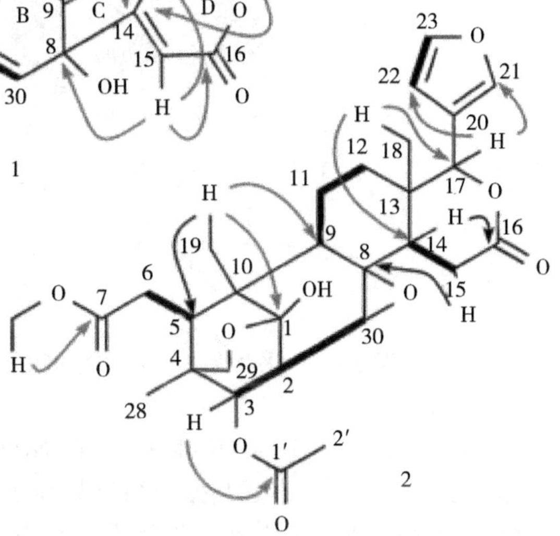

2

图 3-24　化合物 1 ～ 2 的 ^{1}H-^{1}H COSY 及关键的 HMBC 相关

使用 NOESY 分析来阐明化合物 1 的相对构型。H-6a/H_3-29、H_3-29/H-3、H-3/H-12β 和 H-12β/H-17 之间的一系列 NOE 相关表明这些质子是共平面的。H_3-19/H-5、H-5/H_3-28、H-11/H-12α 和 H-12α/H_3-18 之间的 NOE 关系也证实了这一点。8-OH 基团的方向必须是 α，因为另一种高度紧张的“进 - 出”反式内简支结构与双环 [3.3.1] 壬烷骨架不相容。根据以上结果，1 的相对构型被确定为 MM2 生成的 3D 结构（图 3-25）。

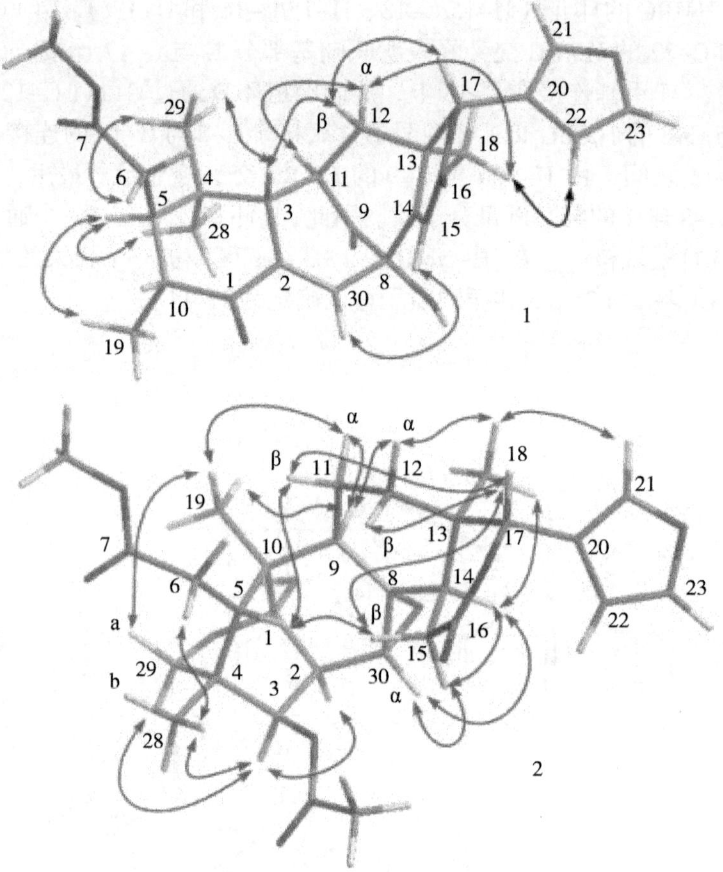

图 3-25　化合物 1 ～ 2 关键 NOESY 相关

木果楝素 J（2）为白色粉末。HR-TOF-MS 和 ^{13}C-NMR 数据分析表明，化合物 2 的分子式为 $C_{29}H_{36}O_{10}$，不饱和度为 12。^{13}C 核磁共振分析结果显示化合物 2 的碳含有 4 个烯烃碳和 3 个羰基碳。因此，化合物 2 的结构必须包含 7 个环。^{1}H-NMR 和 ^{13}C-NMR 光谱数据显示存在 5 个甲基、5 个亚甲基、10 个次甲基（3 个氧代烃和 3 个烯烃）和 4 个非质子化碳（1 个半缩醛，3 个酯羰基和 1 个烯烃）。3 个甲基 [δ_H 1.01（s），δ_H 1.04（s）和 δ_H 0.62（s）；δ_C 26.7，δ_H 14.5，15.0]，一个甲氧基（δ_H 3.70；δ_C 52.3）和一个 β- 取代呋喃基 [δ_H 6.54（br. s），7.53（t），7.64（br.s）；δ_C 111.0，δ_H 144.2，δ_H 142.5 和 δ_H 121.8]。通过 δ_H 2.23（3H，s，2′-Me）共振证实了 C-3 上存在一个乙酰基；δ_C 20.5 和 171.7（C-1′），HMBC 在 H-3/C-1′ 之间交叉峰；H-3/C-4、H-3/C-30、H_3/OCOCH3、H-29a/C-1、H-29b/C-4、H_3-28/C-29、H_3-28/C-5 和 H_3-28/C-3 之间的 HMBC 交叉峰表明 A 环如图 3-24 所示。H-17/C-22、H-17/C-23、H_3-18/C-8、H_3-18/C-14、H-15β/C-8 和 H-15β/C-13 之间的 HMBC 交叉峰表明 B 环、C 环、D 环和 E 环的连通性。化合物 2 在 H-29b/H-3、H_3-28/H-5、H-5/H-15β、H-15α/H-30、H-9/H-19 和 H-15β/H-17 之间显示了显著的 NOESY 交叉峰（图 3-25）。根据上述信息，化合物 2 的结构和相对构型如图 3-23 所示。

实例 11　接骨木枝条中的环烯醚萜糖苷及其生物活性

摘要

从接骨木枝条的甲醇提取物中分离得到 6 个新的环烯醚萜苷类化合物（接骨木苷 A ～ F）及 2 个已知衍生物。采用 NMR（^{1}H-NMR 和 ^{13}C-NMR，^{1}H-^{1}H COSY，HMQC，HMBC，NOESY）和 HRMS 等波谱方法对其化学结构进行了鉴定。所有分离得到的化合物（1 ～ 8）对四种人癌细胞株（A549，SK-OV-3，SKMEL-2 和 Bt549）的增殖活性进行了评估。研究了它们对脂多糖（LPS）诱导的 BV-2 细胞产生一氧化氮（NO）的影响，以及通过诱导神经生长因子（NGF）对 C6 胶质瘤细胞的神经保护作用。化合物 2、3 和化合物 5 对 SK-MEL-2 细胞株和 Bt549 细胞株表现出细胞毒作用（IC_{50} 为 1.3 ～ 8.7 μmol/L），对 NO 生成有抑制作用（IC_{50} 分别为 0.9 μmol/L、1.3 μmol/L 和 1.2 μmol/L）。化合物 2、化合物 4 和化合物 8 表现出 NGF 释放效应 [分别为（147.0 ± 5.8）%、（158.7 ± 5.2）% 和（152.6 ± 7.3）%]。

前言

接骨木是一种落叶灌木，广泛分布于朝鲜半岛和中国大陆。其茎和根已被韩国民间医学用于治疗骨折、风湿、神经痛和骨质疏松症。此前的植物化学研究已从该植物中分离出萜烯、脂肪酸、酚类化合物、环烯醚萜苷和木脂素。最近，有报道称接骨木提取物可以增加去卵巢大鼠的骨量和骨强度。此外，部分木脂素可抑制成骨样细胞 UMR106 的增殖。然而，很少有研究从接骨木中分离出潜在的抗癌、抗炎和神经保护成分。为了从韩国药用植物中寻找生物活性成分，采用 SRB 生物测定法，研究了接骨木枝条甲醇提取物的二氯甲烷和乙酸乙酯层对 A549、SK-OV-3、SK-MEL-2 和 Bt549 细胞的细胞毒活性。它们还能降低脂多糖（LPS）激活的 BV2 小鼠小胶质细胞中的一氧化氮（NO）水平。本文分离出了六种新的环烯醚萜苷，接骨木苷 A ～ F（1 ～ 6）和两种已知衍生物（7 ～ 8）（图 3-26），同时研究了它们的细胞毒性、抗炎和神经保护活性。

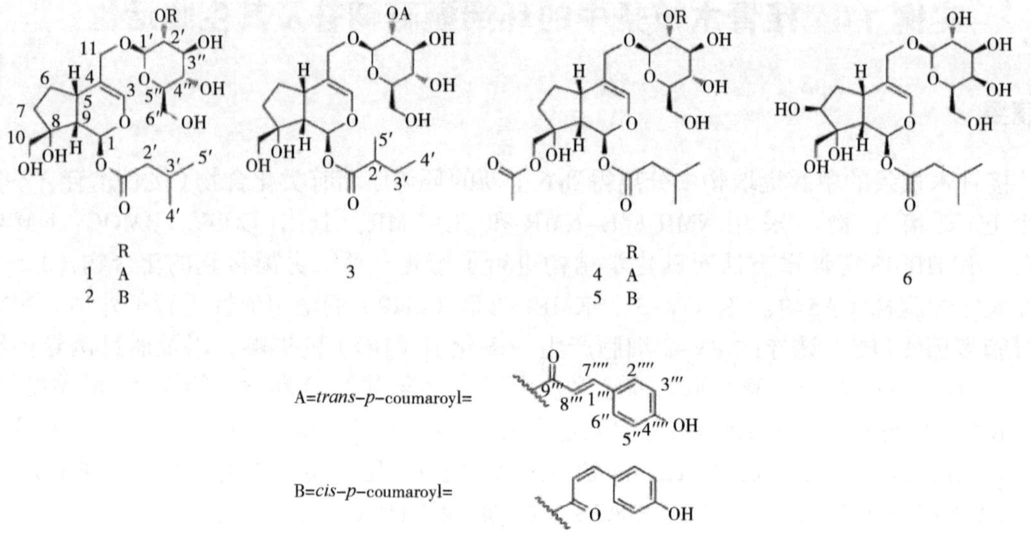

图 3-26　化合物 1 ～ 6 的化学结构

实验部分

1. 仪器材料

旋光测量用 JASCO P-1020。红外（IR）光谱使用 Bruker IFS-66/S 傅里叶变换红外光谱仪（德国布鲁克公司）。紫外（UV）光谱采用岛津 UV-1601 紫外可见分光光度计（日本岛津公司）。用 Bruker AVANCE Ⅲ 700 NMR 谱仪测试 700 MHz（^{1}H）NMR 和 175 MHz（^{13}C）NMR。HR-ESI-MS 数据由 Waters SYNAPT G2 质谱仪获得。HR-FAB-MS 采用 JEOL JMS700 质谱进行分析。惠普 GC 6890 系列系统配备了 5973 质量选择检测器系统，由增强型 ChemStation B.01.00 版本软件控制。色谱毛细管柱为 Agilent J&W HP5MS UI（30.0 m × 0.25 mm，0.25 μm）。所使用的制备型高效液相色谱（HPLC）系统配备了 Gilson 306 泵和 Shodex 折射率检测器。柱层析使用硅胶 60（70 ～ 230 目和 230 ～ 400 目；德国默克公司）和 RP-C18（230 ～ 400 目，德国默克公司）。采用 Merck GF254 板和反相（RP）-18 GF254 板进行薄层色谱（TLC）分析。采用紫外光或茴香醛 - 硫酸喷淋后加热的薄层色谱法检测斑点。

2. 植物资源

2012 年 8 月，在韩国忠北槐山采集到接骨木小枝。该植物由本研究的作者之一（K.R.L.）鉴定。凭证标本（SKKU-NPL-1214）保藏在韩国水原成均馆大学药学院植物标本室。

3. 提取与分离

用 80% 甲醇溶液回流提取接骨木嫩枝（10.0 kg），过滤。滤液减压回收得到 280 g 甲醇提取物。提取物加水混悬，分别用正己烷、三氯甲烷、乙酸乙酯和正丁醇进行萃取，分别得到 16 g、30 g、17 g 和 40 g 萃取部位。以 RP-C18 柱为分离柱，30% 甲醇 - 水→ 80% 甲醇 - 水梯度洗脱，得到 7 个混合馏分（E1 ～ E7）。E2 组分（5.1 g）以三氯甲烷 - 甲醇 - 水 [（10 ：1 ：0.1）→（3 ：1 ：0.1）] 为流动相进行硅胶柱层析，得到 8 个组分（E2a ～ E2h）。采用半制备高效液相色谱（2 mL/min，40% 甲醇 – 水）纯化得到组分 E2a（60 mg）和 E22（69 mg）及化合物 7（8 mg）和化合物 8（5 mg）。使用 35% 甲醇 – 水，在 RP-C18 柱上分离馏分 E2g（1.2 g），得到 7 个额外馏分（E2ga ～ E2gg）。采用半制备高效液相色谱（2 mL/min，55% 甲醇 – 水）对 E2a（169 mg）进行纯化，得到化合物 6（4 mg）。用三氯甲烷 – 甲醇 – 水 [（8 ：1 ：0.1）→（3 ：1 ：0.1）] 在硅胶柱上分离 E3（2.1 g），得到 7 个亚馏分（E3a ～ E3g）。用半制备高效液相色谱（55% 甲醇 – 水）纯化 E3f（196 mg）得到化合物 1（11 mg）、2（3 mg）和化合物 3（4 mg）。组分 E4（2.0 g）在硅胶柱上用三氯甲烷 – 甲醇 – 水 [（8 ：1 ：0.1）→（3 ：1 ：0.1）] 分离，得到 5 个亚组分（E4a ～ E4e）。以 55% 甲醇 – 水为原料，采用半制备高效液相色谱法纯化 E4b（275 mg），得到化合物 4（9 mg）和化合物 5（5 mg）。

接骨木苷 A（1）：淡黄色油状；比旋度 $[\alpha]^{25}$ –122（c=0.2，甲醇）；紫外（甲醇）最大吸收（log ε）312（1.11）nm、226（0.75）nm、211（0.75）nm；红外（溴化钾）最大吸收 3450 cm^{-1}、2967 cm^{-1}、2845 cm^{-1}、1725 cm^{-1}、1605 cm^{-1}、1168 cm^{-1}、1003 cm^{-1}；HR–ESI–MS（正离子）*m/z* 631.2360 $[M + Na]^+$（计算值 $C_{30}H_{40}O_{13}Na$，*m/z* 631.2367）。

接骨木苷 B（2）：淡黄色油状；比旋度 $[\alpha]^{25}$ –76（c=0.1，甲醇）；紫外（甲醇）最大吸收（log ε）315（2.40）nm，226（1.80）nm，211（1.81）nm；红外（溴化钾）最大吸收 3702 cm^{-1}、3410 cm^{-1}、2970 cm^{-1}、2824 cm^{-1}、1600 cm^{-1}、1032 cm^{-1}；HRFABMS（负离子）*m/z* 607.2385 $[M - H]^-$（计算值 $C_{30}H_{39}O_{13}$，*m/z* 607.2385）。

接骨木苷 C（3）：淡黄色油状；比旋度 $[\alpha]^{25}$ –68（c=0.1，甲醇）；紫外（甲醇）最大吸收（log ε）315（3.98）nm、227（3.04）nm、211（3.08）nm；红外（溴化钾）最大吸收 3434 cm^{-1}、2964 cm^{-1}、2853 cm^{-1}、1715 cm^{-1}、1602 cm^{-1}、1169 cm^{-1}、1035 cm^{-1}、999 cm^{-1}；HR–ESI–MS（正离子）*m/z* 631.2368 $[M + Na]^+$（计算值 $C_{30}H_{40}O_{13}Na$，*m/z* 631.2367）。

接骨木苷 D（4）：淡黄色油状；比旋度 $[\alpha]^{25}$ –95（c=0.1，甲醇）；紫外（甲醇）最大吸收（log ε）313（3.04）nm、227（1.95）nm、210（1.99）nm；红外（溴化钾）最大吸收 3701 cm^{-1}、3442 cm^{-1}、2969 cm^{-1}、2866 cm^{-1}、1725 cm^{-1}、1605 cm^{-1}、1168 cm^{-1}、1032 cm^{-1}、756 cm^{-1}；HR–FAB–MS（负离子）*m/z* 649.2491 $[M - H]^-$（计算值 $C_{32}H_{41}O_{14}$，*m/z* 649.2491）。

接骨木苷 E（5）：淡黄色油状；比旋度 $[\alpha]^{25}$ –117（c=0.2，甲醇）；紫外（甲醇）最大吸收（log ε）311（0.47）nm、227（0.45）nm、204（0.60）nm；红外（溴化钾）最大吸收 3450 cm^{-1}、2972 cm^{-1}、2853 cm^{-1}、1727 cm^{-1}、1606 cm^{-1}、1170 cm^{-1}、1031 cm^{-1}、755 cm^{-1}；HR–ESI–MS（正离子）*m/z* 673.2470 $[M + Na]^+$（计算值 $C_{32}H_{42}O_{14}Na$，*m/z* 673.2472）。

接骨木苷 F（6）：无色油状；比旋度 $[\alpha]^{25}$ –90（c=0.1，甲醇）；紫外（甲醇）最大吸收（log ε）285（0.34）nm、204（1.42）nm；红外（溴化钾）最大吸收 3435 cm^{-1}、3187 cm^{-1}、1718 cm^{-1}、1667 cm^{-1}、1014 cm^{-1}、756 cm^{-1}；HRFABMS（负离子）*m/z* 477.1966 $[M - H]^-$（计算值 $C_{21}H_{33}O_{12}$，*m/z* 477.1967）。

4. 化合物 1 ～ 6 的酸水解

取化合物 1 ～ 6（各 2.0 mg）溶于 1 mL 1 当量盐酸中。80 ℃加热 2 h，用水稀释后加入二氯甲烷萃取。二氯甲烷萃取液回收得到苷元。将水层真空干燥，与吡啶（0.1 mL）和 l – 半胱氨酸甲酯盐酸盐（2.0 mg）混合。在 60 ℃下搅拌 1.5 h，真空干燥后，用 1- 三甲基硅基咪唑（0.1 mL）对残渣进行 2 h 的三甲基硅基化，然后将混合物在正己烷和水（0.3 mL）之间分配。有机层（1 μL）的 GC-MS 分析条件：毛细管柱，HP-5MS UI（30 m × 0.25 mm × 0.25 μm，美国安捷伦公司）；注入器和检测器的温度均为 200 ℃。烤箱使用温度梯度系统，从 100 ℃开始 1 min，以 5 ℃ /min 的速度增加到 180 ℃。D- 葡萄糖和 D - 半乳糖以同样的方式处理。化合物 1 ～ 6 分别检测 D - 葡萄糖（化合物 1：15.37 min、化合物 2：15.33 min、化合物 3：15.36 min、化合物 4：15.34 min、化合物 5：15.36 min）和 D - 半乳糖（化合物 6：14.86 min）。

5. 细胞毒活性

采用 SRB 法测定分离得到的化合物对人肿瘤细胞株 A549、SKOV-3、SK-MEL-2 和 Bt549 的细胞毒性。目前研究中使用的细胞是从美国类型培养物保藏中心购买的，保存在韩国化学技术研究所。每个肿瘤细胞系接种到标准的 96 孔平底微孔板中，在 37 ℃、5% CO_2 的湿化环境中孵育 24 h。连续稀释的化合物（30 μmol/L、10 μmol/L、3 μmol/L、1 μmol/L、0.3 μmol/L 和 0.1 μmol/L）孵育细胞。连续处理 48 h 后，去除培养基，用 10% 冷三氯乙酸在 4 ℃固定细胞 1 h。生理盐水洗涤后，用 0.4% SRB 染料染色，室温孵育 30 min。再次洗涤，用 10 mmol 无缓冲的 Tris 碱溶液（pH 10.5）溶解细胞。吸光度在 520 nm 处用微量滴定平板阅读器测定。依托泊苷（≥ 98%；美国 Sigma 化学公司）为阳性对照。50% 细胞生长抑制浓度（IC_{50}）以 3 次独立实验的平均值 ± 标准差（SD）表示。

6. 抗炎活性测试

首先用试验化合物处理 BV-2 小胶质细胞，孵育 30 min 后加入 LPS（100 ng/mL）刺激细胞，孵育 24 h。处理 24 h 后，用 Griess 反应测定培养液中的亚硝酸盐（NO 的可溶性氧化产物）。取上清液（50 μL），与等量 Griess 试剂（1% 磺胺、0.1% 萘乙二胺二盐碱、5% 磷酸）混合。孵育 10 min 后，使用酶标仪（美国 Molecular Device 公司）在 570 nm 波长上测量吸光度。以分级亚硝酸钠溶液为标准溶液，计算亚硝酸盐浓度。MTT 法测定细胞活力。

7. NGF 和细胞活力分析

用 C6 胶质瘤细胞测量 NGF 释放。C6 细胞在添加 10% 胎牛血清（FBS）和 1% 青霉素 - 链霉素的 DMEM 中保存，在 5% CO_2 的培养箱中培养。将 C6 细胞按 1×10^5 个 / 孔的密度接种于 24 孔细胞培养皿中，测定培养液中 NGF 含量和细胞活力。24 h 后，用含 2% 胎牛血清、1% 青霉素 - 链霉素、每种化合物 20 μmol/L 的 DMEM 处理细胞 1 天。采用 MTT 法测定细胞活力。最后在 DMSO 存在的情况下，将蓝色的活细胞转化为紫色的溶液，然后在酶标仪上测量波长为 570 nm 的吸光度值。

结果与讨论

化合物 1 为淡黄色油状，比旋度 $[\alpha]^{25}$ −122（c=0.2，甲醇），根据其在正离子 HR-ESI-MS 中 m/z 631.2360（$C_{30}H_{40}O_{13}Na$ 的计算值为 631.2367）处的分子离子峰 $[M + Na]^+$ 确定其分子式为 $C_{30}H_{40}O_{13}$。化合物 1 的红外光谱显示羟基（3450 cm^{-1}）和酯羰基，（1725 cm^{-1}）的吸收。化合物 1 的 ^{1}H-NMR 谱显示 1,4 二取代芳香质子信号 [δ_H 7.48（2H，d，J = 8.6 Hz）和 δ_H 6.84（2H，d，J = 8.6 Hz）]，烯烃质子 [δ_H 7.67（1H，d，J = 16.0）和 δ_H 6.38（1H，d，J = 16.0 Hz）]，一个

葡萄糖的端基质子[δ_H 4.60（1H，d，J = 8.0 Hz）]，异丁基[δ_H 2.21（2H，m），δ_H 2.06（1H，m），δ_H 0.96（6H，d，J = 6.7 Hz）]和两个甲醛[（δ_H 4.12 和 δ_H 4.26）、δ_H 3.38 和 δ_H 3.36（1H，m，H–10）]。^{13}C–NMR 谱显示了 30 个碳信号，包括一个环烯醚萜类结构（δ_C 140.9，δ_C 115.4，δ_C 91.7，δ_C 82.6，δ_C 69.9，δ_C 69.6，δ_C 46.0，δ_C 37.3，δ_C 36.3 和 δ_C 29.8），一个异戊二酰酯结构[δ_C 173.3，δ_C 44.3，δ_C 26.8 和 δ_C 22.8（×2）]，一个吡喃糖基单位（δ_C 101.5，δ_C 78.1，δ_C 76.2，δ_C 75.3，δ_C 71.8 和 δ_C 62.8）和个反香豆基[δ_C 168.4，δ_C 161.4，δ_C 146.9，δ_C 131.3（×2），δ_C 127.2，δ_C 117.0（×2），δ_C 115.0]。化合物 1 的 ^{1}H–NMR 和 ^{13}C–NMR 谱与 viburtinoside Ⅱ 相似，除了在 C–7 处存在一个亚甲基[δ_H 1.63（1H，m）和 δ_H 1.52（1H，m）]，且不存在一个氧甲碳（δ_C 78.9）和一个乙酰基（δ_H 2.01），这是根据 CH_2–7 与 CH_2–6 之间的 ^{1}H–^{1}H COSY 相关所得到的。根据 H–1 [δ_H 6.10（1H，d，J = 5.0 Hz）] 与 C–1′（δ_C 173.3）HMBC 相关可确定 3– 甲基丁基位于 C–1 上。通过分析 HMBC 数据显示从 H–11 到 C–1 的相关性可确定葡萄糖连接在 C–11 上。HMBC 从 H–2″[δ_H 4.87（1H，overlaped）] 到 C–1‴（δ_C 168.4）的相关也表明在葡萄糖 C–2″ 上存在一个香豆基。根据 ^{1}H–^{1}H COSY、HSQC 和 HMBC 谱确定了化合物 1 的平面结构（图 3–27）。

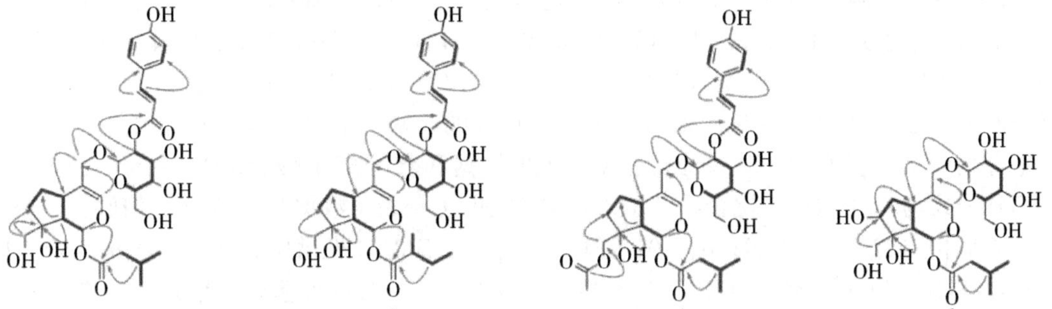

图 3–27　化合物 1 ～ 6 的 ^{1}H–^{1}H COSY 及关键的 HMBC 相关

通过 NOESY 和 ^{13}C–NMR 数据分析确定了化合物 1 的相对构型。在 NOESY 光谱中，H–5/H–9 和 H–10 及 H–9/H–10 的相关性表明，H–5、H–9 和 CH_2–10 都是 β 取向的（图 3–28）。通过 C–9（δ_C 46.0）的化学位移和位于 C–8 上的羟基，确定其具有 β 构型。最终确定化合物 1 的结构，命名为接骨木苷 A。

化合物 2 为淡黄色油状。化合物 2 的分子式为 $C_{30}H_{40}O_{13}$。在 m/z 607.2385 处有一个负离子 $[M–H]^-$ 离子峰。除 H–7‴ 和 H–8‴ 的 δ_H 值分别为 6.89 和 5.82 外，化合物 2 的 ^{1}H 和 ^{13}C–NMR 数据与化合物 1 非常相似。它们相对较小的 J 值（化合物 2 为 12.9 Hz；化合物 1 为 16.0 Hz）表明对香豆素基是顺式结构，采用 ^{1}H–^{1}H COSY、HSQC 和 HMBC 数据确定了 2 的结构（图 3–28），命名为接骨木苷 B。

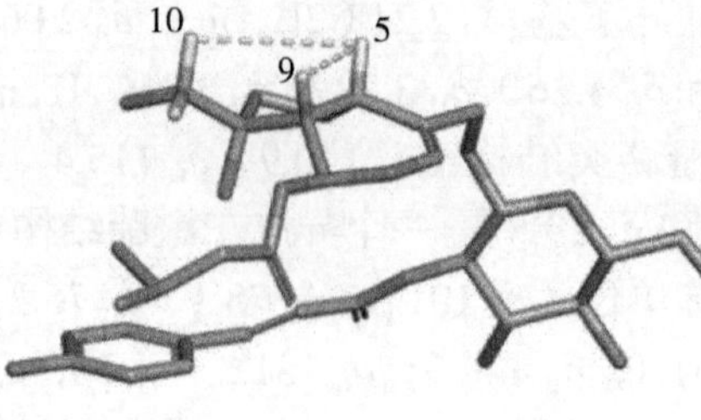

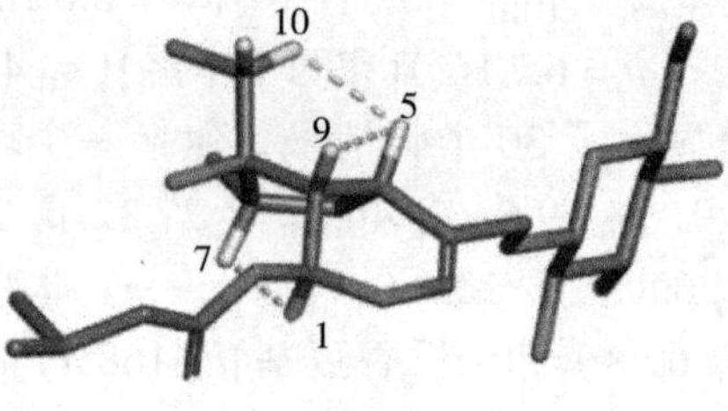

图 3-28 化合物 1 和 6 的关键 NOESY 相关

化合物 3 为淡黄色油状。由正离子 HR-ESI-MS 中 *m/z* 631.2368 处的分子离子峰 $[M + Na]^+$ 确定其分子式为 $C_{30}H_{40}O_{13}$。化合物 3 的 ^{1}H-NMR 和 ^{13}C-NMR 数据与化合物 1 相似，只是在 C-1 [δ_H 2.38（1H，m，H-2′），δ_H 1.64（1H，overlap，H-3′a），δ_H 1.49（1H，overlap），δ_H 0.92（3H，t，J = 7.5 Hz，H-4′）和 δ_H 1.13（3H，d，J = 7.0 Hz），δ_C 176.9（C-1′），δ_C 42.3（C-2′），δ_C 27.9（C-3′），δ_C 11.9（C-4′）和 δ_C 16.8（C-5′）] 处出现了 2- 甲基丁基；δ_H 2.21（1 H，dd，J = 7.1，1.9Hz，2″），δ_H 2.06（1 H，m，H-3） 和 δ_H 0.96（6 H，t，J = 6.7 Hz，H-4′，5′），δ_C 173.3（C-1″），δ_C 44.3（C-2″），δ_C 26.8（C-3″）和 δ_C 22.8（C-4′，5′）。H-5′ 与 C-1′、C-2′ 和 C-3′ 的 HMBC 相关支持了这一结果。最后确定化合物 3 的结构，命名为接骨木苷 C。

化合物 4 为淡黄色油状，根据其 ^{13}C-NMR 数据和分子离子峰 $[M-H]^-$ 在 *m/z* 649.2491 处确定其分子式为 $C_{32}H_{41}O_{14}$。化合物 4 的 ^{1}H-NMR 和 ^{13}C-NMR 数据与化合物 1 相似，只是多了一个乙酰基 [δ_C 172.9、δ_C 20.9；δ_H 2.01（3H，s）]。在 HMBC 光谱中，从 H-10 [δ_H 3.97（1H，d，J = 11.0 Hz）和 δ_H 3.85（1H，d，J = 11.0 Hz）] 到一个乙酰羰基碳（δ_C 172.9）的相关信号可确定乙酰基连接在 C-10 上。根据 H-1 和 H-9 之间的偶合常数，以及 H-5/H-9 和 H-10、H-9/H-10 和 H-10/H-3 的 NOESY 相关可确定化合物 4 的相对构型与化合物 1 相同。最后确定化合物 4 的结构，命名为接骨木苷 D。

化合物 5 为淡黄色油状，根据 HR-ESI-MS 在 *m/z* 673.2470 处有一个正离子峰 $[M + Na]^+$ 确定其分子式为 $C_{32}H_{42}O_{14}$。化合物 5 的 ^{1}H-NMR 和 ^{13}C-NMR 数据与化合物 4 相似，不同的是化合物 4 的反式香豆酰部分被化合物 5 的顺式香豆酰部分取代，H-7‴ 和 H-8‴ 的顺式偶合常数为 12.9 Hz。最后确定化合物 5 的结构，命名为接骨木苷 E。

化合物 6 为无色油状，根据负离子 HRFABMS 和 ^{13}C-NMR 数据确定其分子式为 $C_{21}H_{34}O_{12}$。化合物 6 的 ^{1}H 和 ^{13}C 核磁共振谱与 supensolide F 相似，除了糖单元的信号 [δ_C 101.5（C-1″），δ_C 72.5（C-2″），δ_C 73.1（C-3″），δ_C 75.5（C-4″），δ_C 69.1（C-5″）和 δ_C 63.4（C-6″）；δ_C 103.6（C-1″），δ_C 75.3（C-2″），δ_C 78.2（C-3″），δ_C 71.8（C-4″），δ_C 78.0（C-5″）和 Supensolide F]。从 H-1″[δ_H 4.68（1H，d，J = 8.0 Hz）] 到 C-11（δ_C 69.9）的 HMBC 相关性显示，6 的半乳糖苷单元位于 C-11。NOESY 谱证实了 6 的相对构型，CH_2-10/H-5 与 H-9 和 H-9/H-5 之间的相关性表明 H-10、H-9 和 H-5 都是 β 取向的。根据 H-7/H-1 的相关关系，可以预测 H-7 的取向为 α 取向。最后确定化合物 6 的结构，命名为接骨木苷 F。

化合物 1 ～ 8 对 A549（非小细胞肺腺癌）、SK-OV-3（人卵巢癌细胞）、SK-MEL-2（皮肤黑色素瘤）和 Bt549（浸润性导管癌）细胞系的细胞毒活性进行了 SRB 生物测定。化合物 2、3 和化合物 5 对 SK-MEL-2 和 Bt549 具有细胞毒活性，IC_{50} 值为 1.3 ～ 8.7 μmol/L。其中化合物 3 对 4 株人癌细胞（A549、SK-OV-3、SK-MEL-2 和 Bt549）表现出较强的细胞毒活性，IC_{50}值分别为 3.8 μmol/L、1.9 μmol/L、1.4 μmol/L 和 1.3 μmol/L。虽然化合物 1 和化合物 3 除了 C-1 上的官能团有差异外，结构相似，但只有化合物 3 有细胞毒活性，这表明 C-1 上 2- 甲基丁基的存在在介导对癌细胞的细胞毒活性中起着重要作用。化合物 1 和化合物 4 在糖基上具有反式香豆酰基取代基，无细胞毒活性。而化合物 2 和化合物 5 具有顺式香豆酰基团，对 SK-MEL-2 和 Bt549 显示出较强的细胞毒活性。这些数据表明，在 SK-MEL-2 和 Bt549 癌细胞株中，香豆酰基双键的几何形状与它们的细胞毒作用有关。

通过测定 LPS 诱导的 BV2 小鼠小胶质细胞的 NO 水平，评价所有分离得到的化合物（1～8）的抗神经炎症作用。其中化合物 2、3 和化合物 5 抑制 NO 水平，IC_{50}值分别为 0.9 μmol/L、1.3 μmol/L 和 1.2 μmol/L。与阳性对照（IC_{50} 13.2 μmol/L）相比，它们表现出更强的 NO 抑制活性，在浓度为 20 μmol/L 时不表现出任何细胞毒活性。

通过测量 C6 细胞中 NGF 的分泌，检测分离化合物（1 ～ 8）的神经保护活性。测量释放到培养基中的 NGF 水平，使用 MTT 法测定细胞活力。化合物 2 ～ 4 和化合物 8 为 NGF 释放刺激物，在 20 μmol/L 浓度下，NGF 释放水平分别为（147.0 ± 5.8）%、（145.4 ± 5.8）%、（158.7 ± 5.2）% 和（152.6 ± 7.3）% [阳性对照 6-shogaol 为（146.3 ± 7.2）%]，且不产生细胞毒作用。

这些环烯醚萜衍生物对 HeLa S3 癌细胞具有抑制活性，并通过降低血清 ALT 和 AST 来诱导显著的肝保护作用。本研究中从这种植物来源分离的环烯醚萜苷 C-1 位的甲基丁基、C-11 位的糖对 SK-MEL-2 和 Bt549 癌细胞株具有细胞毒活性。

实例 12　败酱根中环烯醚萜类化合物及其对脂多糖诱导的一氧化氮生成的抑制作用

摘要

采用活性导向分离法，从败酱根中分离得到 5 个新的环烯醚萜类化合物，分别为败酱萜 A ～ E（1 ～ 5），以及 13 个已知化合物。化合物 1 ～ 5 的结构通过 1D-NMR 和 2D-NMR、ECD 和 VCD 等方式确定。随后，评估了所有单体化合物对脂多糖诱导的 RAW 264.7 细胞一氧化氮生成的抑制作用。其中，新的环烯醚萜类化合物 2 和化合物 5 及已知的化合物木脂素 B（6）具有较强的抑制作用，其 IC_{50} 值为 14.7 ～ 17.8 μmol/L。

前言

败酱是一种多年生草本植物，隶属于败酱科。中国传统医学中，败酱的根被用于治疗疟疾、痢疾、白血病、胃癌、伤寒、摔伤和白带异常等疾病。然而，败酱根的抗炎活性尚未见相关报道。根据前人的研究，败酱次生代谢产物种类繁多，包括环烯醚萜、木脂素、倍半萜、三萜、甾体、香豆素、类黄酮等化合物。作为我们正在进行的寻找新型植物源抗炎剂项目的一部分，我们观察其对脂多糖（LPS）诱导的 RAW 264.7 细胞一氧化氮（NO）生成的抑制作用，结果发现败酱根的 70% 乙醇水溶液提取物显示出较强的抑制活性。采用柱层析分离得到 8 个组分（E1 ～ E8）。然后评估它们对 RAW 264.7 细胞生成 NO 的抑制活性。

在本研究中，对 70% 乙醇水溶液提取物中最有效的部分（E2）进行了化学成分研究，分离并鉴定了 5 种新的环烯醚萜类化合物，败酱萜 A ～ E（1 ～ 5）和 14 种已知化合物（图 3-29）。通过光谱数据（^{1}H-NMR、^{13}C-NMR、2D-NMR 和 MS）的测量，并与已发表的文献数据进行比较，确定了已知化合物的结构。本文描述了化合物 1 ～ 5 的分离和结构解析，以及所有单体化合物对 LPS 诱导的 RAW 264.7 细胞产生 NO 的抑制活性。

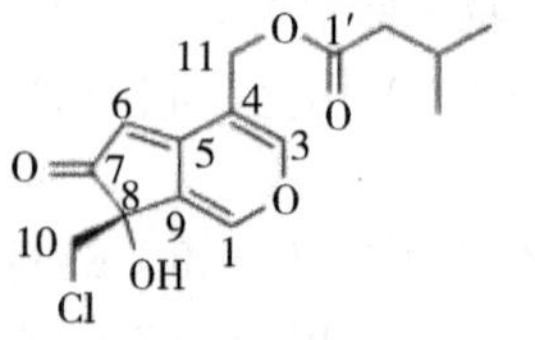

1

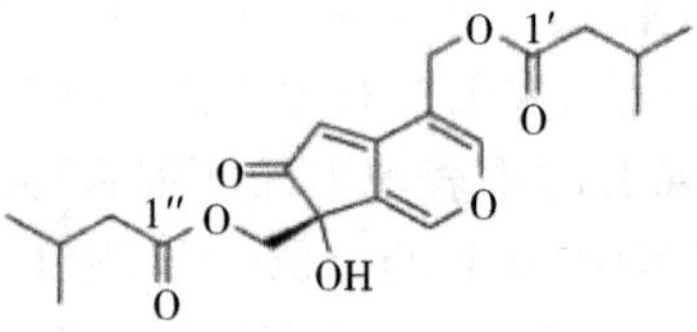

2

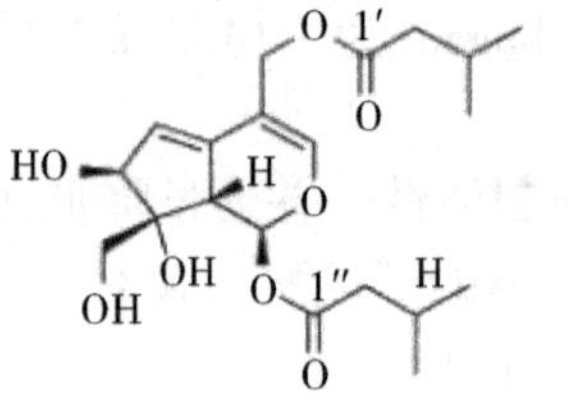

3

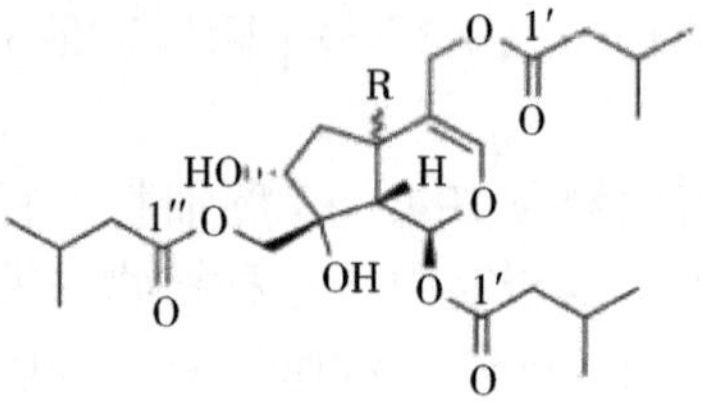

4 R=β-OH
5 R=OH

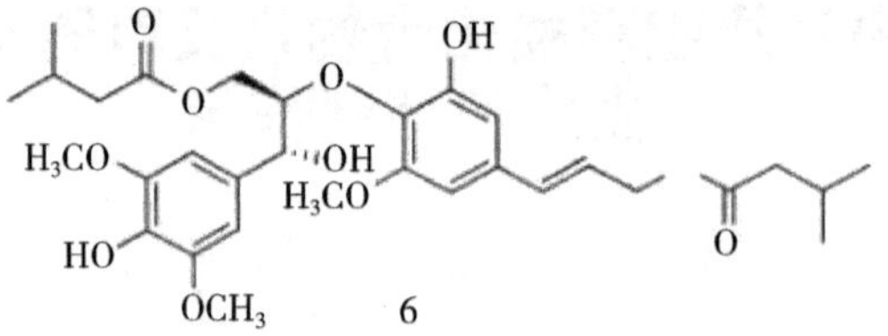

6

图 3-29　化合物 1 ～ 6 的化学结构

实验部分

1. 仪器材料

旋光光谱在 JASCO P-2000 偏振计上测量。紫外光谱在 Optizen Pop 仪器（韩国 Mecasys 公司）上获得。ECD 光谱和 VCD 光谱由 Spartan’14 和高斯 09 软件获得。ECD 光谱和 VCD 光谱分别用 J-1100 圆形二色分光光度计（日本 JASCO 公司）和 ChiralIR-2X™ FT-VCD 光谱仪（BioTools，Jupiter，FL，USA）测量。红外光谱使用安捷伦 Cary 630 FTIR 光谱仪（美国安捷伦科技公司）获得。以四甲基硅烷为内标，用 JEOL 500 MHz NMR 谱仪获得 NMR 谱，化学位

移用 δ 值表示。HR-ESI-MS 使用 Q-TOF 微型质谱仪（美国沃特世公司）获得。采用硅胶 60 F254（德国默克公司）和 RP-18 F254S（德国默克公司）平板进行 TLC 分析。将化合物置于 20%（V/V）H_2SO_4 试剂（Aldrich）中，然后在 110 ℃加热 5 ～ 10 min。使用硅胶（德国默克公司 60A，70 ～ 230 目或 230 ～ 400 目）、Sephadex LH-20（安玛西亚生物技术有限公司）和反相硅胶（ODS-A 12 nm，S-150 μm）进行柱层析。使用闪光纯化系统（美国 Teledyne Isco 公司）进行闪光色谱。闪速色谱采用预包装的 Redi Sep-Silica 和 Redi Sep-C18。HPLC 采用 Gilson 纯化系统（美国吉尔森公司），采用 YMC Pack ODS-A 柱（250 mm × 20 mm，5.0 μm，YMC）、J'sphere ODS-M80 柱（250 mm × 20 mm，4.0 μm，YMC）和 Luna 10 μm C18（2）100A 柱（250 mm × 20 mm，10.0 μm，Phenomenex）。

2. 植物资源

败酱根于 2014 年 3 月取自韩国首尔东大门区玄镇制药公司。经 D.S.J 鉴定，有代表性的标本（PASC1-2014）已保藏在韩国庆熙大学药学院天然产物药物实验室。

3. 提取与分离

将 6.0 kg 干燥的败酱根用 70% 乙醇 120 L，80 ℃，水浴提取 3 小时，45 ℃真空蒸发溶剂。将 70% 乙醇提取物（822.0 g）吸附在硅胶（70 ～ 230 目）上，并研磨。粉状提取物在硅胶上用柱层析分离，用二氯甲烷 - 甲醇 - 水［从（9 ：0.9 ：0.1）到（6 ：3.6 ：0.4），V/V/V，最后使用纯甲醇］得到 8 个组分（E1 ～ E8）。评估了各组分对 RAW 264.7 细胞一氧化氮生成的抑制活性。只有 E1 ～ E3 组分表现出较好的抑制活性，IC_{50} 值分别为 41.4 μg/mL、18.9 μg/mL 和 45.2 μg/mL。在此基础上，利用硅胶柱层析［正己烷 - 乙酸乙酯 - 甲醇，（8 ：1.8 ：0.2）～（5 ：4 ：1），V/V/V］将活性最强的 E2（56.4 g）进一步分离，得到 10 个主要组分（E2-1 ～ E2-10）。

用 Sephadex 柱与二氯甲烷 - 甲醇混合物（1 ：1，V/V）进行分离，得到 12 个组分（E2-5-1 ～ E2-5-12）。采用 Redi Sep-C18 色谱柱 [26 g，甲醇 - 水，（2 ：8）～（9 ：1），V/V] 对组分 E2-5-3 进行快速色谱分离，得到化合物 4（29.2 mg）和化合物 5（11.8 mg）。采用 YMC Pack ODS-A 柱反相高效液相色谱法从 E2-5-7 馏分中分离得到化合物 1（119.4 mg）。采用二氯甲烷 - 乙酸乙酯梯度 [（9 ：1）～（3 ：7），V/V]，得到 23 个组分（E2-7-1 ～ E2-7-23）。用闪速色谱系统 [Redi Sep-C18 cartridge，26 g，甲醇 - 水，（2 ：8）～（9 ：1），V/V] 进一步细分馏分 E2-7-3，得到败酱萜 B（6，35.1 mg）。采用闪速色谱 [Redi Sep-C18，13 g，甲醇 - 水，（2.5 ：7.5）～（8 ：2），V/V] 从 E2-7-17 组分中分离得到化合物 2（14.2 mg）和化合物 3（10.4 mg）。

败酱萜 A（1）：淡黄色油状；比旋度 $[\alpha]^{23}$ -109.7（c=0.1，甲醇）；紫外（甲醇）最大吸收（log ε）229（3.50）nm、290（3.36）nm、346（3.55）nm；ECD（c=0.2 mmol/L，CH_3CN）最大吸收 216（-6.3）、327（6.9）、366（-8.1）；红外光谱（ATR）最大吸收 3346 cm^{-1}、1659 cm^{-1}、1543 cm^{-1}；HR-ESI-MS（正离子）*m/z* 313.0827 $[M + H]^+$（计算值 $C_{15}H_{18}ClO_5$，313.0843）。

败酱萜 B（2）：淡黄色油状；比旋度 $[\alpha]^{23}$ -24.9（c=0.1，甲醇）；紫外（甲醇）最大吸收（log ε）227（3.39）nm、290（3.23）nm、346（3.49）nm；ECD（c=0.2 mmol/L，CH_3CN）最大吸收 215（-17.6）nm、328（20.5）nm、367（-24.1）nm；红外光谱（ATR）最大吸收 3380 cm^{-1}、1733 cm^{-1}、1663 cm^{-1}、1544 cm^{-1}；HR-ESI-MS（正离子）*m/z* 379.1760 $[M + H]^+$（计算值 $C_{20}H_{27}O_7$，379.1757）。

败酱萜 C（3）：无色固体；比旋度 $[\alpha]^{23}$ 7.1（c 0.1，甲醇）；紫外（甲醇）最大吸收（log ε）206（3.83）nm、245（3.70）nm；ECD（c=0.2 mmol/L，CH_3CN）最大吸收 216（4.2）nm、225（3.7）nm 和 255（8.5）nm；红外光谱（ATR）最大吸收 3402 cm^{-1}、2958 cm^{-1}、1717 cm^{-1}；HR-ESI-MS（正离子）*m/z* 399.2031 $[M + H]^+$（计算值 $C_{20}H_{31}O_8$，399.2019）。

败酱萜 D（4）：无色晶体；比旋度 $[\alpha]^{23}$ -98.5（c=0.1，甲醇）；紫外（甲醇）最大吸收（log ε）206（3.87）nm；VCD（c=0.2 mol/L，$CDCl_3$）；红外光谱（ATR）最大吸收 3458 cm^{-1}、2958 cm^{-1}、1730 cm^{-1}、1089 cm^{-1}；HR-ESI-MS（正离子）*m/z* 523.2534 $[M + Na]^+$（计算值 $C_{25}H_{40}O_{10}Na$，523.2519）。

败酱萜 E（5）：无色晶体；比旋度 $[\alpha]^{23}$ -140.1（c=0.1，甲醇）；紫外（甲醇）最大吸收（log ε）206（3.86）nm；红外光谱（ATR）最大吸收 3396 cm^{-1}、2958 cm^{-1}、1719 cm^{-1}、1024 cm^{-1}；HR-ESI-MS（正离子）*m/z* 523.2502 $[M + Na]^+$（计算值 $C_{25}H_{40}O_{10}Na$，523.2519）。

结果与讨论

化合物 1 为淡黄色油状，HR-ESI-MS 在 *m/z* 313. 0827 可见 $[M+H]^+$ 离子峰，由此可确定分子式为 $C_{15}H_{17}O_5Cl$（计算值为 $C_{15}H_{18}O_5Cl$，313.0843）。同位素离子峰位于 *m/z* 315.0833 $[M + H]^+$，比值约为 3 ∶ 1，表明氯原子的存在，这也得到了核磁共振数据的支持。化合物 1 的 ^1H-NMR 和 ^{13}C-NMR 谱数据显示了两个 CH_3 质子的信号 [δ_H 0.94（6H，d，J = 7.0 Hz）] 和一个 CH 基团（δ_C 25.7），一个 CH_2 基团（δ_C 43.1）和一个酯碳原子（δ_C 172.7）信号，表明存在一个异戊酸基团，该推论也在化合物 1 的 HMBC 相关谱中得到证实了（图 3-30）。除了异戊烯基外，其余 10 个碳信号包括两个 CH_2 单元：一个与氧连接的碳信号（δ_C 66.6）和一个氯相连的碳信号（δ_C 48.3），一个季碳（δ_C 75.1），碳六烯（δ_C 159.0，δ_C 150.7，δ_C 140.2，δ_C 127.4，δ_C 114.8 和 δ_C 105.6）和一个共轭酮碳（δ_C 201.1），提示该化合物具有环烯醚萜苷结构骨架，在 HMBC 谱中，可以见 H-11（δ_H 4.84）与 C-1′（δ_C 172.7）相关，提示异戊酸基团连接在 C-11 上。氯原子、共轭酮、羟基和烯烃基团的位置通过 COSY 和 HMBC 实验确定。

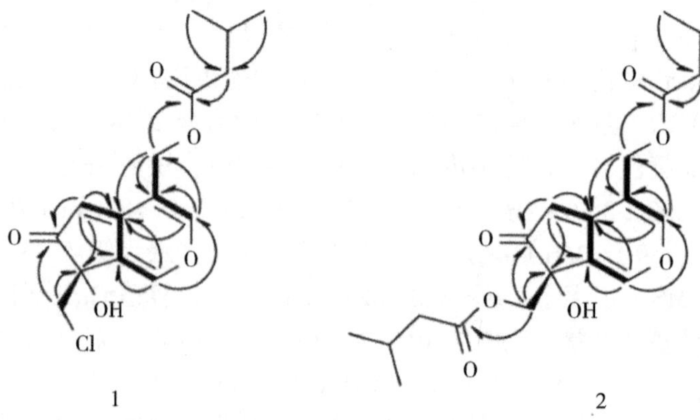

图 3-30 化合物 1-2 的 ^1H-^1H COSY 及关键的 HMBC 相关

将化合物 1 的实验电子圆二色性（ECD）光谱与时间依赖密度泛函理论（TDDFT）方法计算的电子圆二色性（ECD）光谱进行比较，建立了化合物 1 的绝对构型，并通过计算 8R 模型和 8S 模型确定了 C–8 的绝对构型。利用 Spartan’ 14 软件使用 MMFF 力场进行构象搜索，并在高斯 09 软件的 DFT[B3LYP/6–31+G（d，p）] 水平上对所选构象进行几何优化。优化后，采用 CPCM 溶剂模型在 TDDFT（CAM–B3LYP/SVP）基础上计算 CH_3CN 中的理论 ECD 光谱。化合物 1 的实验 ECD 光谱在 216 nm 处表现为负 Cotton 效应（CE）（Δε–6.3），在 327 nm 处表现为正 CE（Δε +6.9），在 366 nm 处表现为负 CE（Δε–8.1）。8S 模型计算的 ECD 谱图与实验版本一致（图 3–31），表明化合物 1 的绝对构型为 8S。因此，从上述数据分析，最终确定新化合物 1 的结构，命名为败酱萜 A。

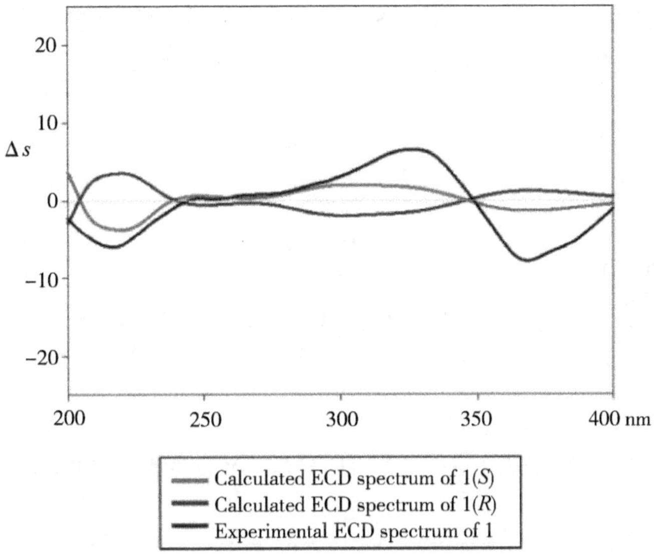

图 3–31　化合物 1 实验与计算的 ECD 谱

化合物 2 经 HR–ESI–MS 确定分子式为 $C_{20}H_{26}O_7$（*m/z* 379.1760 [M + H]$^+$，计算值 $C_{20}H_{27}O_7$，379.1757）。化合物 2 的 ^{1}H–NMR 和 ^{13}C–NMR 谱中的质子和碳信号与化合物 1 相似。然而，对比化合物 2 的 ^{1}H–NMR 和 ^{13}C–NMR 谱数据显示，在化合物 2 的 C–10 上存在一个额外的异戊酸基团 [δ_H 2.20（4H，d，J = 6.0 Hz），δ_H 2.07（2H，sep，J = 7.0 Hz）和 δ_H 0.93（12H，overlap）]，而不是化合物 1 中的氯原子。^{13}C 核磁共振数据也证实了化合物 2 中氯原子的缺失，显示化合物 2 中 C–10 向低场移动（δ_C 48.3 → δ_C 66.2）。H–10（δ_H 4.44 和 δ_H 3.96）和 H–11（δ_H 4.82）与 C–1′ 和 C–1″（δ_C 172.8）的 HMBC 相关性证实了两个异戊酸基团的位置。从 ECD 光谱中确定化合物 2 的绝对构型为 8*R*，与化合物 1 具有相同的构型。因此，化合物 2（败酱萜 B）的结构被确定为（*R*）–（7– 羟基 –6– 氧 – 6,7– 二氢环五 a[c] 吡喃 –4,7– 二基）双（亚甲基）双（3– 甲基丁酸酯）。

化合物 3 的分子式经 HR–ESI–MS 确定为 $C_{20}H_{30}O_8$（*m/z* 399.2031 [M + H]$^+$，计算值 $C_{20}H_{31}O_8$，399.2019）。化合物 3 的 ^{13}C–NMR 谱数据显示了两个异戊酸基团（δ_C 173.3，δ_C 171.2，

δ_C 43.4，δ_C 43.3，δ_C 25.8，δ_C 25.7），这被化合物 3 的 HMBC 相关性进一步证实。其余 10 个碳信号分别为 2 个 CH_2（δ_C 65.4 和 δ_C 60.8）、1 个季碳（δ_C 81.6）、2 个烯烃 CH（δ_C 147.9 和 δ_C 119.9）、2 个烯烃季碳（δ_C 138.4 和 δ_C 108.8）和 3 个 CH（δ_C 93.1、δ_C 84.0 和 δ_C 47.6），表明化合物 3 为含 2 个异戊酸基团的环烯醚萜。化合物 3 的 HMBC 实验显示，H-11（δ_H4.66 和 4.72）与 C-1′（δ_C 173.3）相关，H-1（δ_H 6.17）与 C-1″（δ_C 171.2）相关，表明异戊酸基团分别位于 C-11 和 C-1（图 3-31）。与结构相似的化合物相比，H-1（δ_H 6.17，J = 10.5 Hz）的偶合常数表明，H-1 和 H-9 为反式。NOESY 实验（图 3-31）显示 H-9 和 H-10 之间有明显的相关性，但 H-7 和 H-10 之间没有 NOE 效应。根据上述结果，并与立体化学中已知的 C-1 和 C-9 环戊吡喃环烯醚类化合物进行类比，确定化合物 3 的绝对构型为 1*R*、7*S*、8*R* 和 9*S*。这一建议得到了化合物 3 的 ECD 实验支持。化合物 3 的实验 ECD 光谱在 216 nm（Δε +4.2）和 255 nm（Δε +8.5）处显示出正 Cotton 效应。1*R*，7*S*，8*R*，9*S* 的 ECD 计算谱与实验结果吻合良好（图 3-32、图 3-33）。最终确定化合物 3 的结构（图 3-33），命名为败酱萜 C。

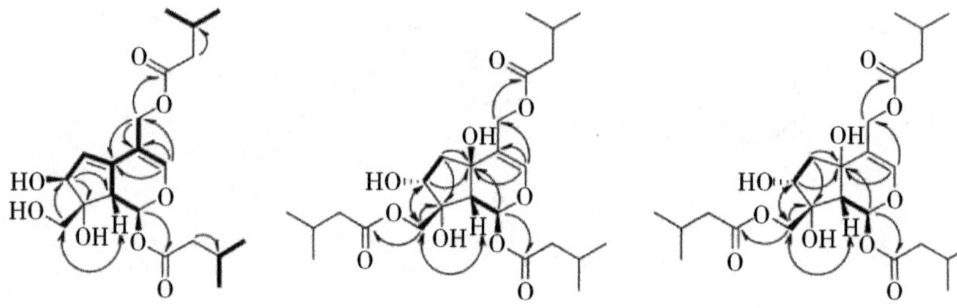

3　　4　　5

图 3-32　化合物 3 ～ 4 的 ^1H–^1H COSY 及关键的 HMBC 相关

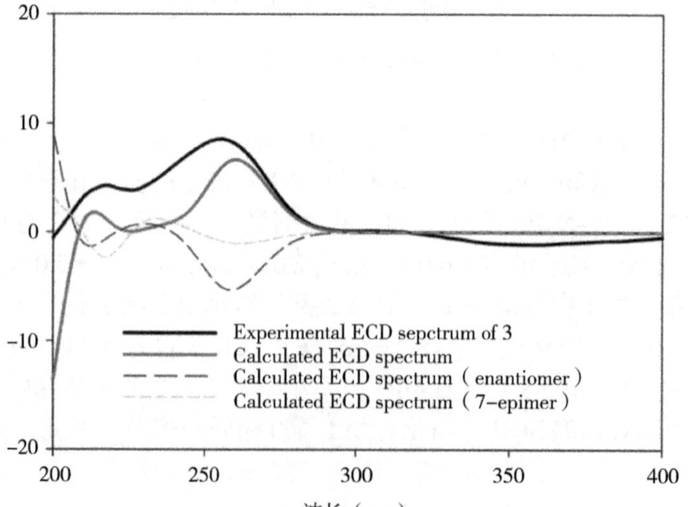

图 3-33　化合物 3 实验与计算的 ECD 谱

用 HR-ESI-MS（*m/z* 523.2534 [m + Na]$^+$，$C_{25}H_{40}O_{10}Na$ 的计算值为 523.2519）确定了化合物 4 的分子式为 $C_{25}H_{40}O_{10}$。化合物 4 的质谱和核磁共振波谱数据表明该化合物是一个具有三个异戊酸基团的环烯醚萜。化合物 4 的 ^{13}C-NMR 和 DEPT 谱显示存在一个烯烃 CH 基团（δ_C 142.0），一个季碳原子（δ_C 115.1），两个与氧相连的 CH_2 基团（δ_C 61.1 和 δ_C 66.0）。此外，环烯醚萜骨架上还有两个氧代 CH 基团（δ_C 86.7 和 δ_C 72.3）、两个氧代季碳（δ_C 69.5 和 δ_C 79.3）、一个 CH_2（δ_C 42.4）和一个 CH（δ_C 57.1）。H-1 与 C-1‴，H-10 与 C-1″ 和 H-11 与 C-1′ 存在 HMBC 相关，由此可确定三个异戊酸基团分别位于 C-1、C-10 和 C-11。NOESY 实验表明，H-10 与 H- 7 和 H-9 之间有明显的相关性，表明它们位于环体系的同一面。化合物 4 中 C-7 的绝对构型通过 Mosher、^{1}H-NMR、COSY、HSQC 确定为 7*R*（图 3-34）。根据上述结果及对环烯醚萜正 β、β- 顺式融合环戊吡喃环体系的了解，化合物 4 的绝对构型确定为 1*R*、7*R*、8*R* 和 9*S*。对于确定 C-5 羟基的构型，由于结构中缺乏 UV 发色团，没有检测到显著的吸收，因此采用 ECD 方法是不恰当的。为此，我们测量了化合物 4 的振动圆二色性（VCD）谱，目的是确定 C-5 的绝对构型。与 ECD 计算相同的程序进行构象搜索和几何优化，并在高斯 09 软件中在 DFT[B3LYP/6-31+G（d，p）] 水平上计算理论 VCD 光谱。化合物 4 的实验红外和 VCD 光谱与 5R 同分异构体的理论结果相吻合（图 3-35）。因此，化合物 4（败酱萜 D）的结构被确定为（1*R*,6*R*,7*R*,4a*R*,7a*S*）-6,7,4a- 三羟基 -1-3- 甲基丁醇 -1,5,6,7,4a,7a- 六氢环五 [c] 吡喃 -4,7- 二基双（亚甲基）双（3- 甲基丁酸酯）。

化合物 5 的 ^{1}H-NMR 和 ^{13}C-NMR 谱与化合物 4 非常相似，其分子式与化合物 4 相同。H-1 与 C-1‴，H-10 与 C-1″，H-11 与 C-1' 存在 HMBC 相关，表明在 C-1、C-10 和 C-11 上有三个异戊酸基团被取代，化合物 5 的平面结构与化合物 4 相同。NOESY 实验显示 H-10 与 H-7 和 H-9 的相关性，并通过改进的 Mosher 方法确定了 C-7 的绝对构型为 *R*。最终确定化合物 5（败酱萜 E）的结构为（1*R*,6*R*,7*R*,7a*S*）-6,7,4 三羟基 -1-（3- 甲基丁醇）氧 -1,5,6,7,4a,7a- 六氢环五 [c] 吡喃 -4,7- 二基双（亚甲基）双（3- 甲基丁酸酯）。

评估了所有单体化合物对 LPS 诱导的 RAW 264.7 细胞生成 NO 的抑制作用。其中，新的环烯醚萜类化合物败酱萜 B（2）和败酱萜 E（5）以浓度依赖的方式显著降低了 LPS 诱导的 NO 生成，其 IC_{50} 值为 17.1 μmol/L、14.7 μmol/L 和 17.8 μmol/L。在以前的研究中，尚未报道其抗炎作用相关的生物活性数据。

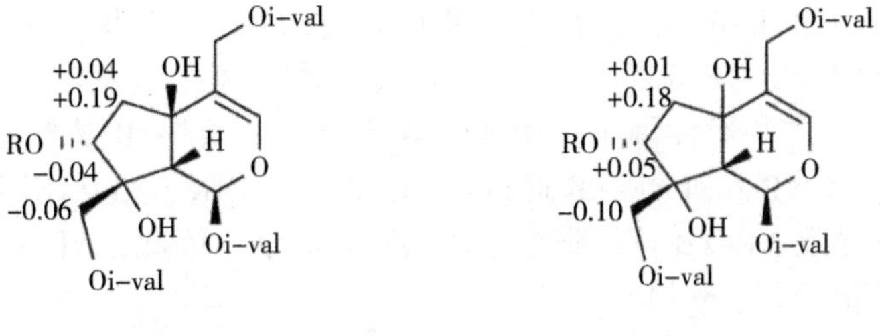

4a　R=（*S*）MTPA ester
4b　R=（*R*）MTPA ester

5a　R=（*S*）MTPA ester
5b　R=（*R*）MTPA ester

图 3-34　化合物 4 和化合物 5 两种 MTPA 酯衍生物在吡啶中的 ppm 值（$\delta S \sim \delta R$）

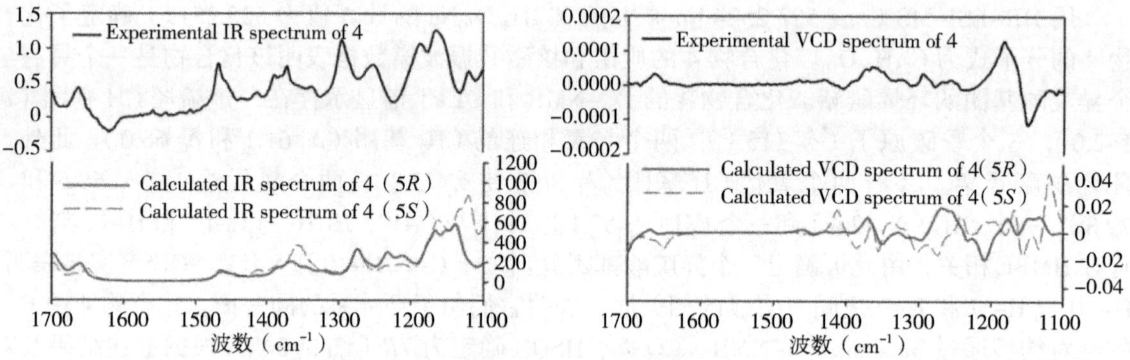

图 3–35　化合物 4 实验与计算的 VCD 谱

实例 13　荔枝草中具有抗炎活性的桉叶烷型倍半萜

摘要

从荔枝草地上部分分离出 9 个新的倍半萜内酯类化合物和 11 个已知类似物。通过 HR-ESI-MS 和 NMR 数据阐明了它们的结构，通过电子圆二色性数据、X 射线晶体分析和改良 Mosher 法确定了它们的绝对构型。研究了化合物 1 ～ 20 对 LPS 诱导的小鼠巨噬细胞生成一氧化氮的抑制能力。其中化合物 20 的抑制作用最强，IC_{50} 为 17.9 μmol/L。化合物 20 可以降低 LPS 诱导的 RAW 264.7 细胞中一氧化氮合酶（iNOS）的 mRNA 和蛋白表达量，而环氧化酶 -2（COX-2）的 mRNA 和蛋白表达量没有下降。基于核因子 κB（NF-κB）信号通路的机制研究，化合物 20 的抗炎作用可能是通过抑制 NF-κB 磷酸化阻断 NF-κB 活化。因此，化合物 20 可能是治疗炎症性疾病的潜在候选药物。

前言

炎症是保护哺乳动物或植物物种免受物理或有害化学刺激和外来抗原（如细菌、病毒、真菌和原生动物）的先天免疫反应。在炎症过程中，巨噬细胞在宿主防御中起关键作用。然而，巨噬细胞受多种致病因子的控制，通过炎症细胞因子基因的表达，如白细胞介素 1β（IL-1β）、白细胞介素 6（IL-6）和肿瘤坏死因子 α（TNF-α），以及炎症介质的产生，如一氧化氮（NO）和前列腺素 E2（PGE2）可导致多种炎症性疾病，如关节炎、急性感染性休克、哮喘和动脉粥样硬化。这些炎症因子是由 NF-κB 诱导的，NF-κB 是炎症反应的关键转录因子。由 NF-κB 抑制剂（IκB）和 NF-κB 通过与 IκB 激酶（IKK）相互作用而组成的 NF-κB 复合物的磷酸化和降解导致 NF-κB 转位到细胞核的转录激活。因此，NF-κB 信号级联可能是预防炎症性疾病的重要靶点。

荔枝草（属唇形科）是治疗咳嗽、肝炎、腹泻、淋病和出血的民间偏方，在全球广泛分布，特别是在韩国、日本和中国。据报道，荔枝草具有保护胃、抗炎、抗氧化、保护肝、抗动脉粥样硬化、抗病毒和抗肥胖等药理活性，并含有倍半萜类、二萜类、木脂素、类黄酮、酚类和脂肪族化合物等植物化学成分。目前研究发现了桉叶烷型倍半萜内酯、荔枝草萜 A ~ F 为荔枝草的主要成分。荔枝草乙醇提取物能够改善特应性皮炎、类风湿关节炎和骨质疏松。虽然已有研究报道了荔枝草提取物的多种生物活性，但对荔枝草中桉叶烷型倍半萜的药理特性研究尚不充分。在本研究中，通过柱层析对荔枝草的乙酸乙酯萃取部分进行分离纯化，分离鉴定出 9 个新的桉叶烷型倍半萜及 11 个已知化合物（图 3-36）。

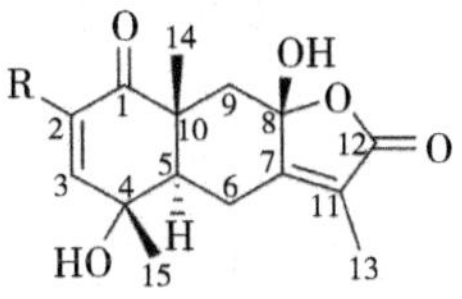

1 R = H
2 R = OAc

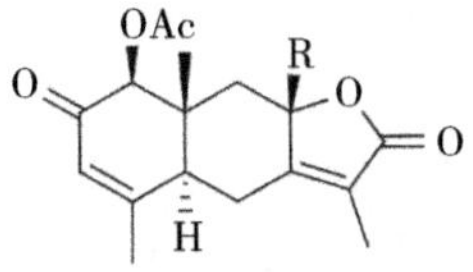

3 R = OH
4 R = OCH_3

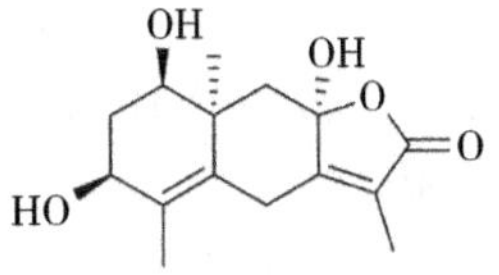

5

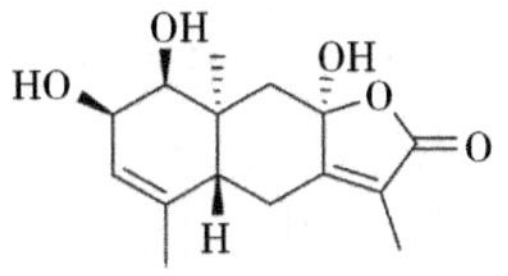

6

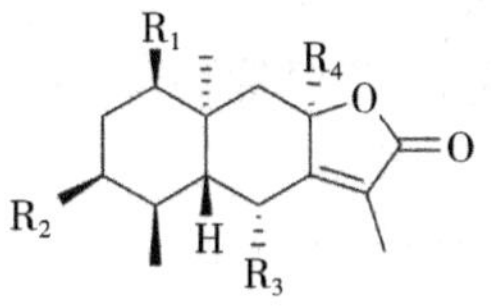

7 R_1 = OH，R_2 = OH，R_3 = H，R_4 = OH
8 R_1 = OH，R_2 = OH，R_3 = H，R_4 = OCH_3
9 R_1 = OH，R_2 = OAc，R_3 = H，R_4 = OH
10 R_1 = OH，R_2 = OAc，R_3 = H，R_4 = OCH_3
11 R_1 = OH，R_2 = OAc，R_3 = OH，R_4 = OH

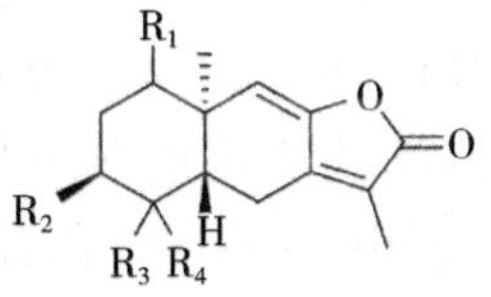

12 R_1H= α-OH，R_2 = H，R_3 = β-OH，R_4 = α-CH_3
13 R_1H= β-OH，R_2 = H，R_3 = β-OH，R_4 = α-CH_3
14 R_1H= β-OH，R_2 = OH，R_3 = α-H，R_4 = β-CH_3
15 R_1H= β-OH，R_2 = OAc，R_3 = α-H，R_4 = β-CH_3
16 R_1H= β-OH，R_2 = OH，R_3 = α-OH，R_4 = β-CH_3

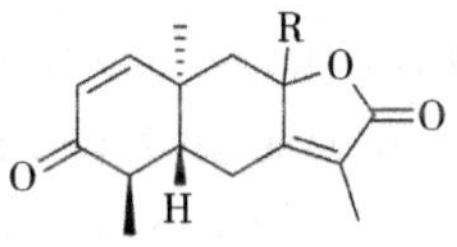

17 R = α-H
18 R = α-OH
19 R = α-OCH_3
20 R = β-OCH_3

图 3-36 化合物 1 ~ 20 的化学结构

实验部分

1. 仪器材料

旋光测试采用 JASCO P-2000 偏振仪（日本 JASCO 公司），紫外光谱由 SpectraMax M2e

分光光度计（美国 Molecular Devices 公司）获得。ECD 光谱记录在 JASCO J-710 光谱偏光仪（日本 JASCO 公司）上，红外数据使用 Spectrum GX 光谱仪（美国 PerkinElmer 公司）获取。^{1}H-NMR、^{13}C-NMR、2D-NMR 谱记录在 JEOL JNM-ECA600 仪器（JEOL，Tokyo，Japan）。HR-ESI-MS 数据采集使用 Bruker maXis 4G 质谱仪（德国布鲁克公司）。采用硅胶（Kieselgel 60，230 ～ 400 目，德国默克公司）柱层析（CC）和中压液相层析（美国 Teledyne Isco 公司）分离。采用硅胶 60 GF_{254} 和 RP-18 GF_{254}（德国默克公司）薄层色谱法检测各组分。制备高效液相色谱采用日本岛津公司 LC-6AD 仪器，SPD-20A 检测器，YMC ODSH80（20 mm × 250 mm，4 μm）和 Phenomenex Luna C18（21.2 mm × 250 mm，5 μm）柱。使用安捷伦 1200 系列高效液相色谱系统分析组分或化合物。

2. 植物资源

荔枝草于 2013 年 4 月在韩国长兴郡采集，经作者之一（M.C.R.）鉴定。样本（KRIB-KR2013-600）保藏在韩国生命科学研究院全北分院免疫调节材料研究中心实验室。

3. 提取与分离

将荔枝草地上部分晾干，用萃取器（韩国 Kyungseo 公司）在 70 ℃下，用 95% 乙醇（300 L）提取 30 kg，提取 5 h。提取液通过滤纸（10 号，185 mm，韩国现代微公司）过滤，滤液减压浓缩，得到乙醇提取物（2.6 kg）。2.0 kg 的浸膏混悬 2 L 的水中，用正己烷（30 L）和乙酸乙酯（30 L）萃取，乙酸乙酯萃取部位（541.2 g）对 LPS 诱导的 RAW 264.7 细胞产生 NO 具有一定的抑制活性 [IC_{50}:（4.83 ± 0.2） μmol/L]。用三氯甲烷和甲醇（100 ：0，100 ：1，50 ：1，25 ：1，15 ：1，10 ：1，5 ：1，2 ：1，1 ：1，0 ：1，V/V）溶剂经硅胶柱色谱得到 14 个亚组分（SPE1 ～ SPE14）。SPE9（79.4 g）经硅胶柱色谱 [正己烷 / 丙酮，（1 ：0）→（0 ：1），V/V] 得到 14 个亚馏分（SPE9A ～ SPE9N）。SPE9C（40 mg）通过 C18 色谱柱（Agilent），洗脱液用 Sephadex LH-20 分离，得到 4 个亚馏分（SPE9C1 ～ SPE9C4）。用制备型高效液相色谱（H_2O/CH_3CN，55 ：45，V/V，6.0 mL/min）进一步纯化 SPE9C1（14.2 mg），得到化合物 19（8.4 mg，保留时间 42.6 min）和化合物 20（2.1 mg，保留时间 40.0 min）。采用 C18 MPLC 柱色谱，以 H_2O 和甲醇 [（9 ：1）→（0 ：1），V/V] 为梯度溶剂体系，对 SPE9F（1.0 g）进行分离，得到 16 个亚馏分（SPE9F1 ～ SPE9F16）。采用制备高效液相色谱法 [H_2O/CH_3CN，（75 ：25）→（65 ：35），V/V，6.0 mL/min] 从 SPE9F5（75.7 mg）中分离得到化合物 4（1.7 mg，保留时间 127.8 min）。SPE9J（11.4 g）用硅胶经 MPLC 电泳，正己烷和乙酸乙酯 [硅胶，120 g，（19 ：1）→（0 ：1）] 梯度洗脱，得到 20 个亚馏分（SPE9J1 ～ SPE9J20）。SPE9J12（1.7 g）经 MPLC 反相色谱柱 [C18，130 g，水 / 甲醇，（95 ：5）→（0 ：100），V/V] 进一步分离得到 19 个亚馏分（SPE9J12A ～ SPE9J12S）。用制备型高效液相色谱（H_2O/CH_3CN，85 ：15，V/V，6 mL/min）纯化 SPE9J12F（42.4 mg），得到化合物 1（10.9 mg，保留时间 46.9 min）和化合物 11（3.3 mg，保留时间 43.0 min）。SPE9J12I（92.1 mg）经制备型高效液相色谱（H_2O/CH_3CN，82 ：18，V/V，6 mL/min）分离得到化合物 2（1.9 mg，保留时间 66.2 min）、5（23.0 mg，保留时间 48.1 min）、6（2.9 mg，保留时间 56.4 min）、16（8.7 mg，保留时间 58.4 min）。用制备型高效液相色谱 [H_2O/CH_3CN，（82 ：18）→（75 ：25），V/V，6 mL/min] 进一步纯化 SPE9J12K（65.5 mg），得到化合物 12（3.8 mg，保留时间 62.9 min）和化合物 13（3.0 mg，保

留时间 97.6 min）。

Eudebeiolide G（1）：黄色无定型粉末；比旋度 $[\alpha]^{25}$ −44（c = 0.1，甲醇）；紫外（甲醇）最大吸收（log ε）213（2.25）nm；ECD（甲醇）λmax（Δε）205（−33.6）nm、228（+19.9）nm、253（−3.2）nm；红外光谱（溴化钾）最大吸收 3298 cm^{-1}、2922 cm^{-1}、1735 cm^{-1}、1681 cm^{-1}、1464 cm^{-1}、1319 cm^{-1}、1265 cm^{-1}、1198 cm^{-1}、1134 cm^{-1}、1022 cm^{-1}、936 cm^{-1}；HR-ESI-MS *m/z* 301.1047 $[M + Na]^+$（计算值 $C_{15}H_{18}O_5Na$，301.1046）。

Eudebeiolide H（2）：黄色无定型粉末；比旋度 $[\alpha]^{25}$ −14（c=0.1，甲醇）；紫外（甲醇）最大吸收（log ε）215（2.22）nm；ECD（甲醇）λmax（Δε）209（−16.3）nm、231（+9.0）nm、258（−1.1）nm；红外光谱（溴化钾）最大吸收 3349 cm^{-1}、2919 cm^{-1}、2853 cm^{-1}、1748 cm^{-1}、1700 cm^{-1}、1463 cm^{-1}、1374 cm^{-1}、1325 cm^{-1}、1200 cm^{-1}、1107 cm^{-1}、1022 cm^{-1}、948 cm^{-1}；HR-ESI-MS *m/z* 335.1125 $[M - H]^-$（计算值 $C_{17}H_{19}O_7$，335.1136）。

（1*S*,4*S*,8*S*,10*R*）−1−Acetoxy−8−methoxy−2−oxoeudesman−3,7（11）− dien−8,12−olide（4）：黄色无定型粉末；比旋度 $[\alpha]^{25}$ −73（c=0.1，甲醇）；UV（甲醇）λmax（log ε）227（2.11）nm；ECD（甲醇）λmax（Δε）214（−22.0）nm、236（+7.4）nm、264（−1.2）nm；红外光谱（溴化钾）最大吸收 3448 cm^{-1}、2922 cm^{-1}、2848 cm^{-1}、1762 cm^{-1}、1685 cm^{-1}、1456 cm^{-1}、1232 cm^{-1}、1047 cm^{-1}、949 cm^{-1}；HR-ESI-MS *m/z* 357.1308 $[M + Na]^+$（计算值 $C_{18}H_{22}O_6Na$，357.1309）。

Eudebeiolide I（5）：黄色无定型粉末；比旋度 $[\alpha]^{25}$ −170（c=0.1，甲醇）；紫外（甲醇）最大吸收（log ε）215（2.05）nm；ECD（甲醇）λmax（Δε）213（−13.6）nm、232（−4.9）nm、250（−10.9）nm；红外光谱（溴化钾）最大吸收 3357 cm^{-1}、2923 cm^{-1}、1739 cm^{-1}、1698 cm^{-1}、1453 cm^{-1}、1327 cm^{-1}、1267 cm^{-1}、1185 cm^{-1}、1056 cm^{-1}、950 cm^{-1}；HR-ESI-MS *m/z* 279.1238 $[M - H]^-$（计算值 $C_{15}H_{19}O_5$，279.1238）。

Eudebeiolide J（6）：黄色无定型粉末；比旋度 $[\alpha]^{25}$ −54（c=0.1，甲醇）；紫外（甲醇）最大吸收（log ε）202（1.99），270（0.77）nm；ECD（甲醇）λmax（Δε）204（−3.9）nm、244（−4.9）nm；红外光谱（溴化钾）最大吸收 3383 cm^{-1}、2920 cm^{-1}、1742 cm^{-1}、1564 cm^{-1}、1454 cm^{-1}、1384 cm^{-1}、1254 cm^{-1}、1184 cm^{-1}、1145 cm^{-1}、1022 cm^{-1}、946 cm^{-1}；HR-ESI-MS *m/z* 303.1200 $[M + Na]^+$（计算值 $C_{15}H_{20}O_5Na$，303.1203）。

6−Hydroxyplebeiolide A（11）：白色无定型粉末；比旋度 $[\alpha]^{25}$ −73（c=0.1，甲醇）；紫外（甲醇）最大吸收（log ε）210（1.96）nm；ECD（甲醇）λmax（Δε）229（−10.0）nm；红外光谱（溴化钾）最大吸收 3420 cm^{-1}、2920 cm^{-1}、2853 cm^{-1}、1741 cm^{-1}、1383 cm^{-1}、1256 cm^{-1}、1089 cm^{-1}、1027 cm^{-1}、938 cm^{-1}；HR-ESI-MS *m/z* 363.1414 $[M + Na]^+$（计算值 $C_{17}H_{24}O_7Na$，363.1414）。

1−epi−Phaeusmane G（13）：白色无定型粉末；比旋度 $[\alpha]^{25}$ +37（c=0.1，甲醇）；紫外（甲醇）最大吸收（log ε）273（2.07）nm；ECD（甲醇）λmax（Δε）226（+0.3）nm、255（−3.5）nm、285（+4.3）nm；红外光谱（溴化钾）最大吸收 3382 cm^{-1}、2919 cm^{-1}、2850 cm^{-1}、1763 cm^{-1}、1653 cm^{-1}、1588 cm^{-1}、1467 cm^{-1}、1314 cm^{-1}、1115 cm^{-1}、1025 cm^{-1}、936 cm^{-1}；HR-ESI-MS *m/z* 265.1436 $[M + H]^+$（计算值 $C_{15}H_{21}O_4$，265.1434）。

Eudebeiolide K（16）：白色无定型粉末；比旋度 $[\alpha]^{25}$ +16（c=0.1，甲醇）；紫外（甲醇）最大吸收（log ε）274（2.23）nm；ECD（甲醇）λmax（Δε）224（+1.3）nm、257（−4.8）nm、

286（+4.9）nm；红外光谱（溴化钾）最大吸收 3422 cm^{-1}、2919 cm^{-1}、1733 cm^{-1}、1663 cm^{-1}、1460 cm^{-1}、1315 cm^{-1}、1170 cm^{-1}、1030 cm^{-1}、847 cm^{-1}；HR-ESI-MS *m/z* 281.1383 $[M+H]^+$（计算值 $C_{15}H_{21}O_5$，281.1384）。

8-epi-Eudebeiolide C（20）：黄色无定型粉末；比旋度 $[\alpha]^{25}$ +292（c=0.1，甲醇）；紫外（甲醇）最大吸收（log ε）219（2.25）nm、274（1.49）nm；ECD（甲醇）λmax（Δε）209（+21.5）nm、245（+5.0）nm；红外光谱（溴化钾）最大吸收 3354 cm^{-1}、2918 cm^{-1}、2850 cm^{-1}、1765 cm^{-1}、1677 cm^{-1}、1595 cm^{-1}、1465 cm^{-1}、1379 cm^{-1}、1157 cm^{-1}、963 cm^{-1}；HR-ESI-MS *m/z* 277.1429 $[M+H]^+$（计算值 $C_{16}H_{21}O_4$，277.1434）。

结果与讨论

化合物 1 为黄色无定型粉末，其分子式为 $C_{15}H_{18}O_5$，在 HR-ESI-MS 光谱中可见 $[M+Na]^+$ 离子峰 *m/z* 301.1047（计算值 301.1046）。红外光谱显示，在 3398 cm^{-1} 处存在羟基，在 1735 cm^{-1} 和 1681 cm^{-1} 处存在 α,β- 不饱和 γ - 内酯。^{1}H-NMR 数据显示信号包括三个甲基质子 [（δ_H 1.82（d，J = 1.2 Hz，H_3-13），1.36（s，H_3-14）和 1.41（s，H_3-15）]，两个亚甲基质子 [（δ_H 3.03（dd，J = 13.2，3.0 Hz，6α），2.53（m，6β），2.54（d，J = 13.8 Hz，H-9β）和 1.61（d，J = 13.8 Hz，H-9α）]，一个次甲基质子 [δ_H 2.03（dd，J = 13.8，3.0 Hz，H-5）] 和两个烯烃质子 [（δ_H 5.81（d，J = 10.2 Hz，2）和 6.72（d，J = 10.2 Hz，H-3）]。^{13}C 核磁共振数据结合 DEPT、HSQC 和 HMBC 谱显示了 15 个碳信号，分别对应 3 个甲基（δ_C 8.3、20.2 和 δ_C 22.4）、2 个亚甲基（δ_C 22.2 和 δ_C 46.9）、1 个次甲基（δ_C 54.4）、1 组双键（δ_C 125.4 和 δ_C 156.1）、1 个半缩醛（δ_C 105.5）、1 个 α,β- 不饱和 γ - 内酯（δ_C 123.0、161.6 和 δ_C 174.3）和 1 个酮羰基碳（δ_C 204.5）。^{1}H-NMR 和 ^{13}C-NMR 数据与已知化合物 Phaeusmane F 相似，主要区别在于化合物 1 在 C-1 位存在 Δ2（3）双键。

在 HMBC 谱中可以看到 H-2 与 C-4、C-10 及 H-3 与 C-1 的相关信号，可以确定双键在 2、3 位（图 3-37）。根据 H_3-14/H_3- 15 和 H-5/H-6α 的 NOESY 相关性，确定化合物 1 的相对构型为 H-5α、H_3-14β 和 H_3-15β（图 3-38）。通过 X 射线晶体学和实验电子圆二色性（ECD）数据确定了所有手性位置的绝对构型（图 3-39，图 3-40）。在 228（Δε = +19.9）nm 和 253（Δε =-3.2）nm 处的特征 Cotton 效应确定 8 为的绝对构型为 *R*。最终确定化合物 1 的结构为（4*R*,5*R*,8*S*,10*R*）-4,8- 二羟基 -1- 氧 - eudeudesman -2,7（11）-dien-8,12-olide，命名为 Eudebeolide G。

化合物 2 为黄色无定型粉末，在 HR-ESI-MS *m/z* 335.1125（$[M-H]^-$，计算值 335.1131）可见 $[M-H]^-$ 离子峰，确定其分子式为 $C_{17}H_{20}O_7$。化合物 2 的 1D-NMR 数据与化合物 1 相似，主要区别在于化合物 2 在 C-2 上多出一组乙酰基。在 HMBC 谱中可见 H-3（δ_H 6.39，s）与 C-1（δ_C 197.0）的相关信号，进一步确定乙酰氧基的位置，化合物 1 和化合物 2 的 NOESY 和 ECD 数据 [λmax（Δε）：231（+9.0）nm 和 253（-1.1）nm] 也非常相似，由此可确定化合物 1 和化合物 2 具有相同的立体构型。最后确定化合物 2 的结构，命名为 Eudebeiolide H。

化合物 4 为黄色无定型粉末。根据 *m/z* 357.1308（$[M+Na]^+$，计算值 357.1309）的 HR-ESI-MS 数据，确定了其分子式为 $C_{18}H_{22}O_6$。化合物 3 和化合物 4 的 NMR、IR 和 ECD 数据

的比较表明，化合物 4 与化合物 3 非常相似，比化合物 3 多出一组甲氧基。通过 MeO-8（δ_H 3.13）和 C-8（δ_C 107.1）之间的 HMBC 相关性确定了甲氧基基团的 C-8 位置（图 3-37）。根据 NOESY 数据对化合物 4 的相对构型进行了分析，结果显示 H-5 与 H-1 和 H-9α 相关、H_3-14β 与 MeO-8β 和 H-9β 相关（图 3-38）。在 ECD 谱中，可见化合物 4 在 [λmax（Δε）：236（+7.4）nm 和 264（−1.2）nm] 出现与化合物 3 相同的 Cotton 效应，因此确定化合物 4 的结构为（1*S*,5*S*,8*S*,10*R*）-1- 乙酰氧基 -8- 甲氧基 -2- 氧 - udesman-3,7（11）-dien-8,12-olide。

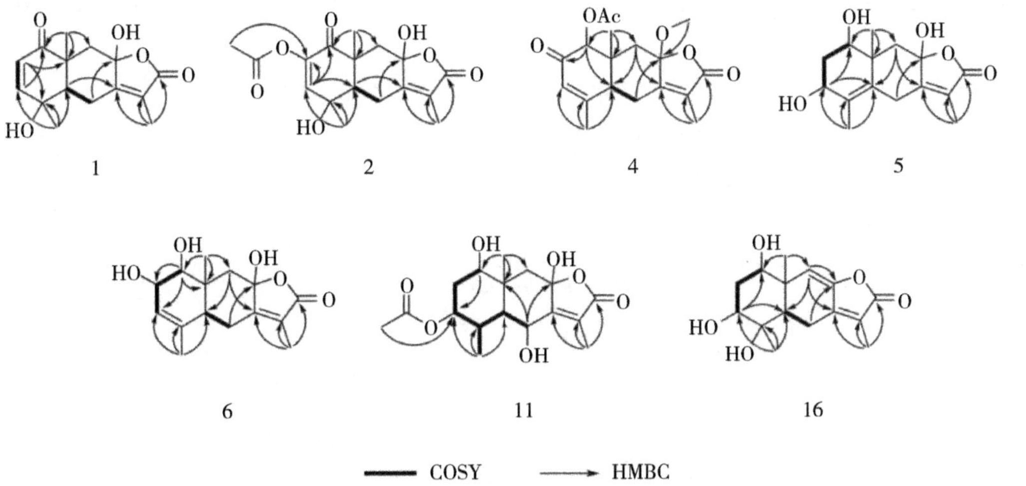

图 3-37　化合物 1，2，4 ～ 6，11，16 的 ^1H-^1H COSY 及关键的 HMBC 相关

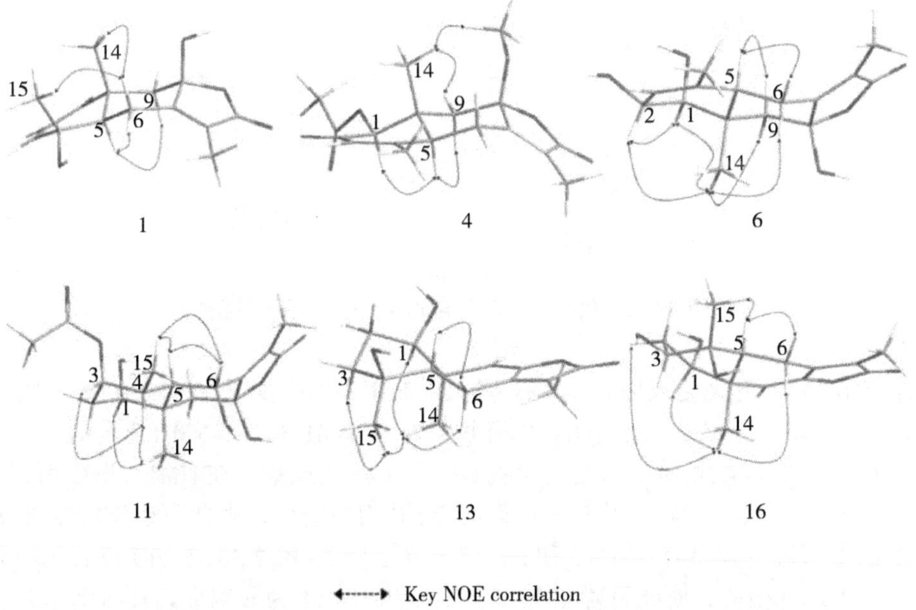

图 3-38　化合物 1，2，4 ～ 6，11，16 的关键 NOESY 相关

化合物 5 是一种黄色无定型粉末。根据 HR-ESI-MS 数据确定其分子式为 $C_{15}H_{20}O_5$（*m/z* 279.1238 [M-H]⁻，计算值 279.1238）。其核磁共振波谱数据与已知化合物 7 相似，但在化合物 5 中存在一对烯烃碳 [δ_C 131.1（C-4）和 134.1（C-5）] 的特征信号。通过 C-5 与 H-3 [δ_H 3.97（t，*J* = 4.8 Hz）]、H_2-9（δ_H 2.08，s）、H_3-14（δ_H 1.32，s）和 H_3-15（δ_H 1.87，s）的 HMBC 相关性可进一步确定（图 3-39）。其相对构型通过 NOESY 谱确定，在 NOE 谱中发现其相对构型与已知化合物 7 一致。此外，化合物 5 和化合物 7 的 ECD 光谱在 213（Δε-13.6）nm 和 232（Δε-4.9）nm 处显示了负 Cotton 效应（图 3-40），最终确定了化合物 5 的结构为（1*R*,3*S*,8*R*,10*S*）-1,3,8- trihydroxyudesman -4,7（11）-dien-8,12olide 命名为 Eudebeolide I。

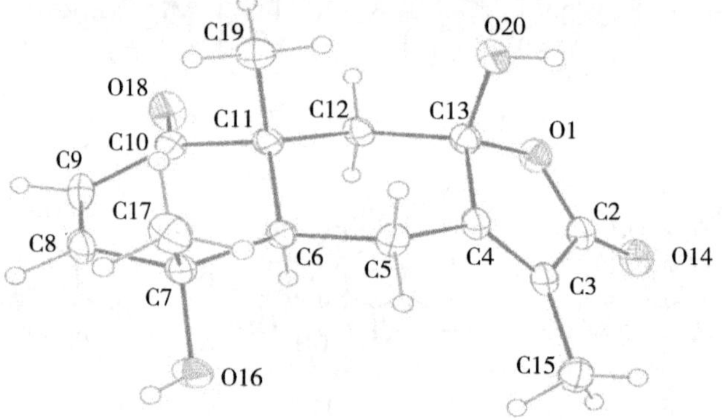

1

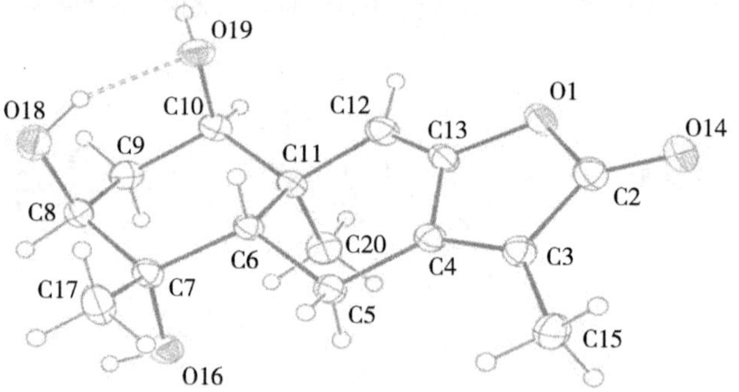

16

图 3-39　化合物 1 和化合物 16 的 X 射线单晶衍射

化合物 6 为黄色无定型粉末，根据 HR-ESI-MS 数据（303.1200 [M + Na]⁺，计算值 303.1203），确定其分子式为 $C_{15}H_{20}O_5$。化合物 6 的 ^{1}H-NMR 和 ^{13}C-NMR 谱与 1β,8β- 二羟基 -3,7(11)- 二烯 -8,12- 内酯相似，只是化合物 6 中多了一个羟基。在 HMBC 谱中可以观察到 H-1 与 C-2(δ_C 68.0)、C-3(δ_C 124.9) 及 C-10(δ_C 42.0) 的相关信号，由此可确定羟基连接在 6 位上。在 NOESY 谱中可观察到 H-1 与 H-2 和 H_3-14 相关，H-5（δ_H 2.36，br d）与 H-6β [δ_H 2.95（dd，*J* = 13.2，3.6 Hz）] 相关，由此可确定 H-1、H-2 和 H_3-14 为 α 取向，H-5 为 β 取向。在化合物 6 的 ECD 谱中，可以观察到 204 nm（Δε-3.9）和 244 nm（Δε-4.9）处的 Cotton 效应。因此

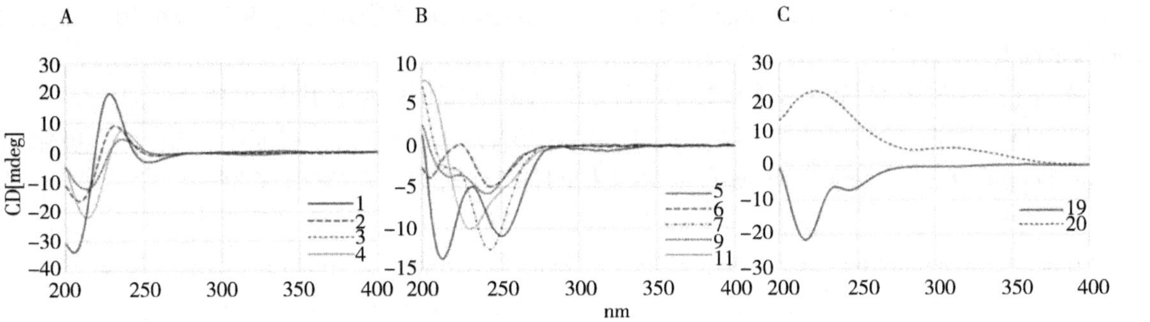

图 3-40　化合物 1 ～ 7，9，11，19，20 的 ECD 图谱

确定化合物 6 的结构，命名为 Eudebeolide J。

化合物 11 为白色无定型粉末。HR-ESI-MS 数据显示，在 *m/z* 363.1414（$[M + Na]^+$，计算值 363.1414）处有 $[M+Na]^+$ 离子峰，确定其分子式为 $C_{17}H_{24}O_7$。化合物 11 的 ^{1}H-NMR 和 ^{13}C-NMR 数据与已知化合物 9 相似，除了在 C-6（δ_C 65.8）处多出 1 个羟基。与化合物 9 相比，化合物 11 的 H-6（δ_H 4.97，d，J = 3.0 Hz）向低场移动，并与含氧碳（C-6）在 HSQC 光谱中相关。在 HMBC 谱中，可观察到 H-6 与 C-8 的相关信号，进一步确定羟基连接在 C-6 位上。在 NOESY 谱中，可以观察到 H-6 与 H-5、H_3-15 相关，结合 ECD 谱在 229 nm 处的负 Cotton 效应，可确定化合物 11 的绝对构型为 1*R*，3*S*，4*R*，5*R*，6*R*，8*R*，10*S*，命名为 6-hydroxyplebeiolide A。

化合物 12 以前被命名为 phaeusmane G，但它的绝对构型没有被确定。用改良的 Mosher 法确定了化合物 12 的绝对构型。双 MTPA 酯衍生物（12a 和 12b）的 ^{1}H NMR 数据比较显示，H_2-2 和 H_2-3 的计算值为负，而 H-9 和 H_3-14 的计算值为正。因此确定 C-1 的绝对构型为 *S*。

化合物 13 为白色无定型粉末，根据 HR-ESI-MS 数据（*m/z* 265.1436 $[M + H]^+$，计算值 265.1434）确定其分子式为 $C_{15}H_{20}O_4$。其 ^{1}H-NMR 和 ^{13}C-NMR、COSY、HMQC 和 HMBC 数据表明，化合物 13 的 2D 结构与 12 相同。H_3-14（δ_H1.07，s）与 H_3-15（δ_H 1.25，s）有 NOE 相关，H-6α [δ_H 2.50（ddd，J = 16.8，13.8，1.8 Hz）] 与 H_3-14 和 H_3-15 有 NOE 相关。在化合物 13 中，其 H-1（δ_H 3.68，br s）与 H_3-14 相关，而化合物 12 中 H-1 与 H-5β 相关。因此可确定化合物 12 和化合物 13 为 C-1 的一对差向异构体。由此确定化合物 13 的结构，并命名为 1-epi-phaeusmane G。

化合物 16 纯化为白色无定型粉末，根据 HR-ESI-MS 数据（*m/z* 281.1383 $[M + H]^+$，计算值 281.1384）确定其分子式为 $C_{15}H_{20}O_5$。化合物 16 和 eudebeiolide F 的 ^{1}H-NMR 和 ^{13}C-NMR 数据比较表明，两者都具有 1,3- 二羟基内酯的碳骨架，并带有共轭内酯部分。在 HMBC 谱中可以观察到 H_3-15 与 C-3（δ_C 77.6）、C-4 和 C-5（δ_C 40.5）的相关信号，进一步确定了羟基连接在 C-4 位上。通过 NOESY 谱确定化合物 16 的相对构型，其相对构型与 Eudebeiolide F 一致。

与化合物 12 相同，为确定化合物 16 中 C-1 和 C-3 立体中心的绝对构型，我们进行了 Mosher 实验，制备了两对（*S*）-MTPA 和（*R*）- MTPA 衍生物（16a 和 16b/16c 和 16d），计算了（*S*）-MTPA 和（*R*）- MTPA 之间 ^{1}H-NMR 化学位移的差异，并与每对的 ^{1}H-NMR 数据进行比较。最终确定的绝对构型与 Eudebeiolide F 相同，表明 C-1 和 C-3 的绝对构型分别

为 *R* 和 *S*。上述结果通过 X 射线晶体分析进一步确认。最终确定化合物 16 的结构，命名为 eudebeolide K。

化合物 20 为黄色无定型粉末，根据 HR-ESI-MS 数据确定其分子式为 $C_{16}H_{20}O_4$（*m/z* 277.1429 $[M + H]^+$，计算值 277.1434）。化合物 20 的 ^{1}H-NMR、^{13}C-NMR 数据与已知化合物 eudebeiolide C 非常相似，表明它们具有相同的 2D 结构。在 NOESY 谱中，化合物 20 的 MeO-8（δ_H3.00）与 H-5 有相关，而 eudebeiolide C 中 MeO-8 与 H_3-14 不存在相关信号。此外，化合物 20 与 eudebeiolide C 在 ECD 中出现了相反的 Cotton 效应，由此可确定化合物 20 中 C-8 位的绝对构型为 S。最后确定了化合物 20 的结构，并命名为 8-epi-eudebeiolide C。

实例 14　旋覆花中的二聚和三聚倍半萜类成分

摘要

从旋覆花中分离得到 1 个罕见的倍半萜三聚体和 3 个倍半萜二聚体。通过广泛的 1D-NMR 和 2D-NMR 数据及 HR-ESI-MS 数据确定了它们的化学结构。Inulajaponicolide A 的碳骨架可能是由一个黄烷内酯和两个 guaianolide 单元通过 Diels-Alder 环加成反应生成的，其连接模式为 C-11/C-3′ 和 C-11′/C-1″。Inulajaponicolide C 和 D 对人癌细胞 A549 和 NCI-H460 具有一定的细胞毒活性，其 IC_{50} 值为 8.5 ～ 17.8 μmol/L。在 LPS 诱导的 RAW264.7 细胞中，Inulajaponicolide A ～ D 具有明显的抑制一氧化氮生成的作用，其 IC_{50} 值为 1.0 ～ 4.1 μmol/L。

前言

旋覆花（*Inula japonica*）主要分布在韩国、中国大陆和日本。其花可以治疗气管炎、支气管炎、消化系统疾病和炎症等。此前对旋覆花的植物化学研究报道倍半萜类化学成分丰富，尤其是倍半萜内酯和二聚体，具有抗炎、抗肿瘤、抗糖尿病和抗菌作用。为进一步从旋覆花中寻找抗肿瘤和抗炎活性的化合物，本研究进一步对其提取分离，从中分离得到 4 个新化合物，包括 1 个三聚倍半萜（1），3 个二聚倍半萜（2 ～ 4）和 1 个已知的化合物 leariifolianoid A（5）（图 3-41）。化合物的结构通过 1D-NMR 和 2D-NMR 技术，包括 HSQC、HMBC、^{1}H-^{1}H COSY 和 ROESY 数据进行了鉴定。本文介绍了这些化合物的分离、结构鉴定、细胞毒活性及对 LPS 诱导 RAW264.7 巨噬细胞产生一氧化氮（NO）的抑制作用。

实验部分

1. 仪器材料

在 Bruker ARX-600 和 AV-800 光谱仪上进行核磁共振实验。化学位移相以 TMS 为内标。HR-ESI-MS 数据通过 maXis 4G（德国布鲁克公司）或 LCQ Fleet（美国赛默飞公司）质谱仪测量。制备型高效液相色谱采用 Waters 体系（2996 光电二极管阵列检测器），YMC J’sphere ODS-H80 柱（4 μm，150 mm × 20 mm，流速 6 mL/min）。MPLC 采用 Biotage Isolera Prime 层析

系统和 Lichroprep RP–18 柱（40 ～ 63 μm）。柱层析硅胶（70 ～ 230 目，德国默克公司）。硅胶 60 F_{254}（0.25 mm，德国默克公司）薄层色谱，10% 香兰素 –H_2SO_4 水喷雾法斑点检测。

2. 植物资源

旋覆花于 2014 年 10 月购于韩国首尔京东药材市场。该植物经 B.Y.H 鉴定，凭证标本（CBNU 2014–02IJ）保藏于忠北大学药学院植物标本室。

3. 提取与分离

将 5 kg 的旋覆花在室温下用甲醇提取三次。减压回收溶剂后，将浸膏加水混悬，用正己烷和二氯甲烷萃取。二氯甲烷组分（70 g）经硅胶柱层析，正己烷 – 乙酸乙酯 [（20 ：1）～（0 ：1）] 梯度洗脱，得到 7 个组分（IJC1 ～ IJC7）。用 MPLC 纯化 IJC6 经 MPLC 柱，流动相甲醇 – 水 [（20 ：80）～（50 ：50）] 梯度洗脱，得到化合物 1（5 mg）、2（10 mg）、3（3 mg）和化合物 5（2.5 mg），以及三个亚馏分（IJC6A ～ IJC6D）。用制备型高效液相色谱 [乙腈 – 水，（60 ：40）～（80 ：20）] 进一步纯化 IJC6D，得到化合物 4（3 mg）。

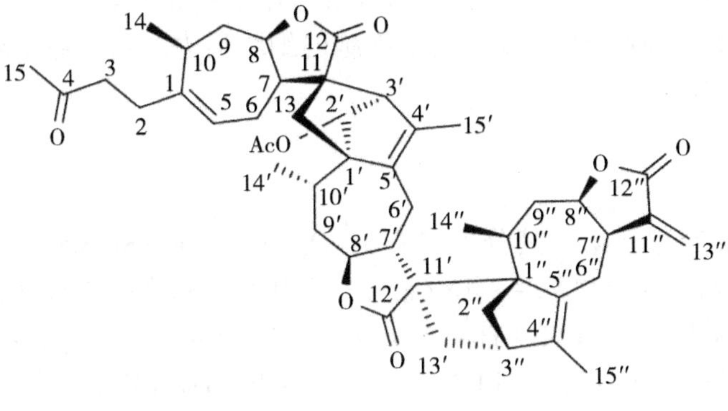

1

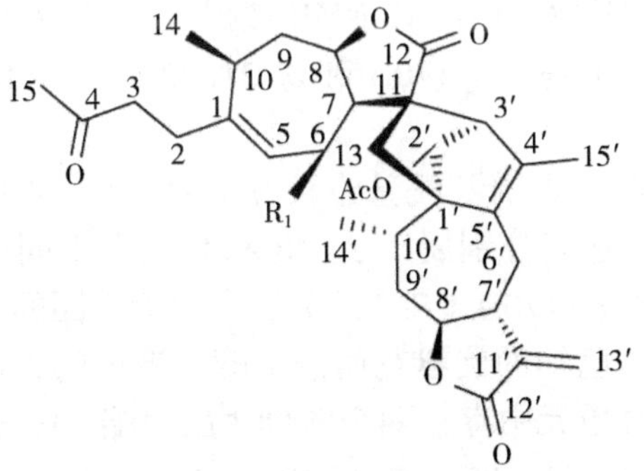

2　R_1=H

5　R_1=OAc

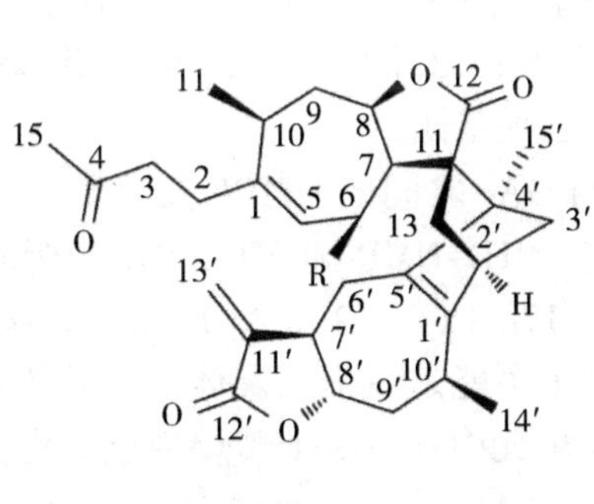

3　R=H

4　R=OAc

图 3–41　化合物 1 ～ 5 的化学结构

Inulajaponicolide A（1）：白色无定型粉末；HR-ESI-MS *m/z* 789.3966 [M + Na]$^+$（计算值 $C_{47}H_{58}NaO_9$，789.3973）。

Inulajaponicolide B（2）：白色无定型粉末；HR-ESI-MS *m/z* 559.2667 [M + Na]$^+$（计算值 $C_{32}H_{40}NaO_7$，559.2666）。

Inulajaponicolide C（3）: 白色无定型粉末；HR-ESI-MS *m/z* 501.2592 [M + Na]$^+$（计算值 $C_{30}H_{38}NaO_5$，501.2611）。

Inulajaponicolide D（4）：白色无定型粉末；HR-ESI-MS *m/z* 559.2666 [M + Na]$^+$（计算值 $C_{33}H_{40}NaO_7$，559.2666）。

4. 细胞毒活性

将细胞加入 96 孔板，然后用每种化合物处理 24 h。处理后，使用 MTT 测定法测定细胞生长情况。加入 MTT（5 mg/mL）后，在 37 ℃孵育 2 h，然后每孔加入 100 μL 二甲亚砜（DMSO）。最后，使用酶标仪在 540 nm 波长处读取吸光度。

5. 脂多糖（LPS）诱导的 NO 产生抑制活性

将 RAW264.7 细胞按 2×10^6 个 /mL 接种 96 孔板，用 1 μg/mL 含或不含化合物的 LPS 处理。孵育 24 h 后，在 550 nm 处测定吸光度。剩余细胞的细胞活力通过细胞计数试剂盒 -8（日本 Dojindo 公司）的比色法测定。

结果与讨论

化合物 1 为白色无定型粉末。其分子式 $C_{47}H_{58}O_9$ 根据 HR-ESI-MS *m/z* 789.3966（计算值 789.3973）处的 [M + Na]$^+$ 离子和 ^{13}C-NMR 确定，其中不饱和度为 19。化合物 1 的 ^{1}H-NMR 显示四个单峰甲基质子信号 δ_H 1.62（H_3-15′），δ_H 1.73（H_3-15″），δ_H 2.03（OAc）和 δ_H 2.15（H_3-15），三个双峰甲基质子信号 δ_H 1.02（d，J = 7.5Hz，H_3-14′），δ_H 1.03（d，J = 7.5Hz，H_3-14″）和 δ_H 1.16（d，J = 7.0 Hz，H_3-14），四个含氧次甲基质子 δ_H 4.07（tdd，J = 11.0，9.5，3.0 Hz，H-8′），δ_H 4.24（m，H-8″），δ_H 4.48（brs，2′）和 δ_H 4.76（tdd，J = 11.0，5.5，5.5 Hz，H-8），一个烯烃质子 δ_H 5.53（br，d，J = 9.0 Hz，H-5）。HSQC 结合 ^{13}C-NMR 数据显示了 47 个碳信号，包括 15 个四碳、13 个甲基、12 个亚甲基和 7 个甲基。δ_C 170.1 和 δ_C 21.1 的 ^{13}C-NMR 信号表明存在一个乙酰基团。

H-2′ 与 OAc 之间的 HMBC 交叉峰（图 3-42）表明乙酰基连接在 C-2′ 上。对剩下的 45 个碳信号进行 1D-NMR 和 2D-NMR 分析表明，它们分别属于 A、B 和 C 三个不同的倍半萜单元。在 δ_C 178.8（C-12）、δ_C 182.5（C-12′）和 δ_C 170.4（C-12″）三个内酯基团的特征信号表明化合物 1 可能是一个三聚体倍半萜内酯。与已知的旋覆花属倍半萜二聚体的光谱数据相比，其在 A 单元中存在一个黄烷内酯，在 B 和 C 单元中存在两个愈创木酚内酯。H-8 与 C-6、C-7、C-10、C-11、C-12；H-5 与 C-2、C-7、C-10；H-14 与 C-1、C-9、C-10；H_3-15 与 C-3、C-4；H-7 与 C-11、C-12、C-13；以及 H_2-2/H_2-3 与 H-5/H2-6/H-7/H-8/H_2-9/H-10/H_3-14 存在 HMBC 相关，确定黄烷内酯单元 A 的存在。

同样，在 ^{1}H-^{1}H COSY 中可以观察到 H_2-6′/H-7′/H-8′/H_2-9′/H-10′/H_3-14′ 和 H-2′/H-3′，以及 H_2-6″/H-7″/ H-8″/ H_2-9″/ H-10″/ H_3-14″ 和 2″/ H-3″/ H-13 四组自旋偶合体系，确定

了单元 B 和 C 的存在，结合 H_2-13 与 C-11、C-12、C-2′、C-3′ 和 C-5′ 的 HMBC 相关，以及 H-2′ 与 C-11 和 C-13；H-3′ 与 C-7、C-13、C-2′、C-4′ 和 C-5 的 HMBC 相关，可以清楚地表明黄烷内酯单元 A 和 Guaianolide 单元 B 是通过两个 C-C 单键连接在 C-11 和 C-3′ 之间及 C-13 和 C-1′ 之间。

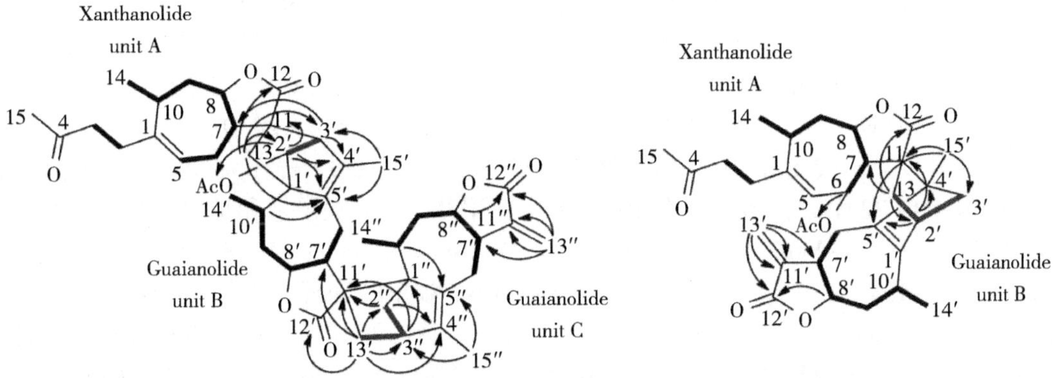

1　　4

图 3-42　化合物 1 和 4 的 ^{1}H-^{1}H COSY 及关键的 HMBC 相关

通过 ROESY 数据分析进一步证实了化合物 1 的相对构型，其中 H-7/H-8/H-10/H-3′ 的关键信号 H-7、H-8、H-10 和 H-3′ 在同一面，并定义为 α- 取向。在化合物 1 的 ROESY 谱中，H_3-14 与 H-7、H-8 不存在 ROE 相关，也进一步证实了该推论的正确性。H-2′/H-3′/H_3-14′/H-8′ 的 ROESY 相关性表明 H-2′、H-3′、H_3-14′ 和 H-8′ 为 α 取向，而 H-7′ 为 β 取向。进一步分析 ROESY 数据发现 H-2″a/H_3-14″ 和 H-7″/H-8″/H-10″ 的相关性，这表明 H-2″ 和 H_3-14″ 为 β 取向，而 H7″ 和 H-8″ 为 α 取向（图 3-43）。

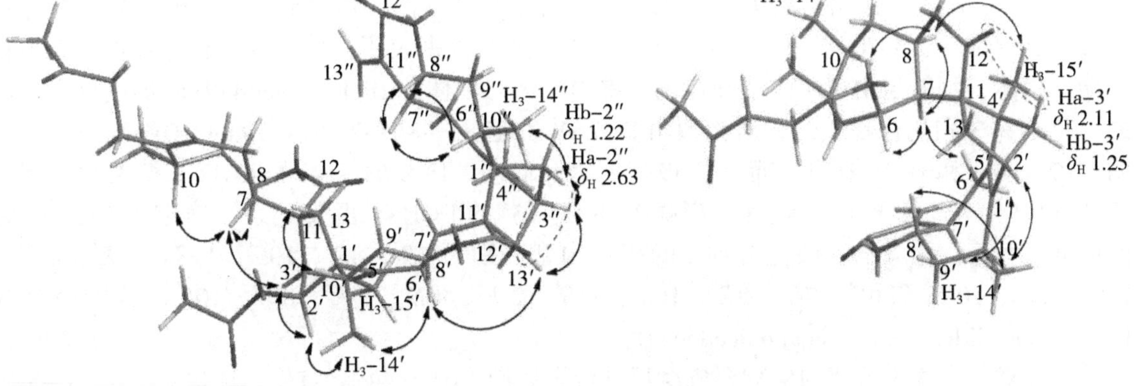

1　　4

图 3-43　化合物 1 和 4 的关键 ROESY 相关

从旋覆花属植物中分离到一系列倍半萜内酯二聚体，其中大部分是由两个单体通过Diels-Alder环加成形成的，连接方式为C-11/C-3′或C-11/C-1′。通过与文献报道的Diels-Alder环加成产物对比进一步确定B和C单元相对构型。基于此，确定化合物1的相对构型为7 R^* 8 R^*，10 S^* 11 S^* 1′ S^* 2′ S^*，3′ R^* 7′ R^* 8′ S^*，10′ S^* 11′ S^* 1″ R^*，3″ S^* 7″ S^* 8″ S^*，10″ R^*，命名为Inulajaponicolide A。

化合物2为白色无定型粉末。通过HR-ESI-MS（*m/z* 559.2667 $[M + Na]^+$，计算值559.2666）和^{13}C-NMR确定其分子式为$C_{32}H_{40}O_7$。^{1}H-NMR谱中显示了5个甲基（δ_H 1.05，δ_H 1.16，δ_H 1.68，δ_H 2.04，δ_H 2.15），3个连氧质子[δ_H 4.21（td，J = 11.0，3.0 Hz，H-8′）；4.54（br s，H-2′）；4.77（m，H-8）]，1个烯烃质子（δ_H 5.53，br d，J = 9.0 Hz，H-5）和1组亚甲基质子[δ_H 5.56（br d，J = 3.3 Hz，H-13′b）和δ_H 6.25（br d，J = 3.3 Hz，H13′a）]。其中化合物2的^{13}C谱中显示出32个碳，包括5个甲基，8个亚甲基，9个次甲基和10个季碳。通过进一步分析^{1}H-NMR和^{13}C-NMR数据，发现化合物2与leariifolianoid A（6）的核磁数据非常相似，仅少一组乙酰基。通过对COSY、HSQC和HMBC数据的分析表明，化合物2与化合物1具有连接类型相同的黄烷内酯单元A和B的二聚倍半萜内酯骨架。在ROESY谱中，可以观察到与化合物1相同的相关信号。进一步比较C-12（δ_C 178.6）羰基的^{13}C-NMR位移，确定化合物2为环加成产物。最终确定化合物2的相对构型为7R^*、8R^*、10S^*、11S^*、1′S^*、2′S^*、3′R^*、7′R^*、8′S^*、10′S^*，并命名为Inulajaponicolide B。有趣的是，化合物2是一个二聚体倍半萜内酯，也是化合物1的前体，同时存在于同一植物中。

化合物3和化合物4均为白色无定型粉末。根据化合物3和化合物4的HR-ESI-MS数据（*m/z* 501.2592 $[M + Na]^+$，*m/z* 559.2666 $[M + Na]^+$）和^{13}C-NMR数据，确定其分子式分别为$C_{30}H_{38}O_5$和$C_{32}H_{40}O_7$。通过对化合物3和化合物4的^{1}H-NMR和^{13}C-NMR数据比较发现，它们数据较为相似，均具有相同的二聚体倍半萜内酯骨架，除了化合物4缺少一组乙酰基碳氢信号（δ_H 2.01，δ_C 170.0和δ_C 21.1）。进一步的分析化合物3和化合物4的2D-NMR（COSY，HSQC和HMBC），发现以上两个化合物均具有相同的黄烷内酯单元A和B。通过^{1}H-^{1}H COSY相关H_2-13/H-2′/H_2-3′，以及H-2′与C-11、C-4′、C-5′；H_2-13与C-7、C-11、C-12、C-2′、C-3′、C-4′；H_3-15′与C-11、C-3′、C-4′、C-5′的HMBC相关确定单元A和B分别通过碳碳单键（C-11/C-4′和C-13/C-2′）相连。这些数据表明，化合物3和化合物4为半萜内酯二聚体，可能是由黄烷内酯和愈创木烷内酯为二聚体的Diels-Alder[4+2]环加成反应形成的。化合物3和化合物4的相对构型由ROESY确定。H-8/H-7和H-10的ROESY相关性表明H-7、H-8和H-10在同一面，并被指定为α取向。H-8′/H_3-14′的ROESY相关性表明，H-8′和H_3-14′为β取向。此外，根据H-8/H_3-15′的ROESY相关关系，确定了CH_2-13为β取向。因此，化合物3和化合物4的相对构型分别为7R^*、8R^*、10S^*、11S^*、2′R^*、4′S^*、7′R^*、8′S^*、10′S^*和6S^*、7R^*、8R^*、10S^*、11S^*、2′R^*、4′S^*、7′R^*、8′S^*、10S^*，分别命名为Inulajaponicolides C和Inulajaponicolides D。

本文对化合物1可能的生物合成途径进行了讨论（图3-44）。首先，通过C-11和C-3′、C-13和C-1′之间的两个C-C单键，将黄烷内酯单元A的Δ11（13）双键与Guaianolide单元B中环戊二烯的共轭Δ1（5）、3（4）双键进行内diels - alder环加成反应，得到化合物2。随后，化合物 1 通过 C-11′ 和 C-1″ 之间、C-13′ 和 C-3″ 之间的 C-C 单键进行环加成反应。据我们所知，化合物 1 是从该属中分离出的第一个倍半萜内酯三聚体。

采用 MTT 法测试了分离得到的化合物 1 ～ 5 对人癌细胞株 A549 和 NCI-H460 的细胞毒活性。Inulajaponicolides C(3)和 D(4)为二聚倍半萜内酯，连接位置为 C-11/C-4′ 和 C13/C-2′，显示出显著的细胞毒活性，IC_{50} 值为 8.5 ～ 17.8 μmol/L。测试了化合物 1 ～ 5 对 LPS 诱导的小鼠巨噬细胞 RAW264.7 细胞生成 NO 的抑制作用，其 IC_{50} 值分别为 1.9 μmol/L、2.2 μmol/L、1.0 μmol/L、1.9 μmol/L 和 4.1 μmol/L。

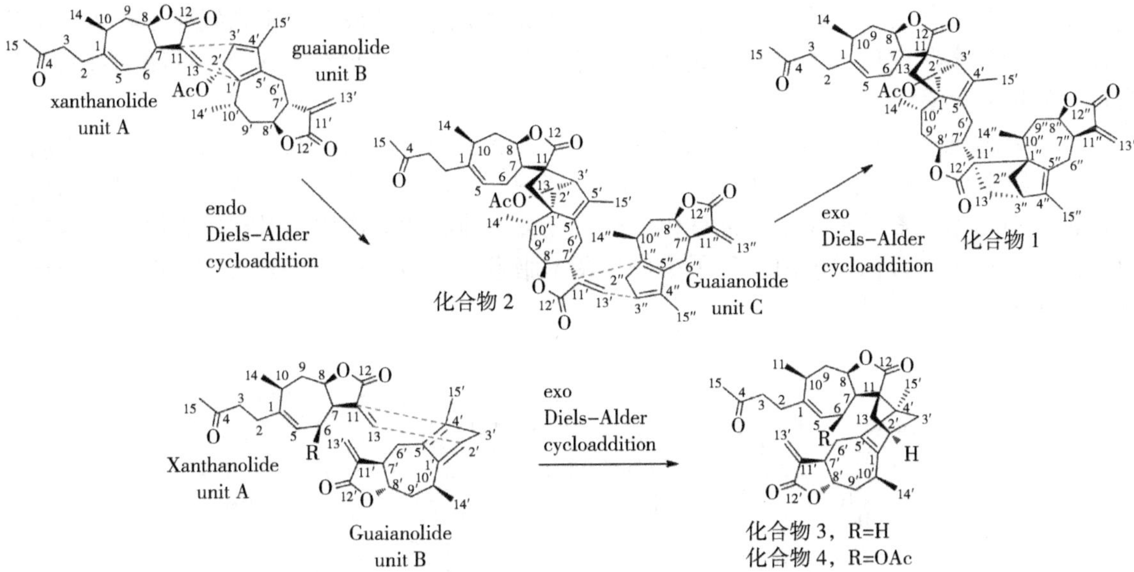

图 3-44　化合物 1 ～ 4 可能的生物合成途径

实例 15　山楂种子中 7 个新的倍半木脂素及神经保护作用

摘要

从山楂种子的 70% 乙醇提取物中分离得到 7 种新的倍半木脂素（1 ～ 7）。通过 1D-NMR、2D-NMR、HR-ESI-MS 等综合光谱分析确定了它们的结构。研究倍半木脂素对 H_2O_2 诱导的 SH-SY5Y 细胞损伤的神经保护作用。与阳性对照组相比，所有倍半木脂素对受损的 SH-SY5Y 细胞表现出显著的神经保护活性。其中化合物 6 表现出最强的神经保护能力，在 50 μmol/L 浓度下存活率为 90.74%。Hoechst 33258 染色及 Annexin V/PI 分析证实化合物 6 通过抑制细胞凋亡进而对受损的 SH-SY5Y 细胞起到保护作用。

前言

氧化应激（oxidative stress，OS）长期以来被认为与自主神经功能紊乱、帕金森病、阿尔茨海默病和卒中等多种神经系统疾病的发病机制有关。在中枢和外周神经系统中，几种抗氧化成分如谷胱甘肽过氧化物酶、超氧化物歧化酶和类胡萝卜素可以消除活性氧（ROS），保护机体免受氧化应激。随着神经退行性疾病脑内氧化损伤的增加和抗氧化防御系统活性的减弱，从药理学上减轻氧化应激可能是有前景的治疗策略之一。天然产物富含多种有益健康的生物活性物质，一些天然存在的多酚类物质，如黄酮和木脂素，已被证明对氧化应激具有良好的神经保护作用。

山楂广泛分布于北半球，主要分布在中国、欧洲国家和北美国家。药理研究表明，山楂具有清除自由基、抑制氧化低密度脂蛋白、抗酪氨酸酶、抗炎等作用。迄今为止，从山楂中已鉴定出 150 多种成分。其中，多酚类化合物是最关键的活性成分。本课题对山楂种子中抗氧化成分的分离鉴定进行了研究。此前的研究分离了一系列木脂素，其中一些物质被发现具有良好的抗氧化活性。

本研究为进一步发现具有抗氧化活性的成分，从山楂中分离得到 7 种新的倍半萜木脂素（1 ～ 7）（图 3-45）。通过系统核磁共振和圆二色性（CD）数据分析，确定了它们的结构。山楂种子中的木脂素具有较好的抗氧化活性，但关于神经调节作用的潜在机制研究却鲜有报道。因此，本研究旨在评价山楂种子中倍半萜木脂素对 H_2O_2 诱导的 SH-SY5Y 细胞神经毒性的保护作用。

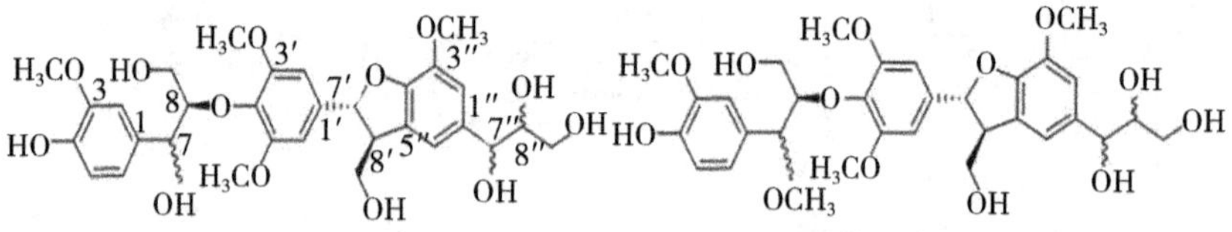

图 3-45　化合物 1 ～ 7 的化学结构

实验部分

1. 仪器材料

紫外光谱是在岛津 UV-1700 光谱仪（日本岛津公司）上测量的。FT-IR 光谱由布鲁克 IFS-55 光谱仪提供，旋光采用 JASCO DIP-370 测试。用 BioLogic 公司的 MOS 450 检测器获得 CD 光谱。以 TMS 为内标，在 Bruker ARX-300 和 Bruker AV-600（德国布鲁克公司）光谱仪上分别获得 ^{1}H-NMR、^{13}C-NMR、HMBC、HSQC 光谱。HR-ESI-MS 实验在 Agilent G6520 Q-TOF 光谱仪（美国安捷伦科技公司）上进行。大孔吸附树脂 D101 由沧州活性炭吸附技术有限公司提供。色谱硅胶（200 ～ 300 目）购自青岛海洋化工厂。ODS（50 μm）由 YMC 公司生产。半制备反相高效液相色谱分离在 Agilent 1100 仪器上进行，色谱柱为 YMC 5 μm C18（250 mm × 10 mm）。采用折射率检测器（RID）进行检测。MTT、trolox 购自 Sigma-Aldrich 公司。在 Varioskan Flash 多模读取器（美国赛默飞科技公司）上检测 OD 值。胎牛血清（FBS）购自美国 Gibco 公司。

2. 植物资源

2011 年 6 月采自河北省石家庄市的山楂干种子（30 kg），经沈阳药科大学中药材系卢金才教授鉴定。凭证标本（编号 20110701）保藏在沈阳药科大学植物标本室。

3. 提取与分离

将 30 kg 风干的山楂种子磨碎，用 70% 乙醇提取 3 次，回收溶剂得浸膏。浸膏 1500 g 加水混悬，依次用乙酸乙酯、正丁醇（n-BuOH）萃取。正丁醇提取物（1000 g）悬浮在 5 L 的水中，以 D101 大孔树脂柱为洗脱柱，乙醇 - 水 [（40 ：60）～（90 ：10）] 为洗脱剂进行柱层析。40% 乙醇洗脱物采用硅胶柱（200 ～ 300 目）色谱，用二氯甲烷 - 甲醇（20 ：1、10 ：1、8 ：1、6 ：1、5 ：1、3 ：1、1 ：1、0 ：1）洗脱，得到组分 1 ～ 7。组分 4 用 ODS 柱经 H_2O 洗脱后，用甲醇 [（10 ：90）～（40 ：60）] 富集，得到组分 4.1 ～ 4.5。组分 4.3 采用硅胶柱层析，流动相为二氯甲烷：甲醇 [（10 ：1）～（2 ：1）]，得到组分 4.3.1 ～ 4.3.9。组分 4.3.3 经 HPLC 高效液相色谱法，流动相为乙腈 - 水 =30 ：70，得到化合物 1（11 mg，保留时间 29.4 min）、4（26 mg，保留时间 25.3 min）。组分 4.3.7 经 CH_3CN-H_2O（33 ：67）半制备高效液相色谱洗脱，得到化合物 2（41 mg，保留时间 23.2 min）、化合物 3（13 mg，保留时间 26.3 min）、化合物 5（8 mg，保留时间 30.9 min）。

化合物 1：淡黄色油状（甲醇）；比旋度 $[\alpha]^{20}$ –45.21（c=0.073，甲醇）；紫外（甲醇）最大吸收（logε）215（2.26）nm、280（0.45）nm；红外（溴化钾）最大吸收 3409 cm^{-1}、1594 cm^{-1}、1501 cm^{-1}、833 cm^{-1}；CD（c = 0.6 mg/mL，甲醇）233（–8.12）nm、283（–2.23）nm；HR-ESI-MS（*m/z*）641.2202 $[M + Na]^+$（计算值 $C_{31}H_{38}O_{13}Na$，641.2205）。

化合物 2：淡黄色油状（甲醇）；比旋度 $[\alpha]^{20}$ –23.87（c 0.243，甲醇）；紫外（甲醇）最大吸收（logε）213（1.99）nm、280（0.32）nm；红外（溴化钾）最大吸收 3385 cm^{-1}、1602 cm^{-1}、1512 cm^{-1}、831 cm^{-1}；CD（c = 0.2 mg/mL，甲醇）231（–1.61）nm、280（–0.66）nm；HR-ESI-MS（*m/z*）641.2205 $[M + Na]^+$（计算值 $C_{31}H_{38}O_{13}Na$，641.2205）。

化合物 3：淡黄色油状（甲醇）；比旋度 $[\alpha]^{20}$ –30.34（c=0.234，甲醇）；紫外（甲醇）最大吸收（logε）213（2.54）nm、280（0.71）nm；红外（溴化钾）最大吸收 3386 cm^{-1}、1603 cm^{-1}、1513 cm^{-1}、832 cm^{-1}；CD（c = 0.4 mg/mL，甲醇）238（–12.60）nm、281（–8.72）nm；HR-ESI-MS（*m/z*）641.2184 $[M + Na]^+$（计算值 $C_{31}H_{38}O_{13}Na$，641.2205）。

化合物 4：淡黄色油状（甲醇）；比旋度 $[\alpha]^{20}$ –21.68（c=0.226，甲醇）；紫外（甲醇）最大吸收（logε）215（2.58）nm、280（0.69）nm；红外（溴化钾）最大吸收 3397 cm^{-1}、1605 cm^{-1}、1512 cm^{-1}、832 cm^{-1}；CD（c = 0.2 mg/mL，甲醇）232（–8.06）nm、276（–0.59）nm；HR-ESI-MS（*m/z*）655.2347$[M + Na]^+$（计算值 $C_{32}H_{40}O_{13}Na$，655.2361）。

化合物 5：淡黄色油状（甲醇）；比旋度 $[\alpha]^{20}$ –55.48（c=0.146，甲醇）；紫外（甲醇）最大吸收（logε）220（2.91）nm、280（0.84）nm；红外（溴化钾）最大吸收 3395 cm^{-1}、1605 cm^{-1}、1512 cm^{-1}、832 cm^{-1}；CD（c = 0.2 mg/mL，甲醇）229（–1.92）nm、275（–0.30）nm；HR-ESI-MS（*m/z*）655.2343$[M + Na]^+$（计算值 $C_{32}H_{40}O_{13}Na$，655.2361）。

化合物 6：淡黄色油状（甲醇）；比旋度 $[\alpha]^{20}$ –63.71（c=0.124，甲醇）；紫外（甲醇）最大吸收（logε）215（2.51）nm、280（0.46）nm；红外（溴化钾）最大吸收 3386 cm^{-1}、

1603 cm^{-1}、1512 cm^{-1}、820 cm^{-1}；CD（c = 0.2 mg/mL，甲醇）230（-5.89）nm、277（-1.32）nm；HR-ESI-MS（m/z）655.2353 $[M + Na]^+$（计算值 $C_{32}H_{40}O_{13}Na$，655.2361）。

化合物 7：淡黄色油状（甲醇）；比旋度 $[\alpha]^{20}$ -41.32（c=0.242，甲醇）；紫外（甲醇）最大吸收（logε）215（2.36）nm、280（0.35）nm；红外（溴化钾）最大吸收 3406 cm^{-1}、1595 cm^{-1}、1509 cm^{-1}、832 cm^{-1}；CD（c = 0.2 mg/mL，甲醇）232（-4.83）nm、277（-0.57）nm；HR-ESI-MS（m/z）655.2346$[M + Na]^+$（计算值 $C_{32}H_{40}O_{13}Na$，655.2361）。

4. 神经保护活性测定

采用 MTT 法检测倍半木脂素对 H_2O_2 损伤的 SH-SY5Y 细胞的神经保护活性。SH-SY5Y 细胞在含有 10% 热灭活胎牛血清（FBS）、青霉素（100 U/mL）和链霉素（100 U/mL）的 DMEM 培养基中培养，在 37 ℃、5% CO_2 的湿化环境中培养。细胞密度为 1×10^4，100 μL，接种于 96 孔板，孵育 24 h。200 μmol/L 新配置的过氧化氢添加到 SH-SY5Y 细胞诱导氧化损伤。清除培养液，向细胞中加入 150 μL DMSO 溶解。使用 Thermo 微孔板阅读器在 490 nm 处读取吸光度。细胞活力以百分数表示，与对照组的数值（100%）比较。

结果与讨论

化合物 1 为淡黄色油状，在 HR-ESI-MS m/z 641.2202 中可见 $[M + Na]^+$ 离子峰（$[M + Na]^+$，计算值 641.2205），确定化合物 1 的分子式为 $C_{31}H_{38}O_{13}$，不饱和度 13。红外光谱显示羟基（3409 cm^{-1}）和芳香族官能团（1501 cm^{-1}，1594 cm^{-1}，1631 cm^{-1}）的存在。^{1}H-NMR 存在 1,3,4-三取代 [δ_H 7.00（1H，br.s，H-2），δ_H 6.74（1H，d，J = 8.1Hz，H-5），δ_H 6.86（1 H，br.d，J = 8.1 Hz，H-6）]，一个对称的 1,3,4,5- 四取代的 [δ_H 6.72（2H，s，H-2′，6′）] 和一个不对称的 1,3,4,5-四取代的芳环 [δ_H 6.96（1H，br.s，H-2″），δ_H 6.91（1H，br.s，H-6″]。这些数据表明化合物 1 为倍半木脂素类化合物。在 HMBC 谱中，可观察到 H-7′/C-1′、C-2′、C-6′、C-4″、C-5″；H-8′/C-1′，C-9′，C-4″、C-5″；H-7″/C-1″、C-2″、C-6″、C-8″、C-9″；H-8″/ C-1″，C-7″、C-9″；OCH_3-3′（或 OCH_3-5′）/C-3′（或 OCH_3-5′）；OCH_3-3″/C-3″ 存在远程相关，由此可确定 4′- 取代的 3′,5′,3″- 三甲氧基 - 4″,7′ - 环氧 -8′,5″-neolignan-9′,7″,8″,9″- 四醇部分的存在。此外，H-2 与 C-4、C-7 的 HMBC 相关性；以及 H-6/C-2、C-4、C-7；H-7/C-1、C-2、C-6、C-8、C-9；OCH_3-3/C-3 表明在化合物 1 中存在一个越油葵酰基甘油单元（图 3-46）。

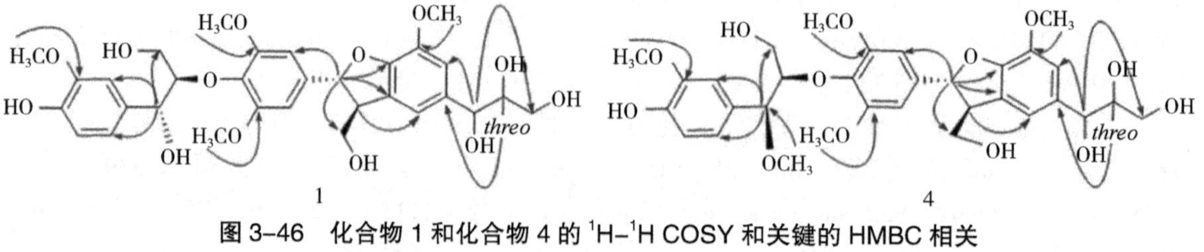

图 3-46　化合物 1 和化合物 4 的 ^{1}H-^{1}H COSY 和关键的 HMBC 相关

通过系统比较 H-7 和 H-8 的偶合常数，以及 Δδ C8-C7 确定了 1 的相对构型。通过对化合物 1 ～ 3 的相关碳信号进行比较我们发现，化合物 1 的 7,8 为反式时，Δδ C8-C7 = 14.5 ppm，而化合物 2Δδ C8- C7 = 13.3 ppm。此外偶合常数（$J_{7,\ 8}$）值为 6.7 Hz，也验证了化合物 1 的反式构型。化合物 1 的 C-7″ 和 C-8″ 的相对构型也根据其 Δδ C8″-C7″（2.2 ppm）确定其相对构型。$J_{7',\ 8'}$ = 5.9 Hz 表明 H-7′ 和 H-8′ 是反式。

用 CD 谱分析确定化合物 1 的绝对构型。在 CD 光谱中，283 nm 处的负 Cotton（Δε-2.23）表明 1 具有 7′*R*，8′*S* 构型。此外，233 nm 处的负 Cotton 效应（Δε-8.12）表明化合物 1 中 8 位的绝对构型为 *R*。最终确定了该化合物的结构，并命名为山楂醇 A。

化合物 2 为淡黄色油状，在 HR-ESI-MS *m/z* 641.2205 中可见 $[M + Na]^+$ 离子峰（$[M + Na]^+$，计算值 641.2205），确定化合物 2 的分子式为 $C_{31}H_{38}O_{13}$。通过仔细对比化合物 2 和化合物 1 的 NMR 波谱数据可以发现它们具有相同的平面结构。较小的 Δδ_C8-C7（13.3 ppm）表明芳基甘油 -8- 酰氧基部分为顺式。与化合物 1 相似，化合物 2 在 C7″ 和 C8″ 处具有相同的相对构型，其值较大，为 Δδ C8″-C7″（2.2 ppm）。$J_{7',\ 8'}$= 5.6 Hz 表明为 7′,8′- 反式构型。化合物 2 的 CD 光谱在 231 nm（Δε =-1.61）和 280 nm（Δε =-0.66）处均出现负的 Cotton 效应，由此可确定其绝对构型为 7*S*，8*R*，7′*R*，8*S*，并命名为山楂醇 B。

在高分辨质谱中，化合物 3 给出的分子式与化合物 1 相同。综合核磁共振分析表明，化合物 3 与化合物 1 具有相同的平面结构，只是 C-7″ 和 C-8″（Δδ C8″-C7″= 0.6 ppm）的构型相反。通过 238 nm（Δε =-12.60）和 281 nm（Δε =-8.72）处的负 Cotton 效应，证明 3 的绝对构型为 7*R*，8*R*；7′*R*，8*S*。根据以上分析，确定了化合物 3 的结构，命名为山楂醇 C。

化合物 4 为淡黄色油状，在 HR-ESI-MS *m/z* 655.2347 中可见 $[M + Na]^+$ 离子峰（$[M + Na]^+$，计算值 655.2361），确定化合物 4 的分子式为 $C_{32}H_{40}O_{13}$，不饱和度 13。其紫外光谱、红外光谱和核磁共振谱与化合物 2 相似。结果表明，化合物 4 是化合物 2 的类似物。化合物 4 和化合物 2 唯一不同的是化合物 4 中多出一组 $-OCH_3$（δ_H 3.24），通过 HMBC 谱可以观察到 OCH_3-7/C-7 相关，进一步印证了上述推论（图 3-46）。通过与化合物 5 ～ 7 光谱数据对比，确定了化合物 4 的相对构型。化合物 4 的 7,8- 顺式构型由较小的偶合常数（$CDCl_3$ 中 $J_{7,\ 8}$ = 5.5 Hz）确定，较大的 Δδ_C8″-C7″（2.2 ppm）表明 C7″ 和 C8″ 之间为反式。此外，$J_{7',\ 8'}$= 5.9 Hz 表明了 7′,8′- 反式构型。在 CD 光谱中，化合物 4 在 232 nm（Δε =-8.06）和 276 nm（Δε =-0.59）处的负 Cotton 效应强度与化合物 2 相近，表明它的绝对构型为 7*S*，8*R*，7′*R*，8*S*。最终确定化合物 4 的结构，命名为山楂醇 D。

化合物 5 与化合物 4 具有相同的分子式。通过核磁共振数据分析发现，它是化合物 4 的化合物 7,8- 异构体，并通过一个较大的偶合常数（在 $CDCl_3$ 中测量 $J_{7',\ 8'}$ = 8.7 Hz）确定。根据 CD 光谱，确定化合物 5 的绝对构型为 7*R*，8*R*，7′*R*，8*S*，命名为山楂醇 E。

化合物 6 的分子式与化合物 4 ～化合物 5 相同（$C_{32}H_{40}O_{13}$）。其光谱数据显示，除了 Δδ C8″-C7″ 的差异外，其结构特征与化合物 5 相似，而较小的 Δδ C8″-C7″（0.6 ppm）表明 C7″ 和 C8″ 之间存在顺式构型。CD 谱在 230 nm（Δε =-5.89）和 277 nm（Δε =-1.32）处的负 Cotton 效应表明 6 的构型为 7*R*，8*R*，7*R*，8′*S*。最终确定化合物 6 的结构，命名为山楂醇 F。

化合物 7 为淡黄色油状，在 HR-ESI-MS *m/z* 655.2347 中可见 $[M + Na]^+$ 离子峰（$[M + Na]^+$，计算值 655.2361），确定化合物 7 的分子式为 $C_{32}H_{40}O_{13}$。化合物 7 的 ^{1}H-NMR 和

^{13}C-NMR 谱与化合物 4 相似。发现的唯一差异是 $\Delta\delta$ C8″-C7″，在化合物 7 中为 0.6 ppm，而在化合物 4 中是 2.2 ppm，表明 7″，8″ 为顺式。采用 CD 谱确定了化合物 7 的绝对构型，分别为 7*S*，8*R*，7*R*，8*S*，并命名为山楂醇 G。

许多慢性疾病，包括神经退行性疾病和心血管疾病，可能是细胞内氧化损伤的生物分子通过 ROS 而产生的。过氧化氢（H_2O_2）是 ROS 的主要贡献者，可诱导细胞凋亡，尤其是神经元细胞。天然抗氧化剂已被证明具有多种药理活性，包括通过其抗氧化特性的神经保护和抗衰老活性。因此，H_2O_2 诱导的 SH-SY5Y 细胞的细胞毒性被广泛用作氧化应激模型系统，利用 MTT 研究分离的倍半木脂素（1 ～ 7）的神经保护活性。

结果表明，所有分离出的化合物对 H_2O_2 诱导的 SH-SY5Y 损伤细胞均表现出明显的神经保护作用，其神经保护作用与阳性药物 Trolox 相当或更强。其中化合物 6 的神经保护活性最强，50 μmol/L 时细胞活力为 90.74%，远高于 Trolox（50 μmol/L 时为 55.65%）。同时观察化合物 6 处理受损 SH-SY5Y 细胞的形态学变化。H_2O_2 处理后细胞发生了明显的损伤。这些变化包括细胞的缩小和凋亡小体的出现（图 3-47）。不同浓度的化合物 6（25 μmol/L、50 μmol/L、100 μmol/L）处理后，与单纯 H_2O_2 组相比，细胞形态有明显的恢复作用。

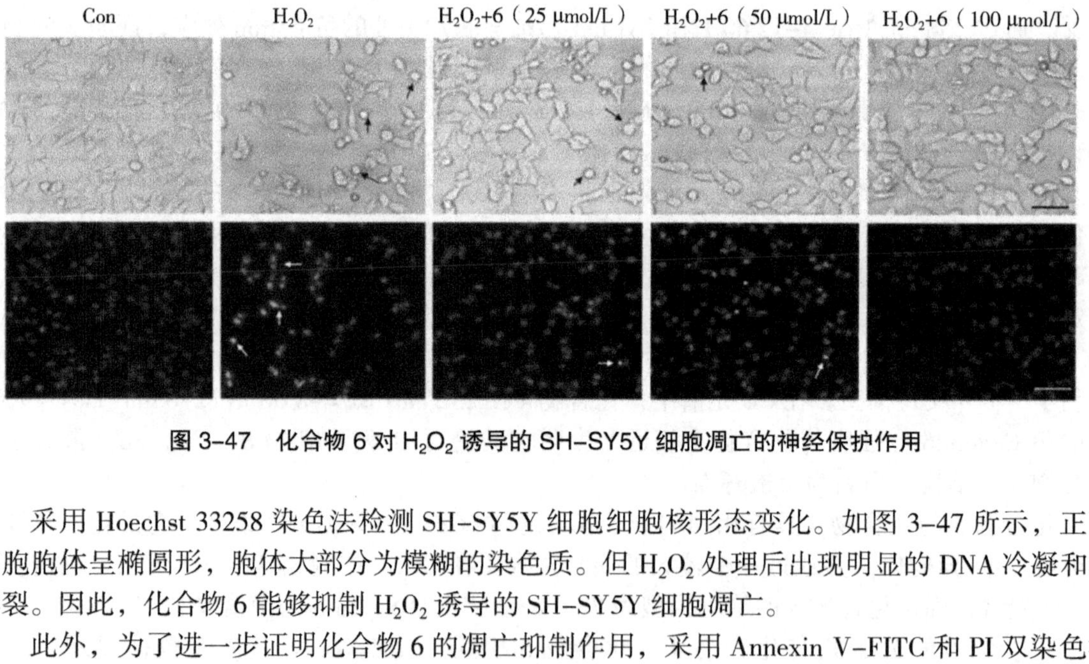

图 3-47　化合物 6 对 H_2O_2 诱导的 SH-SY5Y 细胞凋亡的神经保护作用

采用 Hoechst 33258 染色法检测 SH-SY5Y 细胞细胞核形态变化。如图 3-47 所示，正常细胞胞体呈椭圆形，胞体大部分为模糊的染色质。但 H_2O_2 处理后出现明显的 DNA 冷凝和核碎裂。因此，化合物 6 能够抑制 H_2O_2 诱导的 SH-SY5Y 细胞凋亡。

此外，为了进一步证明化合物 6 的凋亡抑制作用，采用 Annexin V-FITC 和 PI 双染色法定量凋亡细胞数量。如图 3-48 所示，与对照组相比，200 μmol/L H_2O_2 孵育 4 h 后凋亡细胞比例由 4.98% 增加到 18.89%。与此相反，当 SH-SY5Y 细胞与指定浓度的化合物 6（25 μmol/L、50 μmol/L、100 μmol/L）预孵育时，总凋亡细胞比例分别显著降低至 12.70%、11.66%、7.07%。这些结果表明化合物 6 在 H_2O_2 诱导的细胞凋亡中具有抗凋亡作用。

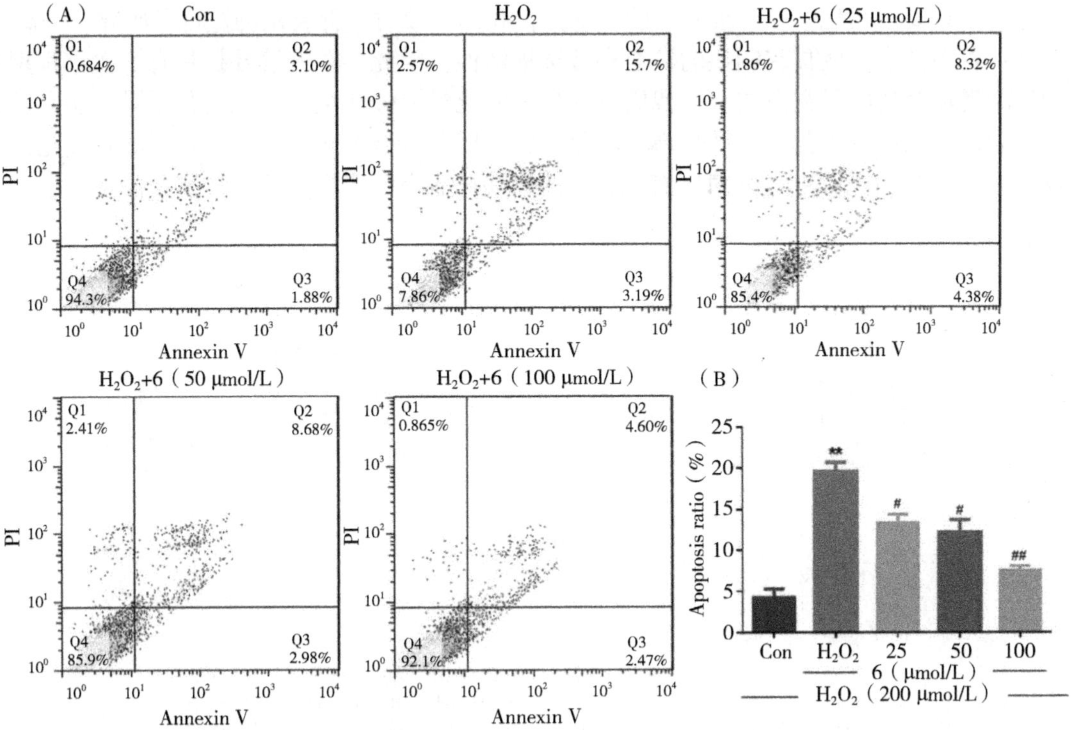

图 3-48　化合物 6 对 SH-SY5Y 细胞在 25 μmol/L、50 μmol/L、100 μmol/L 浓度作用 48 h 后 Annexin V 和 PI 染色的影响（A）和凋亡细胞的定量分析（B）。

注：数据以均数 ± 标准差表示（$n=3$），与对照组比较 $^{**}P<0.05$。与 H_2O_2 处理组比较，$^{\#}P<0.05$，$^{\#\#}P<0.01$。

实例 16　铁冬青中具有抗血小板聚集作用的三萜类化合物

摘要

对植物铁冬青进行植物化学研究。从铁冬青中分离并鉴定出 7 个新三萜，命名为铁冬青苷 E ～ K，以及 16 个已知的三萜。化合物 1 ～ 23 的结构通过 1D-NMR 和 2D-NMR 确定，糖基部分通过酸水解后产物进行 HPLC 及 GC 分析确定。在分离得到的化合物中，铁冬青苷 F 具有罕见的三萜 - 苯丙素杂化结构，而铁冬青苷 H 是一种不常见的三萜皂苷，其 C-3 位点为 α 相连的吡喃糖基部分。体外抗血小板聚集实验结果表明，化合物 5 具有一定的抑制作用，IC_{50} 值为 22.4 ～ 32.8 mmol/L。

前言

铁冬青，广泛分布于亚洲的热带和亚热带地区，如日本、韩国、越南和中国南部地区。该植物的树皮被《中华人民共和国药典》2015 年版记载，是一种常用的中药，用于治疗胃肠和心血管疾病。先前对这种植物的植物化学研究已经鉴定出三萜、半萜、木脂素和芳香化合物。该植物的粗提物及多种化合物具有抗菌、抗炎、抗氧化、抗血小板聚集等多种生物活性。

作为冬青属植物化学和药理研究的一部分，我们之前对冬青属植物进行了研究，分离出 11 个三萜，发现其中一些具有明显的抗血小板聚集活性。因此，在继续寻找具有抗血小板聚集活性的三萜类化合物的研究方向上，我们对铁冬青的化学成分和生物活性进行了进一步的综合研究。最后，从铁冬青中分离出 7 个新三萜化合物，即冬青苷 E ～ K（1 ～ 7）和 16 个已知的化合物（8 ～ 23）（图 3-49），并对所有化合物的体外抗血小板聚集活性进行了评估。

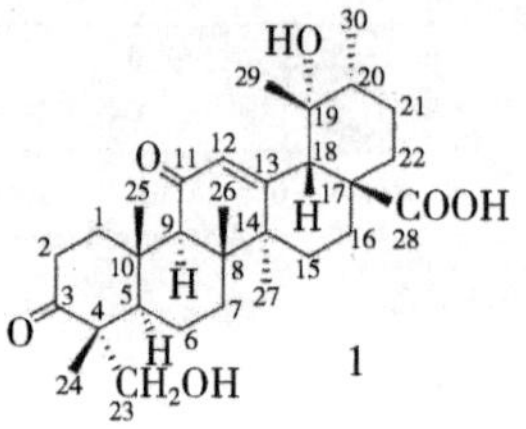

1

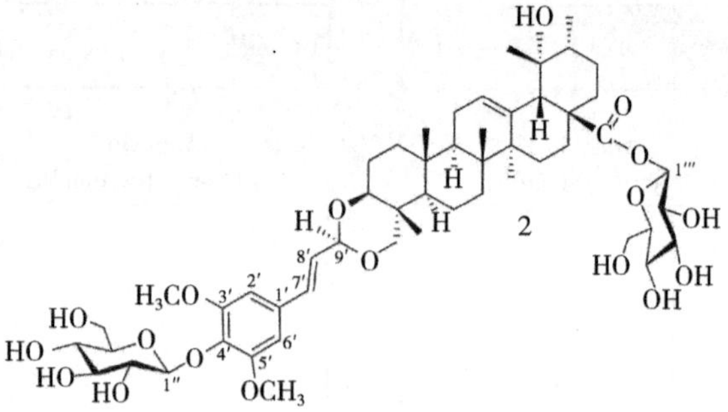

2

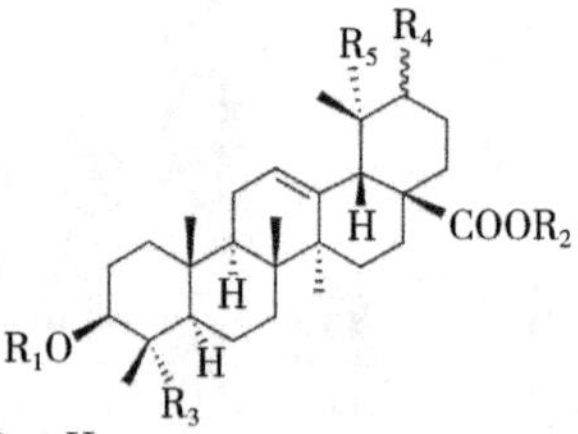

3	R_1 = H	R_2 = GIc	R_3 = CH_2OAc	R_4 = α-CH_3	R_5 = OH
4	R_1 = α-D-GIc	R_2 = GIc	R_3 = CH_2OH	R_4 = α-CH_3	R_5 = OH
5	R_1 = Rha $\xrightarrow{12}$ GIc $\xrightarrow{12}$ xyl	R_2 = H	R_3 = CH_3	R_4 = α-CH_3	R_5 = OH
6	R_1 = Rha $\xrightarrow{12}$ GIc $\xrightarrow{12}$ Ara	R_2 = H	R_3 = CH_3	R_4 = α-CH_3	R_5 = OH
9	R_1 = H	R_2 = H	R_3 = COOH	R_4 = α-CH_3	R_5 = OH
10	R_1 = Ara	R_2 = H	R_3 = CH_2OH	R_4 = α-CH_3	R_5 = OH
11	R_1 = GIc A-6′-O-Methylester	R_2 = H	R_3 = CH_2OH	R_4 = α-CH_3	R_5 = OH
12	R_1 = Ara $\xrightarrow{12}$ GIc	R_2 = GIc	R_3 = CH_3	R_4 = α-CH_3	R_5 = OH
13	R_1 = H	R_2 = H	R_3 = CH_3	R_4 = α-CH_3	R_5 = OH
14	R_1 = H	R_2 = GIc	R_3 = CH_3	R_4 = α-CH_3	R_5 = OH
17	R_1 = H	R_2 = H	R_3 = CH_2OH	R_4 = α-CH_2OH	R_5 = H
18	R_1 = Ara	R_2 = H	R_3 = CH_3	R_4 = α-CH_3	R_5 = OH
19	R_1 = H	R_2 = GIc	R_3 = CH_2OH	R_4 = α-CH_3	R_5 = OH

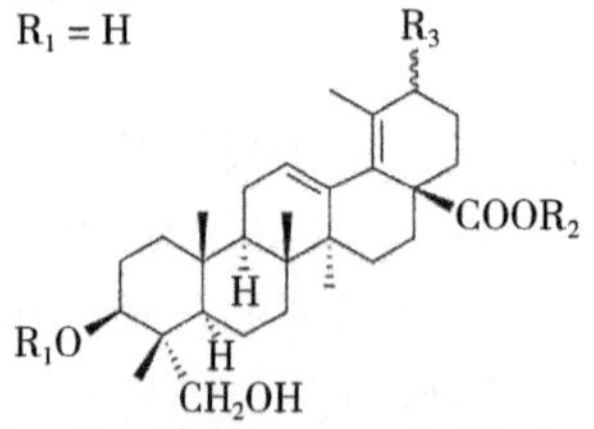

8	R_1 = H	R_2 = H	R_3 = β-CH_3
15	R_1 = H	R_2 = H	R_3 = α-CH_3
16	R_1 = H	R_2 = GIc	R_3 = α-CH_3

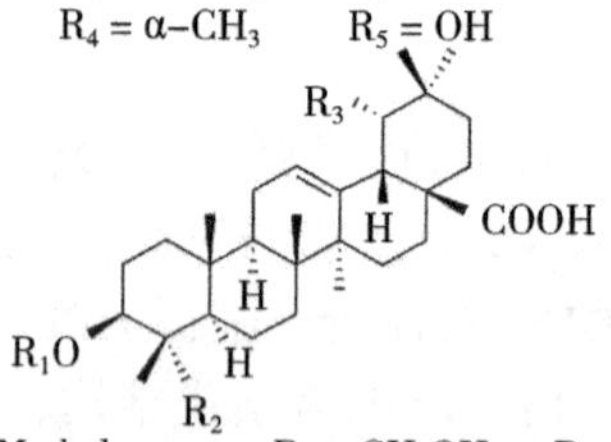

7	R_1 = GIc A-6′-O-Methylester	R_2 = CH_2OH	R_3 = OH
20	R_1 = GIc A-6′-O-Methylester	R_2 = CH_2OH	R_3 = H
21	R_1 = GIc A-6′-O-Methylester	R_2 = CH_3	R_3 = H
22	R_1 = GIc A-6′-O-Methylester	R_2 = CH_3	R_3 = OH
23	R_1 = Ara	R_2 = CH_3	R_3 = OH

图 3-49　化合物 1 ～ 23 的化学结构

实验部分

1. 仪器材料

熔点在 X-4 数字显微熔点仪上测定。用 Autopol IV 型自动旋光仪在甲醇溶液中测量旋光值。用布鲁克光谱仪和溴化钾获得红外光谱。在 C_5D_5N 的 Bruker Avance Ⅲ HD 400 和 500 MHz 光谱仪上记录 NMR 谱，并用 AB Sciex Triple TOF 5600+ 质谱仪获得 HR-ESI-TOF-MS 谱。采用 LC-20AT 系统进行分析高效液相色谱，该系统配备 UV 检测器和 Kromasil 100-5 C18 色谱柱（250 mm × 4.6 mm、5mm）。气相色谱分析使用 GC-9800 仪器（上海科创仪器科技有限公司），配备火焰电离检测，SE-30 毛细管柱（30 m × 0.32 mm × 0.5 mm），N_2 为载气，流速为 1.0 mL/min。注入口和检测器的工作温度为 250 ℃，烘箱温度为 180 ～ 250 ℃。柱层析使用硅胶（200 ～ 300 目和 300 ～ 400 目，中国青岛海洋化学股份有限公司）、Sephadex LH-20 和 ODS 和大孔树脂（Diaion HP-20，日本三菱化学股份有限公司）。动力泵为 LC-100（中国上海五峰有限公司）上，采用 Kromasil 100-5 C18 色谱柱（250 mm × 10 mm，5 mm），流速为 3 mL/min，温度为 35 ℃。采用薄层色谱法（GF254，中国青岛海洋化工股份有限公司）对所有馏分进行监测。

2. 植物资源

铁冬青 2013 年 1 月于中国广州采集。该植物经赵忠祥（作者之一）鉴定，凭证标本（ZYXY-IR-2013-007），保藏在广州中医药大学药学院。

3. 提取与分离

取 4.5 kg 铁冬青，室温下用甲醇（50 L）反复渗滤。去除溶剂后，将 1.5 kg 的浸膏悬浮在 3 L 的水中，依次用石油醚、乙酸乙酯和正丁醇萃取。乙酸乙酯萃取物（280.0 g）在硅胶 [三氯甲烷 - 甲醇，（50 ：1）～（5 ：1）] 柱色谱，得到 6 个馏分（Fr.A ～ Fr.F）。采用 ODS 柱 [甲醇 - 水，（55 ：45）～（80 ：20）] 分离得到 Fr.B（1.5 g），半制备高效液相色谱（乙腈 -0.02% 三氟乙酸，51 ：49）纯化，得到化合物 1（4 mg，保留时间 12.5 min）。Fr.C（2.0 g）用 ODS 色谱柱 [甲醇 - 水，（45 ：55）～（75 ：25）] 分离，得到 Fr.C1 ～ Fr.C3 亚馏分。从甲醇中重结晶 C2，分别得到化合物 7（15 mg）和化合物 15（12 mg），用半制备高效液相色谱 [MeCN-0.02% TFA，51 ：49）进一步纯化 Fr.C3，得到化合物 13（8 mg，保留时间 11.6 min）和化合物 9（10 mg，保留时间 9.9 min）。Fr. D（3.0 g）通过 ODS [甲醇 - 水，（45 ：55）～（75 ：25）] 分离，TLC 合并，然后通过半制备高效液相色谱（乙腈 -0.02% 三氟乙酸，45 ：55）纯化 Fr. D2（850 mg），得到化合物 18（12 mg，保留时间 10.5 min）、化合物 21（100 mg，保留时间 16.5 min）、化合物 22（7 mg，保留时间 14.1 min）和化合物 23（10 mg，保留时间 11.6 min）。Fr. E（1.5 g）用 ODS [甲醇 - 水，（45 ：55）～（65 ：35）] 直接分离，然后用半制备高效液相色谱（乙腈 -0.02% 三氟乙酸，45 ：55）得到化合物 3（30 mg，保留时间 13.8 min）和化合物 14（30 mg，保留时间 10.3 min）。使用 Fr. E 相同的色谱柱和条件分离 Fr. F（3.0 g），得到目标馏分（Fr. F2，960 mg），并通过半制备高效液相色谱（乙腈 -0.02% 三氟乙酸，42 ：58）进行最终纯化，得到化合物 8（10 mg，保留时间 15.0 min）、化合物 10（11 mg，保留时间 12.4 min）、化合物 11（12 mg，保留时间 16.1 min）、化合物 19（20 mg，保留时间 11.3 min）和化合物 20（20 mg，保留时间 18.9 min）。

正丁醇提取物（150.0 g）经大孔树脂 [甲醇 - 水，（0 ：100）～（100 ：0）] 处理，TLC 分析合并得到 5 个组分（Fr.G ～ Fr.K）。采用 ODS [甲醇 - 水，（40 ：60）～（65 ：35）] 和硅胶 [三氯甲烷 - 甲醇，（30 ：1）～（5 ：1）] 分离纯化 Fr.G（30.0 g），最后采用半制备高效液相色谱（乙腈 -0.02% 三氟乙酸，48 ：52），得到化合物 17（7 mg，保留时间

13.8 min）。将 Fr.H（10.0 g）在硅胶 [三氯甲烷 - 甲醇，（30 ：1）～（2 ：1）] 上分离得到两个亚组分（Fr.H1 ～ Fr. H2），然后用 Sephadex LH-20（三氯甲烷 - 甲醇，1 ：1）进一步分离得到 Fr.H1（1.1 g），再用 ODS [甲醇 - 水，（30 ：70）～（60 ：40）] 分离得到化合物 2（12 mg）、4（5 mg）和化合物 16（12 mg）。通过 ODS 柱 [甲醇 - 水，（30 ：70）～（65 ：35）] 和半制备高效液相色谱（乙腈 -0.02% 三氟乙酸，35 ：65）进一步纯化，从 Fr.H2（728 mg）中得到化合物 5（11 mg，保留时间 14.7 min）、6（20 mg，保留时间 12.9 min）和化合物 12（40 mg，保留时间 15.3 min）。

铁冬青苷 E（1）：无色针状结晶，熔点 265 ～ 266℃；旋光度 $[\alpha]^{17}$ +37.93（c=0.029，甲醇）；红外光谱最大吸收（溴化钾）3449 cm^{-1}、2938 cm^{-1}、1715 cm^{-1}、1694 cm^{-1}、1650 cm^{-1}、1629 cm^{-1}、1460 cm^{-1}、1385 cm^{-1}、1040 cm^{-1}；HR-ESI-TOF-MS *m/z* 499.3059 $[M-H]^-$（计算值 $C_{30}H_{43}O_6$，499.3065）。

铁冬青苷 F（2）：白色无定型粉末；旋光度 $[\alpha]^{25}$ –20.00（c=0.125，甲醇）；红外光谱最大吸收（溴化钾）3340 cm^{-1}、2933 cm^{-1}、1738 cm^{-1}、1660 cm^{-1}、1591 cm^{-1}、1506 cm^{-1}、1460 cm^{-1}、1067 cm^{-1}；HR-ESI-TOF-MS *m/z* 1047.5203 $[M+HCOO]^-$（计算值 $C_{54}H_{79}O_{20}$，1047.5159）。

铁冬青苷 G（3）：白色无定型粉末；旋光度 $[\alpha]^{17}$ +27.78（c=0.090，甲醇）；红外光谱最大吸收（溴化钾）3424 cm^{-1}、2932 cm^{-1}、1721 cm^{-1}、1455 cm^{-1}、1385 cm^{-1}、1255 cm^{-1}、1074 cm^{-1}，HR-ESI-TOF-MS *m/z* 715.4009 $[M+Na]^+$（计算值 $C_{38}H_{60}O_{11}Na$，715.4028）。

铁冬青苷 H（4）：白色无定型粉末；熔点 240 ～ 242 ℃，旋光度 $[\alpha]^{17}$ +64.00（c=0.025，甲醇）；红外光谱最大吸收（KBr）3416 cm^{-1}、2931 cm^{-1}、1732 cm^{-1}、1634 cm^{-1}、1456 cm^{-1}、1384 cm^{-1}、1075 cm^{-1}；HR-ESI-TOF-MS *m/z* 835.4452 $[M+Na]^+$（计算值 $C_{42}H_{68}O_{15}Na$，835.4450）。

铁冬青苷 I（5）：白色无定型粉末；旋光度 $[\alpha]^{17}$–25.00（c=0.076，甲醇）；红外光谱最大吸收（溴化钾）3419 cm^{-1}、2932 cm^{-1}、1689 cm^{-1}、1455 cm^{-1}、1384 cm^{-1}、1075 cm^{-1}、1044 cm^{-1}；HR-ESI-TOF-MS *m/z* 935.4972 $[M+Na]^+$（计算值 $C_{47}H_{76}O_{17}Na$，935.4974）。

铁冬青苷 J（6）：白色无定型粉末；旋光度 $[\alpha]^{17}$ –22.54（c=0.071，甲醇）；红外光谱最大吸收（溴化钾）3430 cm^{-1}、2930 cm^{-1}、1689 cm^{-1}、1634 cm^{-1}、1455 cm^{-1}、1384 cm^{-1}、1075 cm^{-1}；HR-ESI-TOF-MS *m/z* 935.4987 $[M+Na]^+$（计算值 $C_{47}H_{76}O_{17}Na$，935.4974）。

铁冬青苷 K（7）：白色无定型粉末；旋光度 $[\alpha]^{17}$ –32.35（c=0.034，甲醇）；红外光谱最大吸收（溴化钾）3430 cm^{-1}、2941 cm^{-1}、1738 cm^{-1}、1690 cm^{-1}、1634 cm^{-1}、1384 cm^{-1}、1048 cm^{-1}；HR-ESI-TOF-MS *m/z* 677.3913 $[M-H]^-$（计算值 $C_{37}H_{57}O_{11}$，677.3906）。

4. 酸水解

为了确定糖部分的绝对构型，化合物 2 ～ 6（1 mg）和化合物 7（2 mg）在 90 ℃的 9% HCl 的 2 mL 中加热 5 h。用三氯甲烷（2 mL）提取后，减压回收水层，得到化合物 2 ～ 7 的糖部分，在 60 ℃的无水吡啶（0.2 mL）中与盐酸半胱氨酸甲酯（1 mg）反应 1 h。将等体积的异硫氰酸无水吡啶（5 mg/mL）分别加入化合物 2 ～ 6 的反应混合物中，在 60 ℃下加热 1 h，然后上清液直接用高效液相色谱（乙腈 -0.02% 三氟乙酸，25 ：75）分析。通过与标准品比较，确定化合物 2 ～ 6 糖组分中存在的 D- 葡萄糖（保留时间 16.5 min）、L- 葡萄糖（保留时间 15.2 min）、D- 木糖（保留时间 19.3 min）、L- 木糖（保留时间 17.9 min）、D- 阿拉伯糖（保留时间 19.6 min）、L- 阿拉伯糖（保留时间 8.5 min）和 L- 鼠李糖（tR 28.7 min）。此外，在化合物 7 的反应混合物中加入 150 mL 的 HMDS-TMCS（六甲基二硅氮烷 - 三甲基氯硅烷，2 ：1），并在 60 ℃下保存 1 h，然后通过与标准品的 GC 分析比较，确定 D- 葡萄糖醛酸的存在（保留时间 14.5 min）。

5. 抗血小板聚集实验研究

化合物 1 ～ 23 对 ADP（5 mmol/L）诱导新西兰兔富血小板血浆聚集的体外抗血小板作用，以奥扎格雷为阳性对照药物。采用浊度法和双通道光学聚集仪定量评价了血小板的聚集程度，并根据之前报道的公式计算。

结果与讨论

化合物 1 为无色针状结晶，在 HR-ESI-MS *m/z* 499.3059 中可见 $[M + Na]^+$ 离子峰（$[M + Na]^+$，计算值 499.3065），确定化合物 1 的分子式为 $C_{30}H_{43}O_6$。^{1}H-NMR 谱图显示了 5 个甲基单峰（δ_H 1.04、δ_H 1.28、δ_H 1.33、δ_H 1.34 和 δ_H 1.79），1 个甲基双峰（δ_H 1.05），2 个羟甲基（δ_H 3.67 和 4.04）和 1 个烯烃质子（δ_H 6.16）。化合物 1 的 ^{13}C-NMR 和 DEPT-135 谱显示了 30 个碳原子的信号，包括 3 个羰基（δ_C 180.5、δ_C 200.0 和 δ_C 217.0），2 个烯烃（δ_C 133.4 和 δ_C 166.4）和 1 个羟基甲基（δ_C 68.3）。化合物 1 的核磁共振数据与已知化合物 rotundanonic acid 非常相似，其结构特征为 19,23- 二羟基 -3- 氧 -12- 熊果酸 -28- 酸。然而，在 ^{13}C-NMR 谱中，主要区别在于化合物 1 中 C-8、C-9、C-11、C-12 和 C-13 的信号分别向低场移动了 5.9 ppm、14.5 ppm、175.8 ppm、5.4 ppm 和 26.3 ppm，这显然是由于在 C-11 上存在羰基。δ_H 1.04（H_3-24）、δ_H 3.18（H-1）、δ_H 3.67（H-23）和 δ_H 4.04（H-23）与 δ_C 217.0（C-3）、δ_H 2.91（H-9）与 δ_C 200.0（C-1 1）、δ_H 3.13（H-18）与 δ_C 133.4（C-12）和 δ_C 166.4（C-13）的 HMBC 相关性证实了这一假设（图 3-50）。最后确定化合物 1 的结构，命名为铁冬青苷 E。

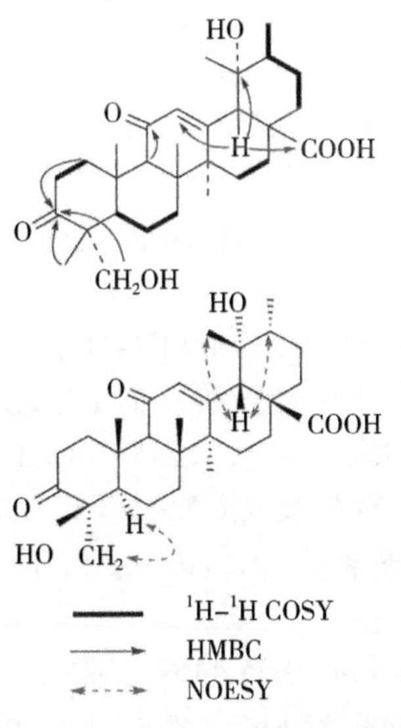

图 3-50　化合物 1 的 ^{1}H-^{1}H COSY，关键的 HMBC 及 NOESY 相关

化合物2根据HR-ESI-TOF-MS数据（*m/z* 1047.5203 [M + HCOO]⁻），确定了其分子式为$C_{53}H_{78}O_{18}$。^1H-NMR中的信号表明存在5个甲基单峰（δ_H 0.94、δ_H 1.17、δ_H 1.24、δ_H 1.42和1.70），1个甲基双峰（δ_H 1.07），1个氧化甲基（δ_H 3.41），2个甲氧基（δ_H 3.73，×2），3个烯烃质子（δ_H 5.56、δ_H 6.53和δ_H 6.97），2个苯环质子（δ_H 6.86、×2）和2个端基（δ_H 5.80和δ_H 6.30）。借助DEPT-135光谱分析^{13}C-NMR谱清楚地显示了53个碳的存在，包括1个羰基（δ_C 177.7），4个烯烃碳（δ_C 127.6、δ_C 128.9、δ_C 133.7和δ_C 140.0），6个苯环碳（δ_C 106.3、δ_C 106.3、δ_C 133.4、δ_C 136.9、δ_C 154.6和δ_C 154.6），2个端基碳（δ_C 96.6和δ_C 105.5）和1个氧代甲基（δ_C 86.5）。此外，化合物2经酸水解得到D-葡萄糖，并通过HPLC和NMR验证了其存在。根据上述光谱数据，并与文献中先前报道的化合物19的数据进行比较，除了C-3和C-23向低场移动外，化合物2的其余部分核磁数据与化合物19非常相似。从生物合成角度考虑，推断化合物2是化合物19和一个葡萄糖苷的缩合产物。为了证实推论，进一步分析了其2D-NMR谱（图3-51）。最终确定了化合物2的结构，命名为铁冬青苷F。

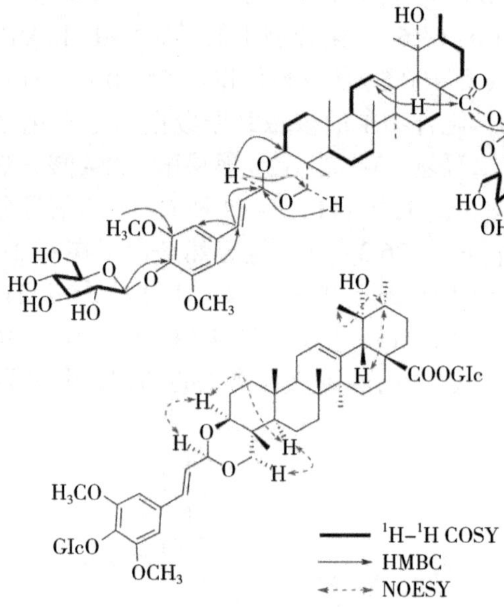

图3-51 化合物2的^1H-^1H COSY，关键的HMBC及NOESY相关

化合物3根据HR-ESI-MS（*m/z* 715.4009 [M+Na]⁺，计算值$C_{38}H_{60}O_{11}Na$，715.4028）确定其分子式为$C_{38}H_{60}O_{11}$。6个甲基、1个烯烃质子和1个端基质子以及38个碳信号表明化合物3是一种常见的熊果酸型皂苷。此外，经酸水解后，经HPLC鉴定，糖部分为D-葡萄糖。通过对比化合物3和化合物19的核磁共振波谱数据以及HMBC谱，确定它们具有相同的骨架，因此，化合物3的结构确定为乙酰氧基-3,19,23-三羟基-12-en-28-O-β-D-glucopyranoside，命名为铁冬青苷G。

根据HR-ESI-TOF-MS数据（*m/z* 835.4452 [M+Na]⁺，计算值$C_{42}H_{68}O_{15}Na$，835.4450）确定其分子式为$C_{42}H_{68}O_{15}$。通过详细分析化合物4的^1H和^{13}C-NMR，发现其苷元部分与化合

物 3 具有相同的骨架。通过酸水解确定化合物 4 的糖部分为 D- 葡萄糖，并对水解物进行高效液相色谱分析。此外，化合物 4 的 NMR 谱数据与化合物 19 非常相似，只是在 C-3 上多了一个 α-D-glucopyranoys 基。在 HMBC 光谱中 δ_H 5.48（H-10，d，J=4.0 Hz）和 δ_C 77.1（C-3）的信号。因此，确定了化合物 4 的结构，命名为铁冬青苷 H。

经 HR-ESI-TOF-MS 测定，在 m/z 935.4972 和 935.4987 分别显示出 $[M+Na]^+$ 离子峰，由此确定铁冬青苷 I（5）和铁冬青苷 J（6）分子式为 $C_{47}H_{76}O_{17}$，具有相同的分子式。化合物 5 和化合物 6 的苷元结构的 NMR 波谱数据与已知化合物 ilexsaponin B2 相似，表明它们具有与 19- 羟基 -12-en-28- 酸相似的骨架。经酸水解后，化合物 5 和化合物 6 的糖部分分别为 D- 葡萄糖（5 和 6）、L- 鼠李糖（5 和 6）、D- 木糖（5）和 L- 阿拉伯糖（6），并通过 HPLC 与标准品进行确认。与已知化合物相比，除了 C-18 和 C-22 的信号在 7.5 ppm 和 6.3 ppm 显著向低场移动，其他位置基本不变。最终确定化合物 5 和化合物 6 的结构，分别命名为铁冬青苷 I 和铁冬青苷 J。

对化合物 7 进行酸水解，经气相色谱分析，确定其糖部分为 D- 葡糖醛酸。化合物 7 的 NMR 波谱数据显示出其与已知化合物 22 非常相似，主要区别在于 C-4 上的 α 取向甲基被一个羟甲基取代。δ_H 3.70（H-23）和 δ_H 4.33（H-23）与 δ_C 13.8（C-24）和 δ_C 82.5（C-3）的 HMBC 相关性以及 δ_H 1.67（H-5）与 δ_H 3.70（H-23）的 NOE 相关性证实了这一推论。因此，确定了化合物 7 的结构，命名为铁冬青苷 K。

据报道，从该属植物中分离出的几种三萜具有抗血小板聚集活性。因此，我们研究了化合物 1 ～ 23 在 ADP（5 mmol/L）诱导下的体外抗血小板作用。结果表明，化合物 5、12、21、22 和化合物 23 对血小板聚集具有一定的抑制作用，IC_{50} 值分别为（28.8 ± 2.2）mmol/L、（22.4 ± 1.5）mmol/L、（32.5 ± 1.9）mmol/L、（30.9 ± 1.4）mmol/L 和（32.8 ± 1.5）mmol/L，阳性对照奥扎格雷的 IC_{50} 值为（48.9 ± 2.1）mmol/L，其他测试化合物在 100.0 mmoL/L 处无活性。

实例 17　毛叶香茶菜地上部分中具有抗诱变活性的贝壳杉烷型二萜

摘要

从毛叶香茶菜地上部分的甲醇提取物中分离到 2 个新的贝壳杉烷型二萜，毛叶香茶菜萜Ⅰ和毛叶香茶菜萜Ⅱ，以及 10 个已知的二萜。根据化学和物理化学的证据，阐明了它们的化学结构。用 X 射线晶体分析确定了毛叶香茶菜萜Ⅰ的绝对构型。采用 Ames 试验对主要二萜的抗诱变活性进行了评价。本研究首次评价了贝壳杉烷型二萜的抗诱变活性。

前言

毛叶香茶菜是一种在中国和日本广泛分布的多年生植物。毛叶香茶菜的地上部分一直作为传统药物用于治疗胃肠道疾病、肿瘤和炎症等疾病，其作为正在进行的亚洲传统药物生物活性成分发现项目的一部分，近期已经报道了 6 个新分离的木脂素糖苷，命名为 isodonosides Ⅰ～Ⅵ，同时研究了 15 种已知成分对 BaP 诱导的细胞毒性的保护作用。为了进一步发现具有生物活性的化学成分，本研究将继续对毛叶香茶菜的地上部分进行化学成分研究及生物活性评价。本研究从毛叶香茶菜的地上部分分离并鉴定出 2 个新成分毛叶香茶菜萜 I 和毛叶香茶菜萜 Ⅱ，以及 10 个已知成分（图 3-52），并对它们的抗诱变活性进行了评价。

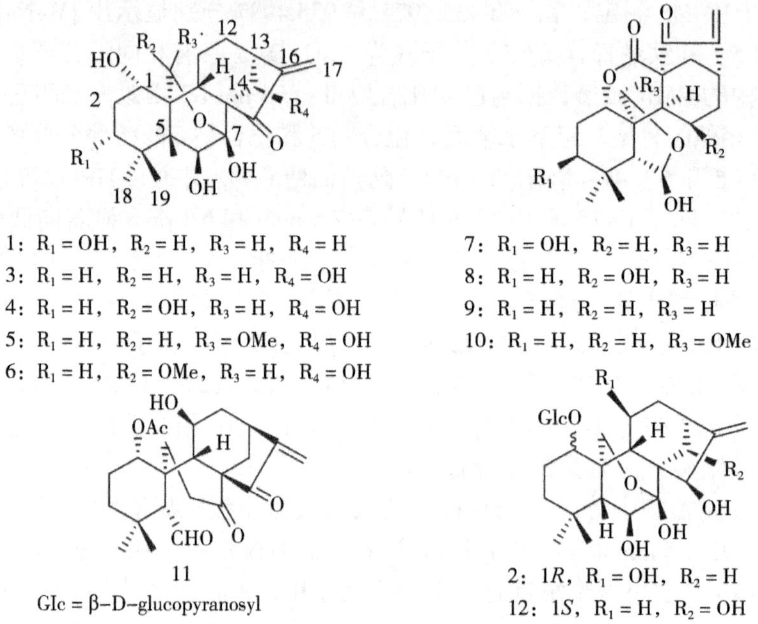

图 3-52　化合物 1 ～ 12 的化学结构

结果与讨论

化合物 1 为无定型粉末。化合物 1 的红外光谱显示存在羟基（3334 cm^{-1}）和醚（1066 cm^{-1}）基团。在化合物 1 的质谱中，在 *m/z* 364 处观察到一个分子离子峰 $[M]^+$，通过 HRMS 测定确定其分子式 $C_{20}H_{28}O_6$。在 ^{1}H-NMR 和 ^{13}C-NMR 图谱中显示出一组典型的贝壳杉烷型二萜的特征信号：2 个甲基 [δ_H 1.39（s，H-18），δ_H 1.64（s，H-19）]，8 个亚甲基组 [δ_H 2.29（m，H-2a），δ_H 2.40（m，H-2b），δ_H 2.51（m，H-11a），δ_H 1.94（m，H-11b），δ_H 2.20（m，H-12），δ_H 2.51（m，H-14），δ_H 4.46（d，J = 10.0 Hz，H-20），δ_H 4.77（d，J = 10.0 Hz，H-20）] 和 2 个烯烃 [δ_H 5.27（s，H-17），5.97（s，H-17）]。如图 3-53 所示，通过 ^{1}H-^{1}H COSY 和 HMBC 确定关键基团的存在。

在化合物 1 的 NOESY 谱中，可以观察到 H-1 与 H-2b，H-2b 与 H-3，H-3 与 H-19，H-19 与 H-5，H-18 与 H-6，H-1 与 H-9 的相关信号，由此可确定化合物的相对构型为 $1S^*$，$3R^*$，$5R^*$，$6S^*$，$7S^*$，$8S^*$，$9S^*$，$10S^*$，$13R^*$。非常幸运的是在乙醇水的混合溶剂中得到了化合物 1 的晶体，通过 X 射线晶体衍射技术确定了所有手性位置的绝对构型，分别为 1*S*，3*R*，5*R*，6*S*，7*S*，8*S*，9*S*，10*S*，13*R*，最后命名为毛叶香茶菜萜 I 。

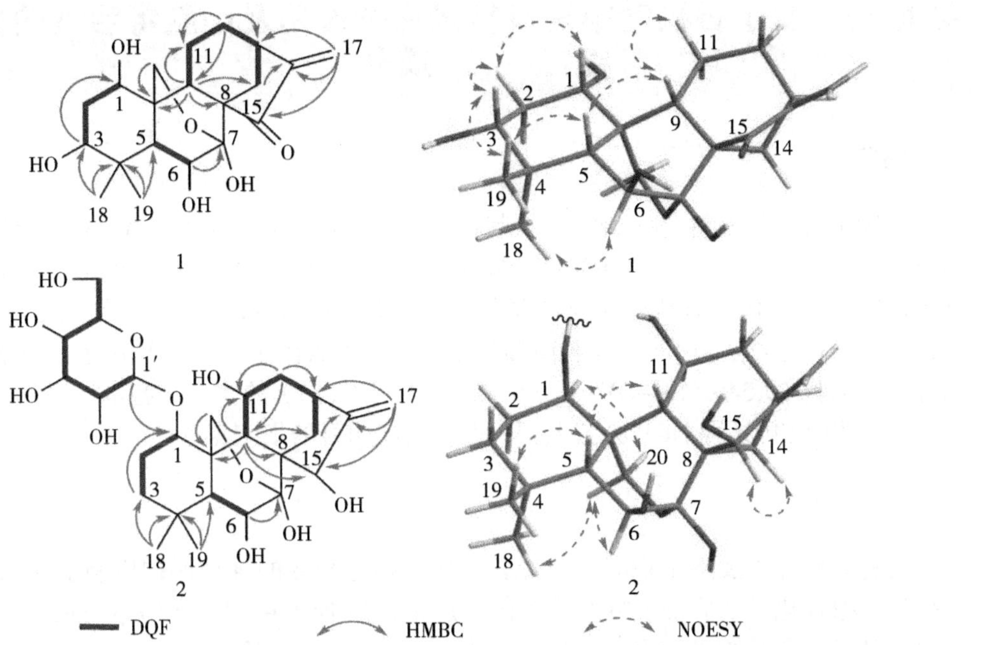

图 3-53 化合物 1 和化合物 2 的 DQF COSY，关键的 HMBC 及 NOESY 信号

化合物 2 为白色无定型粉末，比旋度 $[\alpha]^{25}$–18.00（c=0.65，甲醇）。化合物 2 的红外光谱显示羟基（3365 cm^{-1}）和醚（1076 cm^{-1}）基团的存在及其分子式（$C_{26}H_{40}O_{11}$）由正离子 FABMS 和 HRMS 确定。化合物 2 与 5% H_2SO_4 混合，水解得到 D- 葡萄糖，并通过高效液相色谱对 D- 葡萄糖进行了鉴定。在 ^{1}H-NMR 和 ^{13}C-NMR 图谱中显示出一组典型的贝壳衫烷型二萜的特征信号：2 个甲基 [δ_H 0.97（s，H-18），δ_H 1.08（s，H-19）]，10 个亚甲基质子 [δ_H 2.34（d，J = 15.0 Hz，H-2a），δ_H 2.03（J = 15.0 Hz，H-2b），δ_H 1.21（t，J = 13.5 Hz，H-3a），δ_H 1.36（d，J = 12.0 Hz，H-3b），δ_H 2.79（m，H-12a），δ_H 2.00（m，H-12b），δ_H 2.13（dd，J = 4.5，16.5 Hz，H-14a），δ_H 1.96（m，H-14b），δ_H 4.37（d，J = 10.0 Hz，H-20），δ_H 4.77（d，J = 10.0 Hz，H-20）]，7 个次甲基质子 [δ_H 4.79（dd，J = 5.5，10.0 Hz，H-1），δ_H 1.71（d，J = 4.5，10.0 Hz，H-5），δ_H 4.19（d，J = 4.5 Hz H-6），δ_H 3.00（d，J = 8.5 Hz，H-9），δ_H 3.85（m，H-11），δ_H 2.67（dd，J = 4.5，7.3 Hz，H-13），δ_H 5.33（s，H-15）]，一个烯烃 [δ_H 4.87（d，J = 7.5 Hz，H-17）]。如图 3-53 所示，化合物 2 的 2D-NMR 实验表明了以上结构的存在。通过 NOESY 实验确定化合物 2 的相对构型为 1R^*、5R^*、6S^*、7S^*、8S^*、9S^*、10S^*、11S^*、13S^*、15R^*。由于从这种植物中分离出的其他化合物均具有贝壳衫烷型二萜骨架，因此，其绝对构型推测为 1R，5R，6S，7S，8S，9S，10S，11S，13S，15R，命名为毛叶香茶菜萜Ⅱ。

实例 18　紫丁香枝叶中具有神经保护作用及细胞毒活性的甾体皂苷类成分

摘要

对紫丁香进行植物化学研究，从其枝叶中分离出 2 种新的环烯醚萜苷，紫丁香苷 A ～ B（1 ～ 2），以及 13 种已知的苷类化合物（3 ～ 15）。通过 1D-NMR 和 2D-NMR、高分辨率质谱（HR-MS）和化学方法确定其化学结构。采用 sulforhodamine B 生物测定法检测分离得到的化合物（1 ～ 15）对 C6 大鼠胶质瘤细胞系神经生长因子（NGF）分泌的诱导作用，以及对四种人癌细胞（A549、SK-OV-3、SK-MEL-2、HCT15）的体外细胞毒性。化合物 5、7、8、10 和化合物 14 可诱导 NGF 分泌上调，但不引起明显的细胞毒性。

前言

目前的研究主要集中在寻找神经营养因子信号介导的神经保护机制上，以对抗神经退行性疾病。植物化学物质触发神经营养因子产生，如神经生长因子（never groeth factor，NGF）将保护神经元免受神经元退行性疾病的影响。NGF 主要作用于神经元的生长、发育和存活，已被认为在神经退行性疾病中发挥重要作用。NGF 不仅有助于中枢和外周神经系统中感觉神经元和交感神经元的生存和生长，而且有助于它们的分化。NGF 信号通路具有神经保护和修复功能。较高的 NGF 生成通过调节免疫系统和降低内毒素或炎症诱导的脑毒性，确保轴突和髓鞘免受炎症的危害。NGF 的降低导致神经退行性疾病，包括阿尔茨海默病、帕金森病和糖尿病多神经病变。调节 NGF 分泌或用 NGF 模拟物治疗是预防和修复神经退行性疾病的一种方法。NGF 具有良好的免疫调节作用和较强的神经保护作用，已成为神经退行性疾病植物化学物筛选的潜在靶点。

丁香属植物长期以来一直被用于治疗哮喘、炎症、肝和肠道疾病。关于该属植物的化学研究发现该属含有甾体皂苷、木脂素以及酚类成分，具有抗自由基清除和细胞毒活性，但是对于紫丁香的化学成分的研究却鲜有报道。研究发现，紫丁香甲醇提取物可诱导 C6 胶质瘤细胞内源性 NGF 水平升高。因此，我们对紫丁香枝叶的生物活性成分进行了研究。通过柱层析纯化得到两种新的环烯醚萜苷，紫丁香苷 A ～ B（1 ～ 2），以及 13 种已知的苷（3 ～ 15）（图 3-54）。通过核磁共振波谱数据、质谱和酸水解确定了化合物的化学结构。对分离的化合物进行了诱导 NGF 分泌能力和细胞毒性活性的测试。本文介绍了这两个新化合物（1 ～ 2）的分离、结构鉴定及其神经保护和抗增殖活性。

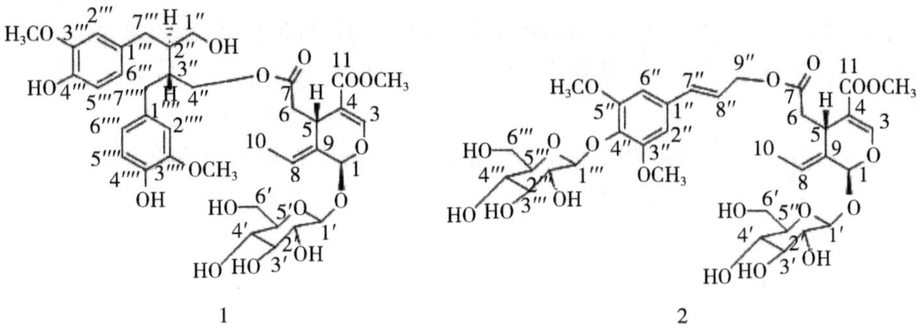

图 3-54　化合物 1 和化合物 2 的化学结构

实验部分

1. 仪器材料

旋光仪型号为 JASCO P-1020。红外光谱记录在 JASCO FT/IR-4600 光谱仪上，NMR 记录在 Bruker a V ANCEⅢ 700 NMR 仪上。采用 JEOL JMS700 质谱仪获得 FAB 和 HRFAB 质谱，采用Gilson 306泵、Shodex折射率检测器和Phenomenex Luna 10 μmol/L色谱柱(250 mm × 10 mm）制备高效液相色谱。色谱柱层析用硅胶 60（70 ～ 230 目和 230 ～ 400 目，德国默克公司）和 RP-C18 硅胶（230 ～ 400 目，德国默克公司）。离子交换树脂（美国 Sigma-Aldrich 公司）用于消除碱。TLC 使用 Merck 预涂硅胶 F254 板和 RP-18 F254 板。用 10% 硫酸在乙酸乙酯（V/V）中喷洒后，用紫外光或加热法检测斑点。采用 FMI QSY-0 泵（ISCO）在 Merck LiChroprep Lobar-A Si 凝胶 60（240 mm × 10 mm）上进行低压液相色谱。

2. 植物资源

2014 年 6 月，在韩国水原采集了紫丁香枝叶。该植物是由作者之一（K. R. L）鉴定的。凭证标本（SKKU-NPL 1404）保藏于韩国水原成均馆大学药学院植物标本室。

3. 提取与分离

将紫丁香（6.9 kg）的嫩枝风干后，用 80% 甲醇在室温下提取 3 次。所得甲醇提取物（450 g）混悬于蒸馏水中，用正己烷、三氯甲烷、乙酸乙酯和正丁醇依次萃取，得到的各萃取物分别为 15 g、25 g、48 g 和 213 g。乙酸乙酯可溶性组分（48.0 g）在硅胶柱上分离（230 ～ 400 目，350 g），用三氯甲烷 - 甲醇洗脱 [20 ：1（1.5 L），15 ：1（1.5 L），10 ：1（1.5 L），6 ：1（1.0 L），3 ：1（1.0 L）和 1 ：1（1.5 L）] 得到 10 个组分 [Fr. A，20 ：1，1.0 L；Fr. B，20 ：1，0.5 L；Fr. C，15 ：1，1.0 L；Fr. D，15 ：1，0.5 L；Fr. E，10 ：1，0.5 L；Fr. F，10 ：1，0.5 L；Fr. G，10 ：1，0.5 L；Fr. H，6 ：1，1.0 L；Fr. I，3 ：1，1.0 L；Fr. J，1 ：1，1.5 L]，用 RP-C18 硅胶柱（230 ～ 400 目，80 g，50% 甲醇）分离馏分 F（1.5 g），得到 7 个亚馏分 [Fr. F1 ～ Fr. F7（每个 1.0 L）]。采用半制备反相高效液相色谱法（流速 2 mL/min，40% 乙腈），得化合物 3（7 mg，保留时间 21.2 min）。采用半制备反相高效液相色谱法分离组分 F4（567 mg）（流速 2 mL/min，30% 乙腈），得化合物 4（130 mg，保留时间 22.0 min）。组分 G（7.6 g）用 RP-C18 硅胶柱（230 ～ 400 目，400 g，50% 甲醇）进行色谱法分离，得到 9 个亚组分 [Fr. G1 ～ Fr. G9（每

个 1.0 L）]。组分 G3（3.9 g）在硅胶柱上分离（230 ～ 400 目，20 g，三氯甲烷 - 甲醇 - 水 = 8.5 ：1 ：0.1），得到 6 个亚组分 [Fr. G31 ～ Fr. G36]。用制备反相高效液相色谱法分离 G34（2.5 g，2 mL/min，25% 乙腈），得到化合物 5（8 mg，保留时间 27.8 min）。用制备反相高效液相色流速谱法分离 G32（2.5 g，流速 2 mL/min，25% 甲醇），得到化合物 7（4 mg，保留时间 25.2 min）和化合物 9（4 mg，保留时间 18.6 min）。用制备反相高效液相色谱法纯化 G6（70 mg）馏分（流速 2 mL/min，30% 甲醇），得到化合物 1（11 mg，保留时间 22.3 min）。组分 H（1.8 g）在 RP-C18 硅胶柱上分离（230 ～ 400 目，80 g，45% 甲醇），得到 12 个亚组分 [Fr. H1 ～ Fr. H12（每个 1.0 L）]。组分 H3（72 mg）用 Lobar-A Si 凝胶 60（240 × 10 mm）柱（三氯甲烷 - 甲醇 - 水 = 5 ：1 ：0.1）进一步分离，得到化合物 10（6 mg）和化合物 11（3 mg）。采用制备反相高效液相色谱法分离 H5（94 mg，三氯甲烷 - 甲醇 - 水 2mL/min，27% 乙腈）得到化合物 6（3 mg，保留时间 21.5 min）和化合物 12（10 mg，保留时间 18.9 min）。采用 Lobar-A Si 60 凝胶（240 mm × 10 mm）柱（三氯甲烷 - 甲醇 - 水 = 6 ：1 ：0.1）分离馏分 H6（166 mg），得到化合物 2（4 mg）。采用制备反相高效液相色谱法分离 H9（91 mg，流速 2 mL/min，30% 乙腈）得到化合物 14（6 mg，保留时间 18.2 min）和化合物 15（6 mg，保留时间 15.7 min）。采用半制备高效液相色谱法分离 H10（102 mg，流速 2 mL/min，30% 乙腈），产率为化合物 8（3 mg，保留时间 24.3）和化合物 13（5 mg，保留时间 26.1 min）。

紫丁香苷 A（1），无定型粉末；比旋度 $[\alpha]^{25}$ −181.8（c=0.56，甲醇）；红外（溴化钾）最大吸收 3419 cm^{-1}、3185 cm^{-1}、2965 cm^{-1}、2845 cm^{-1}、1710 cm^{-1}、1633 cm^{-1}、1516 cm^{-1}、1270 cm^{-1}、1033 cm^{-1}、1009 cm^{-1}；紫外（甲醇）最大吸收（log ε）204（1.7）nm、231（0.7）nm、282（0.3）nm；HR-FAB-MS*m/z*=771.2844 $[M+Na]^+$（计算值 $C_{37}H_{48}NaO_{16}$，771.2840）。

紫丁香苷 B（2），无定型粉末；比旋度 $[\alpha]^{25}$ −47.7（c=1.11，甲醇）；红外（溴化钾）最大吸收 3417 cm^{-1}、3192 cm^{-1}、2968 cm^{-1}、2360 cm^{-1}、2336 cm^{-1}、1054 cm^{-1}、1032 cm^{-1}、1012 cm^{-1}；紫外最大吸收（甲醇）（log ε）224（0.11）nm、243（0.05）nm、270（0.04）nm；HR-FAB-MS *m/z*=781.2534 $[M+Na]^+$（计算值 $C_{34}H_{46}NaO_{19}$，781.2531）。

4. NGF 和细胞活力分析

本研究以 C6 胶质瘤细胞为实验材料，检测 NGF 的诱导作用。将 C6 细胞以 1×10^5 细胞 / 孔的密度接种到 24 孔板上，24 h 后，用含不同浓度化合物的无血清的培养基（DMEM）处理细胞 24 h。从培养板上收集培养基，使用酶联免疫吸附试验（ELISA）试剂盒检测 NGF 水平。采用使用 MTT 测定法测定细胞活力。结果以对照组（未处理细胞）的百分比表示。

5. 细胞毒活性

使用的细胞系为 A549（非小细胞肺腺癌）、SK-OV-3（卵巢恶性腹水）、SK-MEL-2（皮肤黑色素瘤）和 HCT-15（结肠腺癌）。以顺铂为阳性对照，顺铂对 A549、SK-OV-3、SK-MEL-2 和 HCT15 细胞的细胞毒活性 IC_{50} 值分别为 1.96 μmol/L、2.11 μmol/L、1.17 μmol/L 和 3.04 μmol/L。经核磁共振和高效液相色谱分析，所测化合物均为纯化合物（纯度≥ 95%）。

结果与讨论

化合物 1 为白色无定型粉末。HR-FAB-MS 在 *m/z* 771.2844 可见 $[M+Na]^+$ 离子峰，由此可

确定分子式为 $C_{37}H_{48}NaO_{16}$（计算值为 $C_{37}H_{48}NaO_{16}$，771.2840）。^{1}H-NMR 谱显示为典型的油苷甲酯结构：两个烯质子[δ_H 7.56（1H，s，H-3），δ_H 6.13（1H，m，H-8）]，一个甲基[δ_H 4.03（1H，dd，J = 9.0，4.6 Hz，H-5）]，两个亚甲基[δ_H 2.53（1H，dd，J = 14.0，9.0 Hz，H-6a），δ_H 2.75（1H，dd，J = 14.0，4.6 Hz，H-6b），一个甲基[δ_H 1.70（3H，dd，J = 7.1，1.4 Hz，H-10）]，一个甲基酯组[δ_H 3.71（3H，s，11-OCH_3）]和一个葡萄糖基单元[δ_H 4.83（1H，d，J = 7.8 Hz），δ_H 3.32（1H，m），δ_H 3.42（1H，t，J = 9，1 Hz），δ_H 3.27（1H，m），δ_H 3.33（1H，重叠），δ_H 3.62（1 H，dd，J = 12.0，6.4 Hz，H-6′a），δ_H 3.88（1H，dd，J = 11.9，2.1 Hz，H-6′b）]。此外，^{1}H-NMR 数据显示还存在 6 个芳香族质子[δ_H 6.69（2H，d，J=8.0 Hz，H-5‴，5⁗），δ_H 6.61（1H，d，J=1.8 Hz，H-2⁗），δ_H 6.58（1H，dd，J=8.0，1.8 Hz，H-6‴），δ_H 6.55（1H，dd，J=8.0，1.8 Hz，H-6⁗），和 δ_H 6.53（1H，d，J=1.8 Hz，H-2‴）]，两个氧化亚甲基[δ_H 4.29（1H，dd，J=11.1，5.8 Hz，H-4″b），δ_H 3.93（1H，dd，J=11.1，6.3 Hz，H-4″a），δ_H 3.70（1H，dd，J=10.9，6.7 Hz，H-1″b），δ_H 3.53（1H，m，H-1″a）]，三个亚甲基[δ_H 2.71（1H，dd，J=13.9，6.5 Hz，H-7‴b），δ_H 2.57（1H，dd，J=13.9，8.7 Hz，H-7‴a），δ_H 2.62（2H，m，H-7⁗）]，两个甲氧基[δ_H 2.13（1H，m，H-3″），δ_H 1.94（1H，m，H-2″）]和三个芳香族甲氧基[δ_H 3.76，3.75（3H，s，3‴，3⁗-OCH_3）]。在 HMBC 谱中可观察到 H-1′ 与 C-1 有相关，由此可确定葡萄糖及连接在 C-1 位上。化合物 1 的相对构型通过与已知化合物对比来确定，其绝对构型通过 CD 谱及旋光度来确定。在 CD 谱中可以观察到在 228 nm 和 287 nm 处的负 Cotton 效应，并结合其比旋度确定其绝对构型。化合物 1 经酸水解得到吡喃葡萄糖，通过与对照品进行薄层层析确定其构型为 D。因此，化合物 1 的结构如图 3-18-1 所示，命名为紫丁香苷 A。

化合物 2 为白色无定型粉末，根据 HR-FABMS 数据（m/z 781.2534 $[M+Na]^+$，计算值 $C_{34}H_{46}NaO_{19}$，781.2531），确定其分子式为 $C_{34}H_{46}O_{19}$。^{1}H-NMR 和 ^{13}C-NMR 谱显示了典型的油苷甲酯部分。此外，^{1}H-NMR 数据显示紫丁香苷片段的存在：芳族质子[δ_H 6.80（2H，s，H-2″，6″）]，一个反式取代双键[δ_H 6.64（1H，d，J=15.7 Hz，H-7″），δ_H 6.30（1H，dt，J=15.9，6.3 Hz，H-8″）]，两个氧合亚甲基[δ_H 4.78（1H，m，H-9″a），δ_H 4.68（1H，m，H-9″b）]，一个甲氧基[δ_H 3.90（6H，s，3′，5′-OCH_3）]，δ_C 154.57（C-3″，5″），δ_C 136.48（C-4″），δ_C 135.08（C-7″），δ_C 134.64（C-1″），δ_C 124.51（C-8″），δ_C 105.88（C-2″，6″）和 δ_C 66.39（C-9″），和一个吡喃葡萄糖单元[δ_H 4.92（1H，d，J = 6.5Hz，H-1‴），δ_H 3.50（1H，m，2‴），δ_H 3.45（1H，m，H-3‴），δ_H 3.44（1H，m，H-4‴），δ_H 3.25（1H，m，H-5‴），δ_H 3.69（1H，m，H-6a‴），δ_H 3.81（1H，m，H-6b‴）]。在 HMBC 谱中可以观察到 H-9″ 与 C-7 相关信号，由此可确定油苷二甲酯（1a）和紫丁香苷（2a）相连（图 3-55）。在 HMBC 谱中可以观察到从 H-1‴ 与 C-4″ 的相关信号，进而确定葡萄糖基连接在 C-4″ 上，而端基质子的偶合常数（J=6.5 Hz）证实其为 β 构型。通过 NOESY 谱以及生物合成角度分析确定化合物 2 的相对构型（图 3-56）。因此，化合物 2 的结构如图 3-54 所示，命名为紫丁香苷 B。

通过考察单体化合物（1 ～ 15）对 C6 细胞 NGF 分泌的影响，评价其神经保护活性。在 50 μmol/L 测试的化合物中，化合物 5、7、8、10 和化合物 14 是 NGF 释放的强效刺激剂，刺激水平分别为（201.58 ± 4.41）%、（207.48 ± 15.41）%、（205.64 ± 4.84）%、（196.85 ± 4.71）% 和（171.64 ± 1.61）%（阳性对照 6-shogaol 为 168.58 ± 7.16%），而化合物 6、12 和化合物 13

表现为中等活性。有趣的是，测试化合物的结构差异显示了不同的 NGF 分泌刺激水平。虽然除了芳香环 C-3 处存在羟基外，化合物 4、9、13 的结构与化合物 5、10、14 的结构非常相似，但它们对 NGF 合成诱导的影响是不同的。这些数据表明，2-（3,4- 二羟基苯基）- 乙氧羰基的存在可能是 NGF 诱导的重要原因。

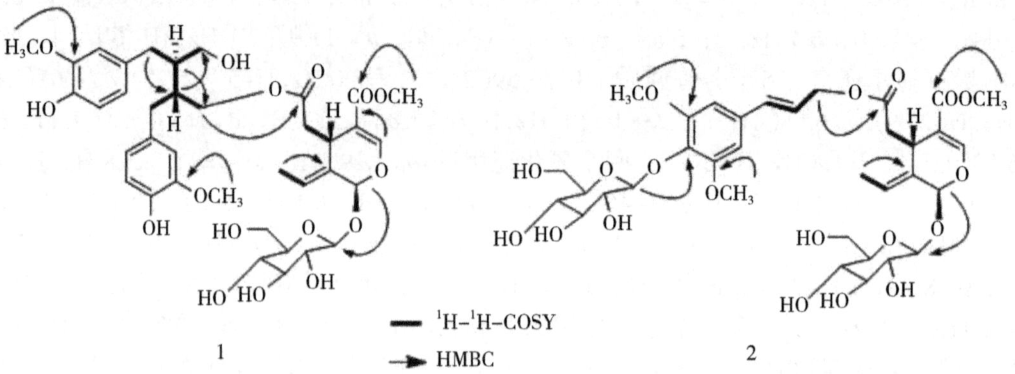

图 3-55　化合物 1 和 2 的 ^{1}H-^{1}H COSY，关键的 HMBC 相关

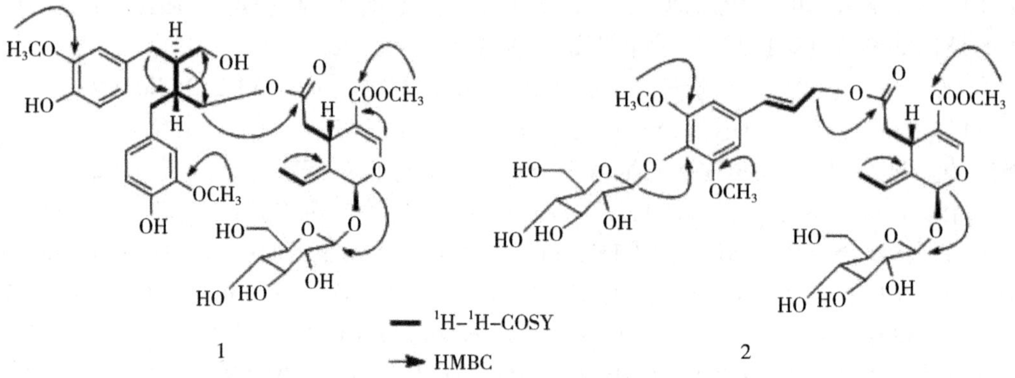

图 3-56　化合物 1 和 2 的关键 NOESY 相关

通过 SRB 生物测定法测定化合物 1 ～ 15 对肺癌细胞株 A549、卵巢癌细胞株 SK-OV-3、皮肤黑色素瘤细胞株 SK-MEL-2 和结肠癌细胞株 HCT15 的抑制作用，评价化合物 1 ～ 15 的抗增殖活性。化合物 5 和化合物 6 对 SK-MEL-2 细胞具有抑制增殖的活性，其 IC_{50} 值分别为 10.86 μmol/L 和 14.64 μmol/L；化合物 10 对 SK-OV-3 和 SK-MEL-2 细胞具有抑制增殖的活性，其 IC_{50} 值分别为 16.83 μmol/L 和 10.45 μmol/L，但大部分化合物对人肿瘤细胞无抑制作用（IC_{50} > 30.0 μmol/L）。

实例 19　日本柳杉皮中 3 个新的松香烷型二萜

摘要

从日本柳杉（*Cryptomeria japonica*）树皮中分离到 3 个新的松香烷型二萜类化合物：7α–butoxyabieta–8,12– 二烯 –1,14– 二酮（1），6α,7α– 二羟基 –8,12– 二羟基 – 1,14– 二酮（2）和 6α,7α– 二羟基 –8,12– 二烯 –1,14– 二酮（3）。通过 1D–NMR、2D–NMR、IR、UV、HR–EIS–MS 等光谱分析，并与已知类似物进行比较，确定了它们的结构。

前言

日本柳杉（*Cryptomeria japonica*）是柳杉属（柏科）中唯一存在的物种，它广泛分布于日本，也是中国台湾地区重要的人工林针叶树种。其木材具有芳香、柔软、轻质但坚固、防水、红粉色等特点，因此被用作日式房屋和其他木制品的建筑材料。

此前对日本柳杉的叶片、木材和树皮的植物化学研究表明，日本柳杉中含有多种萜，包括单萜、倍半萜和二萜。从该植物不同部位中提取的粗提物和分离的单体化合物已被证明具有抗菌、抗细胞毒性、抗炎等生物活性。在之前的研究中，我们从日本柳杉树皮中发现了一种具有细胞毒性的倍半萜，它具有一个全新的骨架，含有一个独特的双环倍半萜和二萜。为进一步发现结构新颖的化合物，本研究从日本柳杉的树皮分离得到三个新的松香烷型二萜，并对它们的分离及结构鉴定进行了描述（图 3–57）。

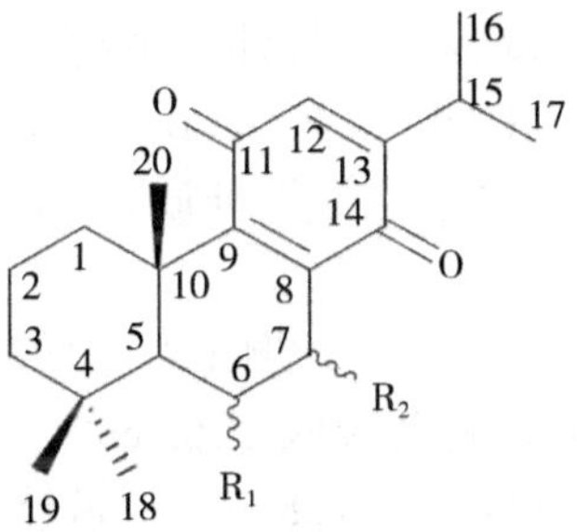

1　R_1 = H，R_2 = α–OBU
2　R_1 = R_2 = α–OH
3　R_1 = α–OH，R_2 = β–OBU

图 3–57　化合物 1 ～ 3 的化学结构

实验部分

1. 仪器材料

光学旋转是在 JASCO DIP–180 偏振计上测量的。紫外光谱在岛津 UV– 1601pc 分光光度计上记录。红外光谱在 Perkin–Elmer–983G FT–IR 分光光度计上测定。以四甲基硅烷（TMS）为内标，在 varian–uni–plus–400 光谱仪上获得 ^{1}H–NMR、^{13}C–NMR 和 2D–NMR 谱。EI–MS 和 HR–EI–MS 用 Jeol–JMSHX300 质谱仪测定。硅胶（230 ～ 400 目；德国默克公司）进行柱层

析。采用 5% H_2SO_4 喷淋，100 ℃加热的方法进行薄层色谱斑点检测。半制备高效液相色谱采用 Purospher STAR Si 柱（5 mm，250 mm × 10 mm）和德国默克公司的 LDC analytics – Ⅲ系统。

2. 植物资源

于 2000 年 6 月采集日本柳杉的树皮。植物材料由中国台湾中兴大学林业系曾研学博士鉴定，样本（TCF13443）存放在同一大学的植物标本室。

3. 提取与分离

将干燥后的 16.0 kg 日本柳杉树皮用甲醇（100 L）在室温下提取 3 次（每次 7 天）。将混合后的甲醇提取物减压浓缩，得到粗提物（480 g），粗提物加 1 L 水混悬，然后加入 1 L 的乙酸乙酯（EtOAc）萃取 3 次。以正己烷 – 乙酸乙酯和乙酸乙酯 – 甲醇为溶剂，采用硅胶柱色谱分离乙酸乙酯组分（430 g），得到 11 个馏分。从正己烷 – 乙酸乙酯（19 ：1）洗脱（29.4 g）得到 Fr. 2，通过硅胶柱，正己烷 – 二氯甲烷 [（1 ：0）～（0 ：1）] 洗脱得到 8 个馏分，2A ～ 2G。用正己烷 – 乙酸乙酯（19 ：1）对亚馏分 2B（2.3 g）进行高效液相色谱（HPLC）纯化，得到化合物 1（3.6 mg，保留时间 32.2 min）。Fr. 5 经正己烷 – 乙酸乙酯（7 ：3）洗脱（21.6 g），经硅胶柱进一步纯化，正己烷 – 二氯甲烷 – 乙酸乙酯 [（8 ：8 ：1）～（0 ：1 ：1）] 洗脱，得到 15 个馏分，5A ～ 5O。进一步用高效液相色谱法纯化亚馏分 5B（1.6 g），用正己烷 – 乙酸乙酯（19 ：1）分离得到化合物 3（3.7 mg，保留时间 38.1 min）。进一步用高效液相色谱法纯化 5C 的亚馏分，用正己烷 – 乙酸乙酯（19 ：1）得到化合物 2（3.1 mg，保留时间 45.2 min）。

7α–butoxyabieta–8,12– 二烯 –1,14– 二酮（1）：黄色无定型粉末；比旋度 $[\alpha]^{25}$ –20.5（c=0.27，三氯甲烷；红外（溴化钾）最大吸收 1653 cm^{-1}、1600 cm^{-1}、1467 cm^{-1}、1367 cm^{-1}、1228 cm^{-1}、1089 cm^{-1}、983 cm^{-1}、897 cm^{-1}；紫外（甲醇）最大吸收（logε）255（4.21）nm；质谱（%）*m/z* 372（4）$[M]^+$，316（3），298（100），283（94），269（11），255（13），242（19），229（27），215（20），204（13）；高分辨质谱 $[M]^+$ *m/z* 372.5469（计算值 $C_{24}H_{36}O_3$，372.5466）。

6α,7α– 二羟基 –8,12– 二羟基 – 1,14– 二酮（2）：黄色无定型粉末；比旋度 $[\alpha]^{25}$ –10.5（c=0.80，$CHCl_3$）；红外（溴化钾）最大吸收 3383 cm^{-1}、1646 cm^{-1}、1600 cm^{-1}、1460 cm^{-1}、1381 cm^{-1}、1228 cm^{-1}、1076 cm^{-1}、963 cm^{-1}、738 cm^{-1}；紫外（甲醇）最大吸收（logε）256（4.18）nm；质谱（%）*m/z* 332（15）$[M]^+$，316（39），299（54），286（100），271（43），257（16），243（35），229（42），215（37），203（20），187（18）；高分辨质谱 $[M]^+$ *m/z* 332.4381（计算值 $C_{20}H_{28}O_4$，332.4388）。

6α,7β– 二羟基 –8,12– 二烯 –1,14– 二酮（3）：黄色无定型粉末；比旋度 $[\alpha]^{25}$ –24.5（c=1.10，$CHCl_3$）；红外（溴化钾）最大吸收 3462 cm^{-1}、1646 cm^{-1}、1600 cm^{-1}、1467 cm^{-1}、1381 cm^{-1}、1241 cm^{-1}、1096 cm^{-1}、897 cm^{-1}、738 cm^{-1}；紫外（甲醇）最大吸收（logε）258（4.09）nm；质谱（%）*m/z* 332（100）$[M]^+$，316（65），299（86），286（34），271（54），257（17），243（40），229（42），219（48），215（30），203（23），187（15）；高分辨质谱 $[M]^+$ *m/z* 332.4378（计算值 $C_{20}H_{28}O_4$，332.4388）。

结果与讨论

化合物 1 为黄色无定型粉末。紫外光谱在 255 nm 下有最大吸收，红外光谱在 1653 cm^{-1} 和 1600 cm^{-1} 处的最大吸收表示苯醌部分的存在。化合物 1 的 ^{1}H 核磁共振谱显示三组甲基质子信号 [δ_H 0.89，δ_H 0.92 和 δ_H 1.22（H_3-18，H_3-19，H_3-20）]，一个氧化次甲基质子信号 [δ_H 4.37（1H，dd，J = 3.6，2.0Hz）]，一个烯质子 [δ_H 6.31（1H，s，H-12）]，和苯醌环上的异丙基基团 [δ_H 1.07（3H，d，J = 6.8 Hz），δ_H 1.10（3H，d，J = 6.8 Hz），和 δ_H 2.99（1H，J = 6.8 Hz）]。此外，还观察到一个丁基的质子信号 [δ_H 0.90（3H，t，J = 7.5 Hz），δ_H 1.35（2H，m），δ_H 1.50（2H，m），δ_H 3.61（1H，t，J = 6.8 Hz）]。^{13}C-NMR 和 DEPT 实验显示了 24 个碳信号，包括 6 个甲基、6 个亚甲基、2 个次甲基、2 个季碳、2 个连氧碳、4 个烯烃碳信号和 2 个羰基碳信号。在 HR-EI-MS 谱 *m/z* 372.5469 中可观察到得到其分子离子峰，确定其分子式为 $C_{24}H_{36}O_3$，不饱和度为 7。

在 δ_H 2.61（1H，br d，J = 12.8 Hz）的典型 Hβ-1 质子信号及 ^{13}C-NMR 谱中观察到 24 个碳信号，包括 6 个碳信号（δ_C 131.2，δ_C 139.4，δ_C 151.1，δ_C 153.1，δ_C 186.3 和 δ_C 187.4）可确定其具有苯醌骨架。在 HMBC 谱中观察到 H-12 与 C-9，C-11，C-15 有明显的相关信号，可确定化合物 1 为松香烷型二萜。在 HMBC 谱中观察到 H-7 与 C-5，C-8，C-9，C-1′ 有相关，以及 H-15 与 C-12，C-14 有相关，可确定正丁基和异丙基分别连接在 C-7 和 C-13 位上。根据 H-6 与 H-7 的偶合常数为 3.6 Hz 和 2.0 Hz 可确定羟基的构型为 α 取向。在 NOESY 谱中，可观察到 H-6 与 H-7 和 H-18 有相关信号（图 3-58），由此可确定化合物 1 的结构为 7α-butoxyabieta-8,12- 二烯 -1,14- 二酮。

化合物 2 的紫外光谱在 256 nm 处出现最大吸收，确定其含有苯醌类基团。红外光谱在 3383 cm^{-1} 和 1646 cm^{-1} 处显示苯醌羟基和羰基的吸收峰。化合物 2 的 ^{1}H-NMR 谱中显示 3 个甲基单峰 [δ_H 1.14，δ_H 1.19 和 δ_H 1.34（CH_3-19，CH_3-18，CH_3-20）]，两个氧代次甲基质子信号 [δ_H 4.00（1H，dd，J = 11.6，4.0 Hz，H-6）和 δ_H 4.65（1H，d，J = 4.0Hz，H-7）]，一个烯烃质子 [δ_H 6.37（1H，s，H-12）] 和一个异丙基基团的苯醌环 [δ_H 1.09（3H，d，J = 6.8 Hz），δ_H 1.11（3H，d，J = 6.8 Hz）和 δ_H 2.98（1H，J = 6.8 Hz）]。在 ^{13}C-NMR 结合 DEPT 谱中观察到 20 个碳信号包括 5 个甲基，3 个亚甲基，2 个次甲基，2 个季碳，2 个连氧碳，4 个烯烃碳，2 个羰基碳。在 HR-EI-MS 谱 *m/z* 332.4381 中可观察到得到其分子离子峰，确定其分子式为 $C_{20}H_{28}O_4$，不饱和度为 7。化合物 2 的 ^{1}H-NMR 和 ^{13}C-NMR 数据与化合物 1 非常的类似，主要区别在于 C-5、C-6、C-7、C-10、Me-19、Me-18 和 Me-20 的 ^{13}C-NMR 化学位移。在 ^{1}H-^{1}H COSY 谱中可观察到 [δ_H 1.63（1H，d，J = 11. 6 Hz，H-5）] 与 H-7 [δ_H 4.65（1H，d，J = 4.0 Hz，H-7）] 有相关信号，结合氢谱低场区的质子信号 [δ_H 4.00（1H，dd，J = 11.6，4.0 Hz，H-6）可以确定羟基连接在 C-6 位上。在 NOE 谱中可观察到 H-6 与 H-7、H-19、H-20，H-5 与 H-20 相关，同时根据 H-6 与 H-7 之间较小的偶合常数（4.0 Hz）以及 H-6 与 H-7 之间较大的偶合常数（11.6 Hz）可确定 C-6 和 C-7 位上羟基均为 α 取向，最终确定化合物 2 的结构为 6α,7α- 二羟基 -8,12- 二羟基 - 1,14- 二酮。

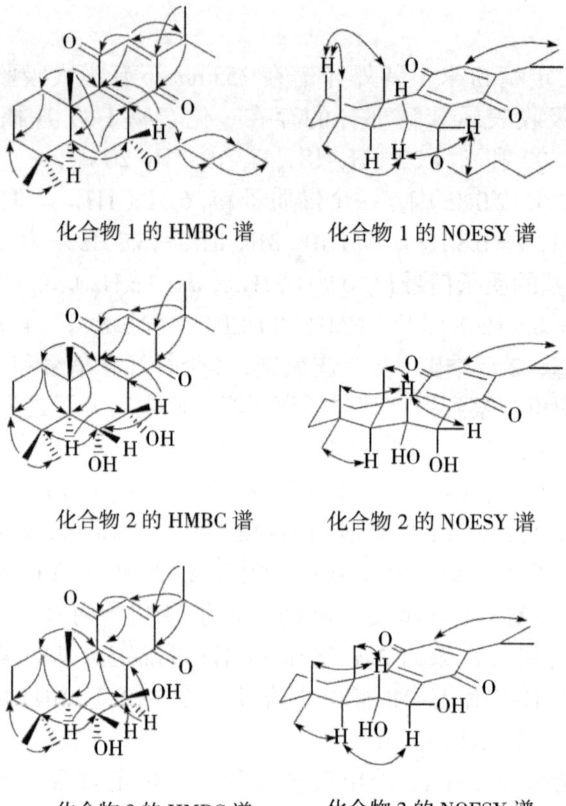

化合物 1 的 HMBC 谱　　化合物 1 的 NOESY 谱

化合物 2 的 HMBC 谱　　化合物 2 的 NOESY 谱

化合物 3 的 HMBC 谱　　化合物 3 的 NOESY 谱

图 3-58　化合物 1 ～ 3 的关键 HMBC 和 NOESY 相关

化合物 3 在 HR-EI-MS 谱 *m/z* 332.4378 中可观察到得到其分子离子峰，确定其分子式为 $C_{20}H_{28}O_4$，不饱和度为 7。化合物 3 的红外光谱在 3462 cm^{-1}、1646 cm^{-1} 和 1600 cm^{-1} 处显示苯醌羟基和羰基的吸收峰。在化合物 3 的氢谱中可观察到三个甲基质子信号 [δ_H 1.13，δ_H 1.19，δ_H 1.42（CH_3-19，CH_3-18，CH_3-20）]，两个氧代次甲基信号 [δ_H 4.03（1H，dd，*J* = 11.6，7.6 Hz，H-6）和 δ_H 4.54（1H，d，*J* = 7.6 Hz，H-7）]，一个烯烃质子 [δ_H 6.35（1H，s，H-12）] 和一个异丙基基团的苯醌环 [δ_H 1.09（3H，d，*J* = 6.8 Hz），δ_H 1.11（3H，d，*J* = 6.8 Hz）和 δ_H 2.96（1H，*J* = 6.8 Hz）]。化合物 3 的 ^{1}H-NMR 和 ^{13}C-NMR 数据与化合物 2 非常的相似，除了 C-5、C-6、C-7、C-20。在低场区可观察到一组 ABX 偶合系统：δ_H 1.32（1H，d，*J* = 11.6 Hz，H-5），δ_H 4.03（1H，dd，*J* = 11.6，7.6 Hz，H-6）和 δ_H 4.54（1H，d，*J* = 7.6 Hz，H-7）。在 HMBC 谱中可以观察到 H-6 与 C-5，C-7，C-10 有相关；H-7 与 C-6，C-8，C-9 有相关，可确定两个羟基分别连接在 C-6 和 C-7 位上。在 NOE 谱中可观察到 H-5 与 H-18，H-5 与 H-7，H-6 与 H-19、H-20 有相关，并结合 H-6 与 H-7 较大的偶合常数（7.6 Hz），可确定 C-6 位的羟基为 α 取向，而 C-7 位的羟基为 β 取向，最终确定化合物 3 的结构为 6α,7β- 二羟基 -8,12- 二烯 -1,14- 二酮。

实例 20　肉桂叶中高度氧化的 Isoryanodane 型二萜及免疫调节作用

摘要

从肉桂叶中共分离到 12 个高度氧化的 Isoryanodane 型（又称肉桂醇 D 型）二萜类化合物，其中 9 个新化合物命名为肉桂素 A ～ I。通过 HR-ESI-MS、1D-NMR 和 2D-NMR、单晶 X 射线衍射分析、^{13}C-NMR DP4^{+} 计算分析和化学方法等广泛的光谱和光谱技术阐明了它们的化学结构。用 X 射线单晶衍射分析确定了肉桂素 A 的绝对构型。肉桂素 H 是第一个 16-O- 葡糖基化的 Isoryanodane 二萜，而肉桂素 I 是第一个 13（18）烯 Isoryanodane 二萜。讨论了 19- 羟基 Isoryanodane 二萜中 C-18 构型与 H_2-19 和 C-20 化学位移的关系。肉桂素 A 和肉桂素 D1 对 Con A 诱导的小鼠 T 细胞增殖具有明显的促进作用，增强率为 17.9% ～ 45.4%，明显强于阳性对照胸腺肽。此外，肉桂素 D1 对 LPS 诱导的小鼠 B 细胞增殖有显著的促进作用，其促进率可达 116.1%，在 1.5625 μmol/L 浓度下，其促进作用是胸腺肽的 2 倍。

前言

Isoryanodane 型二萜是一类结构独特的稀有二萜类化合物，具有高度氧化和复杂骈合的 5/6/5/7/5 五环体系，具有 10 个相邻的立体化学中心。自 1980 年率先分离出 Isoryanodane 二萜肉桂素 D1 及其糖苷以来，迄今为止，从自然界中报道的 Isoryanodane 二萜只有 18 个。分别为肉桂素 D1、D2、D3、D4、D1-19-O-β-D 吡喃葡萄糖苷、D2-19-O-β-D 吡喃葡萄糖苷、D4-2-O-β-D 吡喃葡萄糖苷、18- 羟基人参醇、肉桂缩醛 A 和肉桂缩醛 B 等。据报道，Isoryanodane 型二萜具有良好的抗补体、免疫抑制和拒食活性。Isoryanodane 二萜类化合物有趣的多环骨架及其生物学意义引起了合成化学家的极大关注。肉桂是一种中等高度的常绿乔木，广泛种植在中国南部、印度、印度尼西亚、老挝、马来西亚、泰国和越南等地。它的干皮、干叶和未成熟的果实是著名的香料和调味剂。此前对肉桂的植物化学研究主要集中在其树皮和未成熟的果实，其主要化学成分主要有二萜、倍半萜、挥发油以及芳香类化合物。其中，Isoryanodane 二萜具有复杂、高氧、多环碳骨架和显著的免疫调节活性。目前报道的 33 种 Isoryanodane 二萜化合物根据生物合成途径可划分为 9 种碳骨架。

据古籍记载，肉桂叶常用于治疗头痛、咳嗽、胸闷、腹痛、腹泻等疾病。然而，对肉桂叶化学成分的研究却鲜有报道。课题组在寻找高效低毒的有效免疫调节剂的过程中，从肉桂叶中分离出两种具有前所未有的肉桂烷碳骨架的免疫调节二萜，肉桂醇 A 和肉桂醇 B。这一惊人的研究结果启发我们应对肉桂叶进行更为系统的研究。本研究中从肉桂叶中分离并鉴定出 12 个 Isoryanodane 二萜（1 ～ 12），其中 9 个为新化合物（1 ～ 9）（图 3-59）。本文对 12 个 Isoryanodane 二萜的分离、结构和免疫调节活性进行了描述。

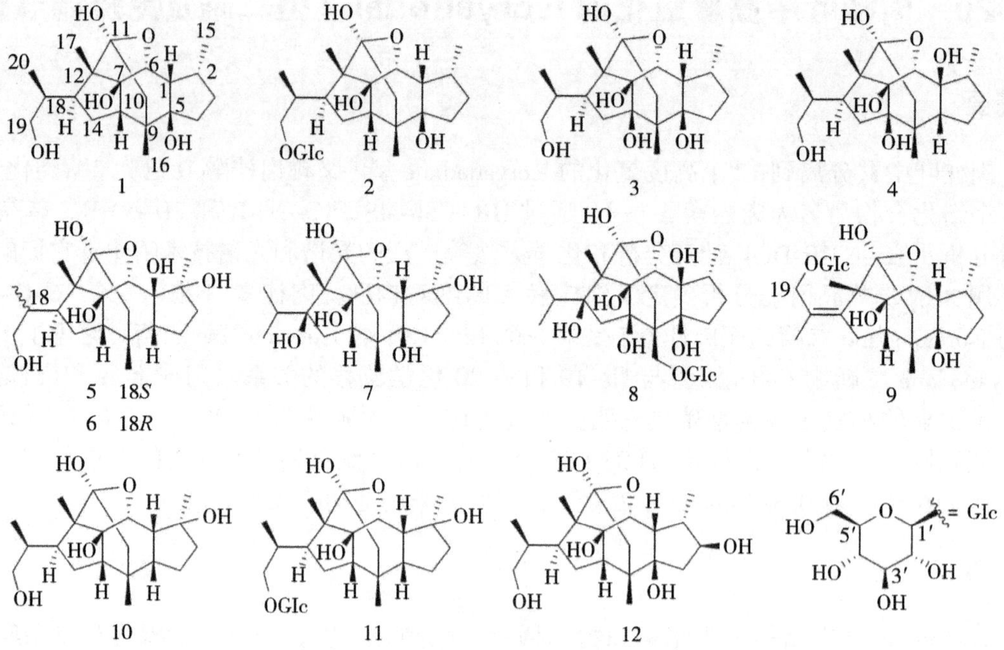

图 3-59 化合物 1 ～ 12 的化学结构

实验部分

1. 仪器材料

新化合物熔点在 Tech X-5 微熔点仪上测量。旋光值采用 PerkinElmer 341 测量（甲醇为溶剂）。HR-ESI-MS 数据在 Bruker microTOF Ⅱ 光谱仪上以正离子模式收集。室温下在 Bruker AM-400 谱仪上记录 NMR 谱，^{1}H-NMR 和 ^{13}C-NMR 化学位移以甲醇 -d_4 在 δ_H 3.31 和 δ_C 49.15 处溶剂残留峰的化学位移为参考。X 射线晶体学数据是在配备石墨单色化 Cu Kα 辐射的 Bruker APEX- Ⅱ衍射仪上获得的（λ = 1.54178 Å）。柱层析采用 Sephadex LH-20、硅胶、ODS。采用反相（RP）C18 半制备柱（10 mm × 250 mm × 5 μm，Welch Ultimate XB-C18），检测器为 Dionex P680 四元体系，流速为 2.0 mL/min。GC 分析采用 Agilent 7820A 色谱柱，毛细管柱（30 m × 0.32 mm × 0.5 μm，Agilent HP-5MS）。

2. 植物资源

肉桂叶于 2010 年 7 月采集于中国云南省曲靖市（经度 103° 东 59′，纬度 24° 北 49′，海拔 1856 米），由华中科技大学同济医学院药学院张昌功教授鉴定。凭证标本（编号 20100704）保藏于华中科技大学同济医学院药学院天然药物化学与资源评价湖北省重点实验室。

3. 提取与分离

将 25.0 kg 的肉桂叶片风干后，在室温下用 95% 乙醇（3 × 25 L）提取。粗提物（2.1 kg）混悬于水中，用乙酸乙酯（EtOAc）和正丁醇（n-BuOH）依次萃取。正丁醇部分（250 g）经过硅胶柱层析（CC），用三氯甲烷 - 甲醇 [从（15 ：1）到（1 ：1）] 洗脱，得到 7 个馏分

（Fr. 1 ～ Fr. 7）。馏分 2（26.1 g）以甲醇 – 水 [（0 ：100）～（50 ：50）] 为流动相，采用 RP C18 柱进行洗脱，得到 7 个亚馏分（Fr. 2.1 ～ Fr. 2.7）。亚馏分 2.7 通过硅胶 CC、Sephadex LH–20（甲醇）和半制备的 RP C18 HPLC（甲醇 – 水，40 ：60）进一步分离，得到化合物 1（7.6 mg，保留时间 50.2 min）和化合物 7（1.8 mg，保留时间 35.1 min）。馏分 3（31.3 g）采用 RP C18 柱，用甲醇 – 水 [从（0 ：100）～（50 ：50）] 洗脱，得到 7 个亚馏分（Fr. 3.1–Fr. 3.7）。Fr. 3.1 经二氯甲烷 – 甲醇 [从（30 ：1）～（5 ：1）] 硅胶柱洗脱，得到 Fr. 3.1.1–Fr. 3.15 5 个亚组分。组分 3.1.5 用半制备 RP C18 高效液相色谱（乙腈 – 水，6 ：94）对组分 3.1.2 进行纯化，得到化合物 4（3.3 mg，保留时间 30.8 min）和化合物 5（1.3 mg，保留时间 35.4 min）。进一步用半制备 RP C18 高效液相色谱（乙腈 – 水，10 ：90）对 Fr. 3.1.3 进行分离，得到化合物 3（2.1 mg，保留时间 43.2 min）和化合物 6（3.2 mg，保留时间 45.6 min）。馏分 4（24.2 g）用甲醇 – 水 [（0 ：100）～（50 ：50）] 洗脱 ODS 柱层析，得到三个亚馏分（Fr. 4.1 ～ Fr. 4.3）。组分 4.1 用半制备高效液相色谱（乙腈 – 水，9 ：91）纯化得到化合物 10（3.6 mg，保留时间 48.1 min）。组分 4.3 用 Sephadex LH–20（甲醇）分离得到三个亚组分（Fr. 4.3.1 ～ Fr. 4.3.3）。组分 4.3.2 采用半制备 RP C18 高效液相色谱（甲醇 – 水，23 ：77）纯化得到化合物 2（8.9 mg）。通过半制备高效液相色谱（甲醇 – 水，37 ：63）进一步纯化得到化合物 8（2.2 mg，保留时间 20.3 min）和化合物 9（1.9 mg，保留时间 22.5 min）。组分 4.4 用硅胶柱 [二氯甲烷 – 甲醇，从（20 ：1）到（5 ：1）] 分离得到 5 个亚组分（Fr. 4.4.1 ～ Fr.4.4.5）。通过半制备 RP C18 高效液相色谱纯化组分 4.4.1 和组分 4.4.3，得到化合物 11（6.8 mg，保留时间 28.7 min，甲醇 – 水，30 ：70）和化合物 12（12.5 mg，保留时间 25.3 min，乙腈 – 水，3 ：97）。

肉桂素 A（1）：无色晶体（甲醇 – 水，10 ：1）；熔点 190 ～ 193 ℃；比旋度 $[\alpha]^{20}$ –27（c=0.1，甲醇）；高分辨质谱 *m/z* 375.2137 $[M + Na]^+$（计算值 $C_{20}H_{32}O_5Na$，375.2147）。

肉桂素 B（2）：无色油状；比旋度 $[\alpha]^{20}$ –31（c=0.2，甲醇）；高分辨质谱 *m/z* 537.2681 $[M + Na]^+$（计算值 $C_{26}H_{42}O_{10}Na$，537.2676）。

肉桂素 C（3）：无色油状；比旋度 $[\alpha]^{20}$ +6（c=0.4，甲醇）；高分辨质谱 *m/z* 391.2089 $[M + Na]^+$（计算值 $C_{20}H_{32}O_6Na$，391.2097）。

肉桂素 D（4）：无色油状；比旋度 $[\alpha]^{20}$ –41（c=0.4，甲醇）；高分辨质谱 *m/z* 391.2092 $[M + Na]^+$（计算值 $C_{20}H_{32}O_6Na$，391.2097）。

肉桂素 E（5）：无色油状；比旋度 $[\alpha]^{20}$ –19（c=0.6，甲醇）；高分辨质谱 *m/z* 391.2091 $[M + Na]^+$（计算值 $C_{20}H_{32}O_6Na$，391.2097）。

肉桂素 F（6）：无色油状；比旋度 $[\alpha]^{20}$ –9（c=0.4，甲醇）；高分辨质谱 *m/z* 391.2100 $[M + Na]^+$（计算值 $C_{20}H_{32}O_6Na$，391.2097）。

肉桂素 G（7）：无色油状；比旋度 $[\alpha]^{20}$ –1（c=0.1，甲醇）；高分辨质谱 *m/z* 391.2095 $[M + Na]^+$（计算值 $C_{20}H_{32}O_6Na$，391.2097）。

肉桂素 H（8）：无色油状；比旋度 $[\alpha]^{20}$ –17（c=0.4，甲醇）；高分辨质谱 *m/z* 585.2525 $[M + Na]^+$（计算值 $C_{26}H_{42}O_{13}Na$，585.2523）。

肉桂素 I（9）：无色油状；比旋度 $[\alpha]^{20}$ –29（c=0.2，甲醇）；高分辨质谱 *m/z* 535.2512 [M +

Na]$^+$（计算值 $C_{26}H_{40}O_{10}Na$，535.2519）。

4. 酸水解测定肉桂素 B（2）、肉桂素 H（8）和肉桂素 I（9）中葡萄糖的绝对构型

采用 Agilent 7820A 气相色谱法和 Agilent HP-5MS 毛细管柱对三甲基硅噻唑烷类化合物进行分析。以氮气为载气，流速为 1.0 mL/min，分流比为 20 ：1。火焰离子化检测器（FID）和注射温度设置为 250 ℃。烘箱温度程序如下：初始温度 220 ℃，持续 1.0 min，并在最终温度保持 10.0 min。

化合物 2、8 和化合物 9 的水解液的三甲基硅噻唑烷衍生物的保留时间分别为 15.612 min、15.615 min 和 15.624 min，而标准 D- 葡萄糖和 L- 葡萄糖的三甲基硅噻唑烷衍生物的保留时间分别为 15.624 min 和 16.242 min。因此，我们测定了肉桂素 B（2）、肉桂素 H（8）和肉桂素 I（9）中的葡萄糖的绝对构型为 D。

5. NMR 计算

使用 MMFF 分子力场的 BLNOON 程序对肉桂素 C ～ F（3 ～ 6）所有可能的立体异构体进行系统随机构象分析。利用高斯 09 软件中优化结构在 B3LYP/6-31+G（d）水平的能量筛选稳定构象。所有选定构象的 NMR 计算均在气相中采用 B3LYP/6-31G（d）模式进行优化，在甲醇中分别采用 IEFPCM/mPW1PW91/6- 311G（d，p）方法进行。利用 DP4+ 概率分析理论计算的核磁共振数据，建立了肉桂素 C（3）中的 C-8、肉桂素 D（4）中的 C-1 和 C-8、肉桂素 E（5）和 F（6）中的 C-18 的相对构型。

6. 免疫调节活性评价

按照文献中的方法考察二萜类化合物 1 ～ 12 对 Con A 诱导的 T 细胞和 LPS 诱导的 B 细胞的免疫调节活性。

结果与讨论

肉桂素 A（1），无色晶体，熔点为 190 ～ 193 ℃。在 HR-ESI-MS 谱 *m/z* 375.2137 中可观察到 [M + Na]$^+$ 离子峰（计算值 $C_{20}H_{32}O_5Na$，375.2147），结合 ^{13}C-NMR 数据确定其分子量为 $C_{20}H_{32}O_5$。^{1}H-NMR 数据显示了 4 个甲基质子（δ_H 1.07，d，J = 5.8 Hz，H_3-15；δ_H 0.97，s，H_3-16；δ_H 1.08，s，H_3-17；δ_H 0.95，d，J = 6.7 Hz，H_3-20），1 个氧代次甲基质子（δ_H 3.82，d，J = 2.2 Hz，H-6）和 2 个氧代亚甲基质子（δ_H 3.36，dd，J = 10.7，7.5 Hz，H-19a；δ_H 3.33，H-19b）。^{13}C-NMR 数据显示了 20 个碳信号，根据 DEPT 分析，该化合物 20 个碳分别为 4 个甲基（δ_C 15.7，C-15；δ_C 22.8，C-16；δ_C 9.7，C-17；δ_C 13.5，C-20），5 个亚甲基，包括 1 个氧代亚甲基（δ_C 68.4，C-19），6 个次甲基，包括 1 个氧代次甲基（δ_C 77.1，C-6），2 个季碳（δ_C 43.1，C-9；δ_C 57.7，C-12），2 个氧代季碳（δ_C 88.7，C-5；δ_C 90.2，C-7）和 1 个半缩醛（δ_C 108.1，C-11）。

通过 NMR 数据对比发现，化合物 1 与 1981 年首次从肉桂皮中分离得到的肉桂素 D3（12）非常相似。主要区别在于化合物 1 中 C-3 位为一个亚甲基（δ_H 1.78，1.73，m，H_2-3；δ_C 35.5，C-3），而已知化合物 12 为连氧的次甲基（δ_H 4.11，ddd，J = 10.2，7.8，1.6 Hz，H-3；δ_C 78.9，C-3），由此可推断化合物 1 是化合物 12 的 3- 脱氧衍生物。在 ^{1}H-^{1}H COSY 谱中可观察到 -CH（OH）-6-CH-1-CH（CH_3-15）-2-CH_2-3-CH_2-4- 自选偶合体系，也进一步印证了上述推论。与肉桂素 D3（12）相似，根据化合物 1 中 H-1/H-8、H-6/H_3-17、H-6/H_3-

15、H-4α/H-10a、H-10b/H-13α 的 NOESY 相关性（图 3-60）确定了 C-1、C-2、C-6、C-9、C-12 和 C-13 的相对构型，但 C-18 在侧链中的构型难以确定。最后，用 Cu Kα 的 x 射线单晶衍射技术确定了肉桂素 A（1）的平面结构和相对构型（图 3-61），同时确定其绝对构型为 1*S*、2*R*、5*R*、6*R*、7*S*、8*S*、9*R*、11*S*、12*S*、13*S*、18*S*。

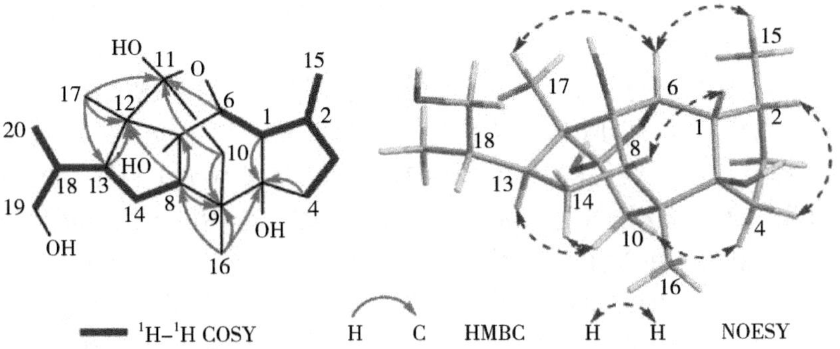

图 3-60　化合物 1 的 ^{1}H-^{1}H COSY，关键的 HMBC 及 NOESY 相关

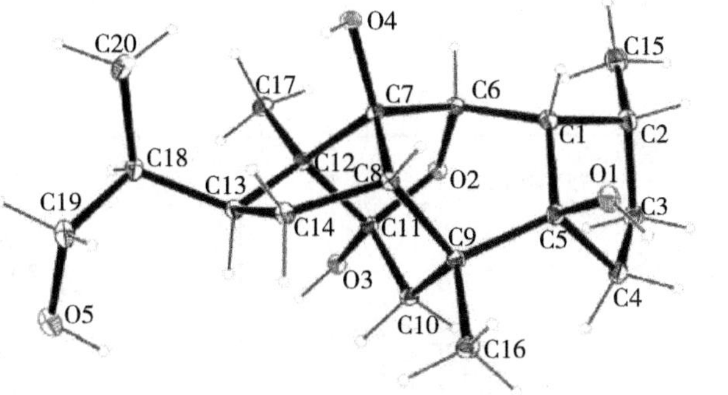

图 3-61　化合物 1 的 X-ray 单晶衍生

基于 HR-ESI-MS 中 *m/z* 537.2681 $[M + Na]^+$（$C_{26}H_{42}O_{10}Na$ 的计算值 537.2676）和 ^{13}C-NMR 数据，确定肉桂素 B（2）的分子式为 $C_{26}H_{42}O_{10}$。通过对比发现化合物 2 的核磁数据与化合物 1 非常相似。主要区别是化合物 2 中存在一个典型的吡喃葡萄糖基（δ_H 4.25，d，J = 7.8 Hz，H-1′；δ_H 3.87，dd，J = 11.8，1.8 Hz，H-6′a；δ_H 3.68，dd，J = 11.8，4.9 Hz，H-6′b；δ_C 104.9，C-1′；δ_C 78.2，C-3′；δ_C 78.1，C-5′；δ_C 75.3，C-2′；δ_C 71.8，C-4′；δ_C 62.9，C-6′），表明化合物 2 应该是肉桂素 A 的糖苷。与化合物 1 相比，化合物 2 中 C-19 向低场移动 7.8 ppm，推测葡萄糖基连接在 C-19 位上。在 HMBC 谱中可以观察到 H-1′ 与 C19 的相关信号，由此可以确定葡萄糖基连接在 C-19 位上。在 NOE 谱中，可以观察到与化合物 1 相同的相关信号，推测其具有相同的相对构型。为了确定糖单元的绝对构型，水解肉桂素 B（2），制备化合物 2 的水解液的三甲基硅基噻唑烷衍生物。通过比较化合物 2 的水解液的三甲基硅基噻唑烷衍生物的 GC 保留时间（保留时间 15.612 min）和标准葡萄糖（D- 葡萄糖，保留时间 15.624 min；L-

葡萄糖，保留时间 16.242 min)，确定葡萄糖的绝对构型为 D。根据 2 的中糖端基质子偶合常数（J = 7.8 Hz）推断葡萄糖端基的相对构型为β，最后确定化合物 2 的结构，命名为肉桂素 B。

基于 HR-ESI-MS 中 m/z 391.2089 $[M + Na]^+$（$C_{20}H_{32}O_6Na$ 的计算值 391.2097）和 ^{13}C-NMR 数据，确定肉桂素 C（3）的分子式为 $C_{20}H_{32}O_6$。化合物 3 的 ^{1}H-NMR 和 ^{13}C-NMR 数据与化合物 1 相似，主要区别在于化合物 3 中 C-8 位被羟基取代：化合物 3 中 δ_C 85.2，C-8；化合物 1 中 δ_H 2.08，d，J = 7.1 Hz，H-8；δ_C 49.1，C-8。因此肉桂素 C（3）是化合物 1 的 8- 羟基衍生物。在 HMBC 谱中可以观察到 H_3-16（1.13，s）、H_2-10（1.74，1.82，d，J = 14.6 Hz）和 H-6（3.83，d，J = 2.3 Hz）与 C-8 的相关信号，进一步印证了上述推论。在 NOESY 谱中可以观察到 H-10α 与 H-14α、H-13 的相关信号，由此可确定 C-8 位上的羟基位 β 取向。为进一步确定 C-8 的相对构型，在 mPW1PW91/6-311G（d，p）水平上，采用 GIAO 方法对两个可能的同分异构体（1S^*，2R^*，5R^*，6R^*，7S^*，8R^*，9R^*，11S^*，5R^*，6R^*，7S^*，8S^*，9R^*，11S^*，12S^*，13S^*，18S^*）-3b 进行 ^{13}C-NMR 理论计算和 DP4$^+$ 概率分析。结果表明（1S^*，2R^*，5R^*，6R^*，7S^*，8R^*，9R^*，11S^*，12S^*，13S^*，18S^*）-3a 测定的 ^{13}C-NMR 化学位移的线性相关系数（R^2 = 0.9975）优于 3b（R^2 = 0.9778）（图 3-62A），3a 的平均绝对误差（MAE，1.19 ppm）和最大偏差（MD，2.85 ppm）均小于 3b（MAE，3.31 ppm；MD，8.66 ppm）（图 3-62B）。此外，100% 的 DP4$^+$ 概率确定 C-8 的相对构型为 8R*。最终，确定了化合物 3 的结构，命名为肉桂素 C。

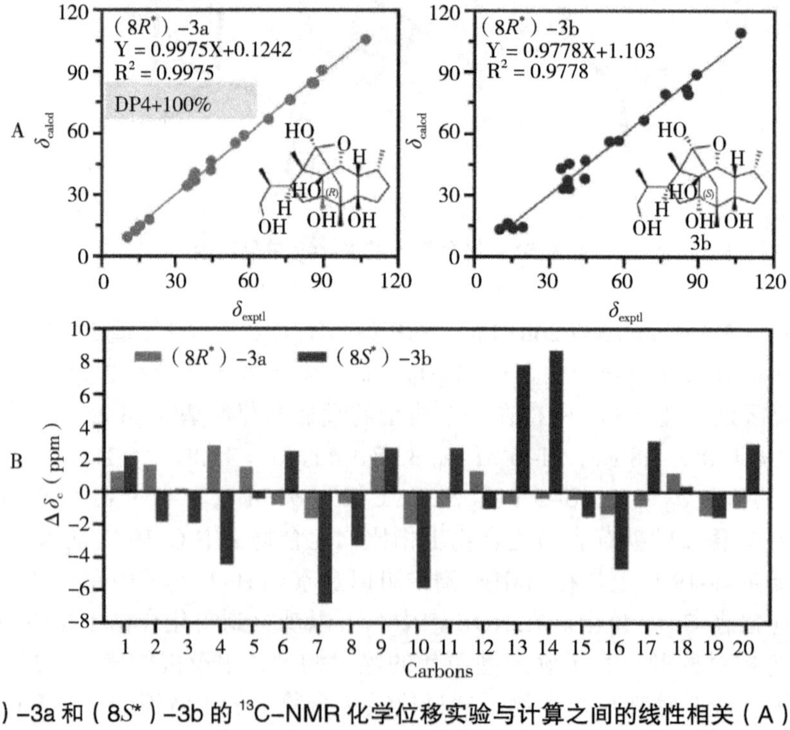

图 3-62　(8R*)-3a 和 (8S*)-3b 的 ^{13}C-NMR 化学位移实验与计算之间的线性相关（A）和相对误差（B）

根据 HR-ESI-MS 中 m/z 391.2092 $[M + Na]^+$（$C_{20}H_{32}O_6Na$ 的计算值 391.2097）和 ^{13}C-NMR 数据，确定肉桂素 D（4）的分子式为 $C_{20}H_{32}O_6$，其分子式与化合物 3 相同。化合物 4 的核磁数据与化合物 3 非常的相似，主要区别在于化合物 4 中 C-1 位向低场移动至 δ_C 82.6（δ_C 54.3，化合物 3），而 C-5 向高场移动至 δ_C 48.2（δ_C 89.3，化合物 3），由此可推测化合物 4 中 C-1 位连有羟基，而 C-5 位不连羟基。在 ^1H-^1H COSY 谱中可以观察到 H_3-15/H-2/ H2-3/ H_2-4/H-5 的自选偶合体系。同时在 HMBC 谱中可以观察到 H_3-15（δ_H 1.12，d，J = 6.8 Hz）与 C-1；H_3-16（δ_H 1.00，s）与 C-5（δ_C 48.2）、C-8（δ_C 83.6）、C-9（δ_C 43.1）的相关信号，进一步印证了上述的推论。与化合物 3 相同，化合物 4 中的 H-6 被指定为 β 取向。在 NOESY 谱中可以看到 H-6/H_3-17、H-6/H_3-15、H-4α/H-10b、H-10a/H-14α、H-10a/H-13 的相关信号，表明 C-2、C-6、C-9、C-12、C-13 与化合物 3 的相对构型相同。然而，根据 NOESY 相关性和偶合常数分析，无法确定化合物 4 中 C-1 和 C-8 的取向。对 4 种可能的异构体（1S^*，8R^*）-4a、（1S^*，8S^*）-4b、（1R^*，8R^*）-4c 和（1R^*，8S^*）-4d 进行 ^{13}C-NMR 理论计算和 DP4$^+$ 概率分析。该异构体（1S^*，8R^*）-4a 具有较小的平均绝对误差（1.42 ppm）和最大偏差（5.66 ppm），DP4$^+$ 的概率约为 100%（图 3-63）。因此，C-1 和 C-8 的相对构型确定为 S^* 和 R^*。最终确定化合物 4 的结构，命名为肉桂素 D。

在高分辨质谱中通过 m/z 391.2091 $[M + Na]^+$（计算值 $C_{20}H_{32}O_6Na$，391.2097）和 ^{13}C-NMR 数据，确定肉桂素 E（5）的分子式为 $C_{20}H_{32}O_6$。化合物 5 的 NMR 数据与已知化合物肉桂素 D1（10）非常相似，主要区别在于 C-1 位由原来的次甲基（δ_H 1.96，dd，J = 10.2，1.9 Hz，H-1；δ_C 51.8）变成季碳（δ_C 84.3），由此推测化合物 5 是化合物 1 的在 C-1 位的羟基化衍生物。在 HMBC 谱中可以观察到 H_3-15（δ_H 1.21，s）与 C-1 的相关信号，进一步印证了上述推论。在 NOESY 谱中可以观察到与化合物 4 相同的相关信号，同时根据 C-1 位的 NMR 数据确定其相对构型与化合物 4 一致。最终确定化合物 5 的结构，命名为肉桂素 E。

由 m/z 391.2100 $[M + Na]^+$ 的 HR-ESI-MS 分子离子峰（计算值 $C_{20}H_{32}O_6Na$，391.2097）和 ^{13}C-NMR 数据推断化合物 6 与化合物 5 具有相同的分子式，为 $C_{20}H_{32}O_6$。化合物 6 和化合物 5 的 ^1H-NMR 和 ^{13}C-NMR 数据非常相似，主要区别在于化合物 6 的 C-13（δ_C 45.4）和 C-20（δ_C 19.4）较化合物 5 的 C-13（δ_C 41.0）和 C-20（δ_C 13.4）向高场移动 4.4 ppm 和 6.0 ppm；而 C-19（δ_C 66.2）较化合物 5（δ_C 68.4）向低场移动 2.2ppm。通过详细的 ^1H-^1H COSY、HSQC 和 HMBC 分析，确定化合物 6 与化合物 5 具有相同的平面。因此，推断化合物 6 为化合物 5 在 C-18 位的差向异构体。^1H-NMR 谱可以发现化合物 5 的 H_2-19 的多重谱和化学位移（δ_H 3.90，dd，J = 11.2，4.8 Hz，H-19a；δ_H 3.37，dd，J = 11.2，7.4 Hz，H-19b）与 H_2-19（δ_H 3.36，H-19a；δ_H 3.31，H-19b），进一步支持上述结论。通过计算两种可能异构体的 NMR 化学位移和 DP4$^+$ 概率，进一步确定了 C-18 在化合物 5 和化合物 6 中的相对构型。如图 3-64 所示，DP4$^+$ 概率为 100% 的同分异构体 5a 的平均绝对误差（*MAE*，0.87）和最大偏差（*MD*，2.03）均小于同分异构体 5b（*MAE*，1.65；*MD*，6.11），DP4$^+$ 概率为 100% 的同分异构体 6a 表现出更好的平均绝对误差和最大偏差（*MAE*，1.11；*MD*，2.44）高于 6b（*MAE*，1.36；*MD*，6.48）。因此，化合物 5 和化合物 6 的结构分别定义为（18S^*）- 和（18R^*）-1β- 羟基肉桂素 D1。根据生物合成原则，化合物 5 和化合物 6 中 C-18 的绝对构型应该分别为 18S 和 18R。

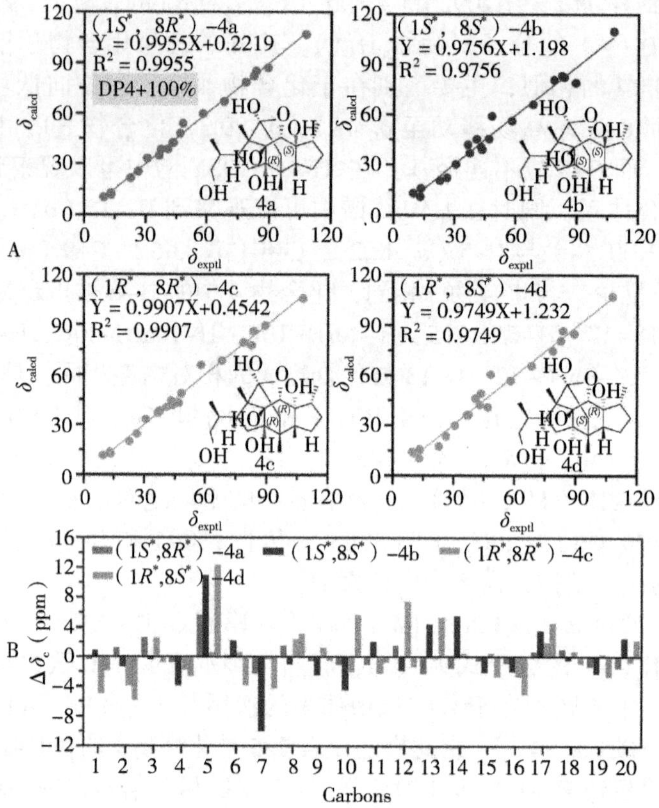

图 3-63 线性相关（A）和 ^{13}C-NMR 4a-4d 化学位移的实验和计算之间的相对误差（B）

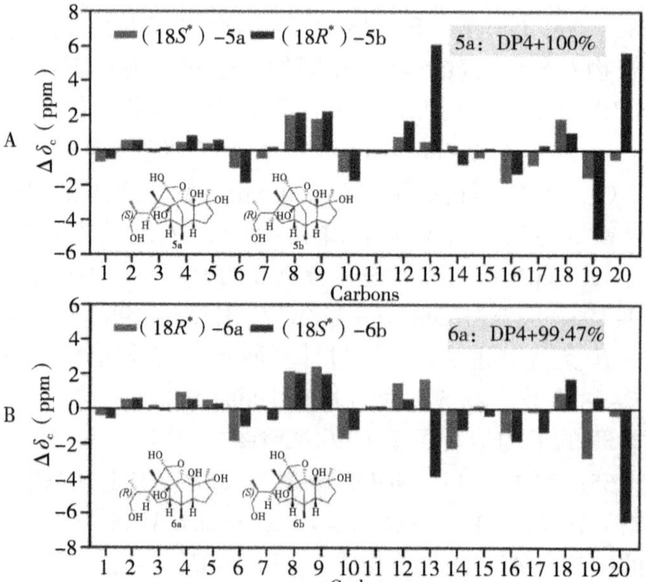

图 3-64 化合物 5 和 6 的 ^{13}C 核磁共振化学位移实验值与计算值的相对误差

在高分辨质谱中通过 *m/z* 391.2095 [M + Na]$^+$（计算值 $C_{20}H_{32}O_6Na$，391.2097）和 ^{13}C–NMR 数据，确定肉桂素 F（7）的分子式为 $C_{20}H_{32}O_6$。化合物 7 的 ^{1}H–NMR 和 ^{13}C–NMR 数据与已知化合物 Cincassiol D1（10）相似，主要区别在于化合物 10 的两个次甲基（δ_C 49.4，C–5；δ_C 54.8，C–8）和氧代亚甲基（δ_C 68.4，C–19）被两个季碳（δ_C 88.3，C–5；δ_C 85.0，C–13）和一个甲基取代（δ_H 1.05，d，J = 6.7 Hz，H3–19；δ_C 19.9，C–19）。由此推测化合物 7 是化合物 10 的 5,13– 二羟基 –19– 脱氢衍生物。在 HMBC 谱中可以观察到 H_3–16（δ_H 1.01，s）与 C–5（δ_C 88.3）、C–8（δ_C 48.7）、C–9（δ_C 42.7）相关；H_3–19/H_3–20 与 C–13（δ_C 85.0）的相关，进一步印证了上述推论。在 NOESY 谱中可以观察到 H–10a 与 H–18 的相关信号，由此可确定了异丙基位 α 取向，因此 OH–13 为 β 取向。最终确定化合物 7 的结构，命名为肉桂素 G。

根据 HR–ESI–MS 和 ^{13}C–NMR 数据，在 *m/z* 585.2525 [M + Na]$^+$ 处的准分子离子（计算值 $C_{26}H_{42}O_{13}Na$，585.2523）推导出肉桂素 H（8）的分子式为 $C_{26}H_{42}O_{13}$。化合物 8 的 ^{1}H–NMR 和 ^{13}C–NMR 信号显示与已知化合物 perseanol 非常相似。主要差异是存在一组氧代亚甲基（δ_H 3.85，4.26，d，J = 10.5 Hz，H_2–16；δ_C 71.8，C–16）以及一组典型的吡喃葡萄糖基（δ_H 4.33，d，J = 7.8 Hz，H–1′；δ_H 3.23，dd，J = 8.3，7.8 Hz，H–2′；δ_H 3.35，H–3′；3.31，H–4′；3.29，H–5′；δ_H 3.86，dd，J = 11.9，1.6 Hz，H–6′a；δ_H 3.70，dd，J = 11.9，4.8 Hz，H–6′b；δ_C 105.1，C–1′；δ_C 75.1，C–2′；δ_C 78.5，C–3′；δ_C 71.6，C–4′；δ_C 78.1，C–5′；δ_C 62.6，C–6′）。由此推断，化合物 8 应该是一个 16–O– 葡萄糖苷。在 HMBC 谱中可以观察到糖端基质子 H–1′（δ_H 4.33）与 C–16 的相关信号，进一步证实上述推论。化合物 8 中葡萄糖的绝对构型同构酸水解及 GC 分析确定为 D，并根据 H–1′ 的大偶合常数 J = 7.8 Hz 确定糖端基质子的相对构型为 β，最终确定化合物 8 的结构，命名为肉桂素 H。该化合物是 Isoryanodane 型二萜中第一个 16– 葡萄糖基的例子。

根据 *m/z* 535.2512 [M + Na]$^+$（计算值 $C_{26}H_{40}O_{10}Na$，535.2519）和 ^{13}C–NMR 数据，确定肉桂素 I（9）的分子式为 $C_{26}H_{40}O_{10}$。化合物 9 的核磁共振数据与化合物 2 非常相似，不同之处是化合物 2 中的两个亚甲基（δ_H 2.13，td，J = 8.7，3.4 Hz，H–13；δ_H 1.97，H–18；δ_C 41.4，C–13；δ_C 35.3，C–18）被两组烯烃双键取代（δ_C 143.6，C–13；δ_C 127.4，C–18）。因此推测化合物 9 是肉桂素 B（2）的 Δ13（18）衍生物。在 HMBC 谱中可以观察到 H_3–17（δ_H 1.32，s）和 H_2–14（δ_H 2.43，d；2.76，dd）与 C–13 相关，H_2–19（δ_H 4.18，4.61，d，J = 11.0 Hz）和 H_3–20（δ_H 1.78，s）与 C–18、C–13 相关，进一步印证了上述推论。在 NOESY 谱中可以观察到 H_3–17 与 H_2–19 相关，H_3–20 与 H_2–14 相关，由此确定 13（18）双键为 Z 构型。化合物 9 中葡萄糖的绝对构型同构酸水解及 GC 分析确定为 D，并根据 H–1′ 的大偶合常数 J = 7.8 Hz 确定糖端基质子的相对构型为 β，最终确定化合物 9 的结构，命名为肉桂素 I。

在本研究中，通过单晶 X 射线衍射分析确定肉桂素 A（1）中 C–18 的绝对构型为 *S*。通过仔细分析 NMR 数据发现化合物 1 中 H_2–19 和 C–20 的化学位移（δ_H 3.36，dd，H–19a；δ_H 3.33，H–19b；δ_C 13.5，C–20）与化合物 2（δ_H 3.75，dd，H–19a；δ_H 3.32，H–19b；δ_C 13.9，C–20）、化合物 3（δ_H 3.32，H–19a；δ_H 3.27，H–19b；δ_C 13.3，C–20）、化合物 4（δ_H 3.35，H–19a；3.31，H–19b；δ_C 13.4，C–20）、化合物 5（δ_H 3.36，H–19a；δ_H 3.31，H–19b；δ_C 13.4，C–20）的基本一致，以上结果表明它们均具有相同的 18*S* 构型。当 18 位构型为 *R* 时，其化学位移将变

为化合物6（δ_H 3.90，dd，H-19a；δ_H 3.37，dd，H-19b；δ_C 19.4，C-20）、化合物10（δ_H3.35；3.31；δ_C 13.5）、化合物 11（δ_H3.35；δ_H 3.31；δ_C 13.9）、化合物 12（δ_H3.35；δ_H 3.32；δ_C 12.6）。因此可以通过 H_2-19 和 C-20 的化学位移来确定 19- 羟基 Isoryanodane 型二萜中的 C-18 构型。从肉桂叶中分离得到的化合物 1 ～ 12，扩大了 Isoryanodane 二萜的化学多样性。

据报道，来自肉桂树皮、芽和叶的二萜具有免疫调节活性，因此，我们评估了 Isoryanodane 二萜 1 ～ 12 对 ConA 诱导的 T 淋巴细胞和脂多糖（LPS）诱导的 B 淋巴细胞增殖的体外免疫调节作用。结果显示，化合物 1、2、6 和化合物 10 显著促进 ConA 诱导的 T 淋巴细胞的增殖（图 3-65A），化合物 1、2 和化合物 10 ～ 12 促进 LPS 诱导的 B 淋巴细胞的增殖（图 3-65B）。有趣的是，化合物 6 在浓度为 6.25 ～ 100 μmol/L 时对脂多糖诱导的小鼠 B 细胞有增强作用，而在浓度为 0.391 μmol/L 和 1.5625 μmol/L 时对脂多糖诱导的小鼠 B 细胞有抑制作用。化合物 1 和化合物 10 对 ConA 诱导的小鼠 T 细胞增殖的增强率分别为 17.9% ～ 45.4% 和 29.7% ～ 42.4%，浓度为 0.391 ～ 100 μmol/L，比阳性对照胸腺素 α1（Thα1）更有效，后者是临床中的一种底线免疫刺激因子。更重要的是，化合物 10 能显著促进 LPS 诱导的小鼠 B 细胞的增殖，增强率可达 116.1%（图 3-65B），在浓度为 1.5625 μmol/L 时，增强率是 Thα1 的 2 倍。除肉桂素 H（8）外，二萜类化合物 1 ～ 7 和 9 ～ 12 在不同浓度下对体外小鼠脾细胞均无明显的细胞毒性。

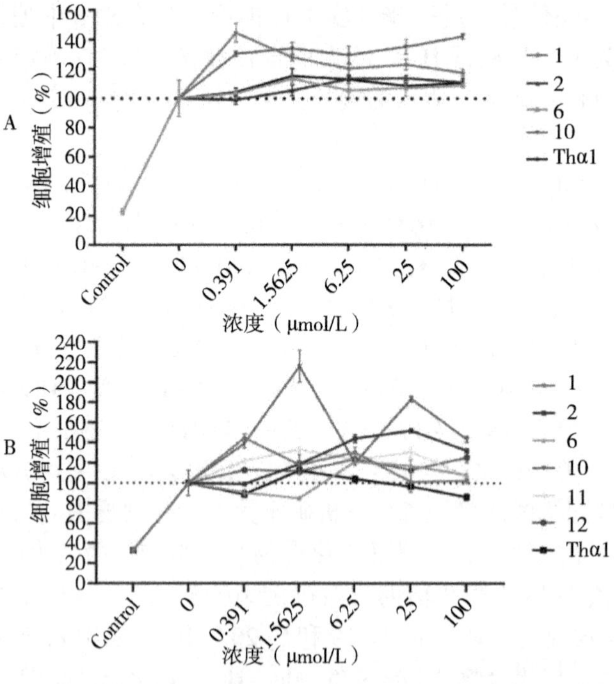

图 3-65 化合物 1、2、6 和化合物 10 对 ConA 诱导的 T 细胞增殖（A）以及化合物 1、2、6 和化合物 10 ～ 12 对 LPS 诱导的 B 细胞增殖（B）的影响

综上所述，从肉桂叶提取物中分离并鉴定了 12 个氧化程度较高的 Isoryanodane 二萜类化合物，其中 9 个为新化合物。用 X 射线单晶衍射分析明确了肉桂素 A（1）的结构和绝对构型。肉桂素 H（8）是 Isoryanodane 型二萜中第一个 16- 葡萄糖基的例子。而肉桂素 I（9）是第一个 Isoryanodane-13（18）- 烯二萜。讨论了 19- 羟基 Isoryanodane 二萜中 C-18 的绝对构型与 H_2-19 和 C-20 的化学位移的关系。

考察 Isoryanodane 二萜（1 ～ 12）对 ConA 诱导的 T 淋巴细胞和 LPS 诱导的 B 淋巴细胞的体外免疫调节活性。化合物 1 和化合物 10 对 ConA 诱导的小鼠 T 细胞增殖的促进率分别为 17.9% ～ 45.4% 和 29.7% ～ 42.4%，明显强于阳性对照胸腺素 α1。化合物 10 对 LPS 诱导的小鼠 B 细胞增殖有显著促进作用，增强率达 116.1%，是 1.5625 μmol/L 胸腺肽 α1 的 2 倍。从肉桂叶提取物中分离得到 12 个高度氧化的二萜（1 ～ 12），不仅丰富了 Isoryanodane 二萜类化合物的化学多样性，而且为从肉桂植物中发现有效的免疫调节剂提供了线索。

实例 21　番石榴中具有潜在 PTP1B 抑制活性的重排杂萜：番石榴素 A ～ J

摘要

从番石榴的叶片中分离到新的骨架重排的杂萜类化合物番石榴素 A ～ J。化合物 1 ～ 3 具有 6,8- 二甲酰基 -5,7- 二羟基 -4- 苯基氯苯偶联倍半萜骨架，同时也是 C-8 螺骈合 6/6/9/4 四环体系的首个例子。化合物 4 和化合物 5 分别具有 1β，6β- 环氧环和 3α，5α- 环氧环。结合光谱数据分析、实验和计算 ECD 数据的比较以及化合物 1、化合物 6 和化合物 8 的单晶 X 射线衍射数据，确定了其化学结构。讨论了化合物 1 ～ 10 可能的生物合成途径。化合物 1、7 和化合物 8 对 PTP1B 具有一定的抑制活性，IC_{50} 值分别为 4.7 μmol/L、6.2 μmol/L 和 9.2 μmol/L，并通过分子对接研究其作用机制。

前言

PTP1B 蛋白酪氨酸磷酸酶 1B（protein tyrosine phosphatase 1B，PTP1B）在胰岛素受体信号通路中起着重要作用，被认为是治疗 2 型糖尿病的有效生物学靶点。随着全球糖尿病患者数量的增加，迫切需要开发可药物化的 PTP1B 抑制剂。番石榴叶（桃金娘科）长期以来在中国被作为辅助治疗糖尿病的民间药物。此前对番石榴的植物化学研究已分离出三萜、黄酮类化合物和杂萜类化合物，且具有多种生物活性，包括抗癌、抗菌、抗炎和 PTP1B 抑制活性。番石榴总三萜可改善 3T3-L1 脂肪细胞的胰岛素抵抗，并在链霉素诱导的糖尿病大鼠中表现出显著的抗糖尿病活性。最近从番石榴中提取的一种二苯甲酮衍生物被报道具有良好的降糖作用，在研究 PTP1B 天然抑制剂的过程中，75% 乙醇提取物对 PTP1B 表现出较强的抑制活性（IC_{50} 值，11.3 μg/mL）。为进一步发现具有生物活性的化学成分，本研究以生物活性为导向对番石榴叶粗提物进行分离与纯化，得到 10 个新的杂萜番石榴素 A ～ J。化合物 1 ～ 3 具有 6,8- 二甲酰基 -5,7- 二羟基 -4- 苯基氯苯偶联倍半萜骨架，同时也是 C-8 螺骈合 6/6/9/4 四环体系的首个例子。化合物 4 和化合物 5 的结构特征为 1β、6β- 环氧环和 3α、5α- 环氧环，扩大了天然甾萜类化合物的结构多样性。通过 1D-NMR、2D-NMR、实验和计算的电子圆二色性（ECD）数据对比以及 X 射线衍射数据分析，确定了其结构和绝对构型。化合物 1 ～ 10 表现出对 PTP1B 酶的抑制活性，IC_{50} 值为 4.7 ～ 22.8 μmol/L，与阳性对照齐墩果酸的 IC_{50} 值相当（40.7 μmol/L）。本文中，我们描述了这些单体化合物的分离、结构鉴定、生物活性及可能的生物合成途径。

实验部分

1. 仪器材料

熔点在 RY-1G 熔点仪上进行测量。旋光值在 Rudolph Autopol IV 偏振计测量。紫外光谱在岛津 UV-2450 分光光度计上测试。在 JASCO J-810 型分光光度计上获得 ECD 光谱。在岛津 IRTrace-100 光谱仪上用 KBr 盘记录红外光谱。X 射线衍射数据在 SuperNova，Dual Cu at zero，AtlasS2 衍射仪上采集（λ = 1.54184）。用 500 和 300 MHz（^{1}H）NMR 仪分别记录 1D-NMR 和 2D-NMR 谱。HR-ESI-MS 数据在 Agilent 6520 Q/TOF 质谱仪上采集，ESI 源为负模式。柱层析采用硅胶（100 ～ 200 目和 200 ～ 300 目）、MCI 凝胶（CHP20P，75 ～ 150 μm）、Sephadex LH-20 和 ODS（50 μm）。制备高效液相色谱采用 ODS 柱（250 mm × 20 mm，5 μm）。

2. 植物资源

番石榴叶于 2018 年采自广西南宁，经中国药科大学药用植物教研室秦敏健教授鉴定。凭证标本存于中国药科大学中药系。

3. 提取与分离

用 75% 乙醇（3 × 100 L）室温浸泡番石榴叶（18 kg）。减压除去溶剂后，将 1.5 kg 浓缩物混悬在 3 L 的水中，用乙酸乙酯（3 × 3 L）和正丁醇（4 × 3 L）进行萃取。

将乙酸乙酯萃取物（800 g）在硅胶柱上分离为 6 个馏分（Fr. A ～ Fr. F）[石油醚 - 丙酮，（100 ：0）→（50 ：50），V/V]。馏分 D（97 g）在硅胶柱上 [石油醚 - 丙酮，（100 ：0）→（30 ：70），V/V]，得到 5 个亚馏分（Fr. D1 ～ Fr. D5）。Fr. D2（10.5 g）以甲醇 - 水 [（50 ：50）→（100 ：0），V/V] 为流动相，经 ODS 柱，得到 6 个亚馏分（Fr. D2.1 ～ Fr. D2.6）。用制备型高效液相色谱（CH_3CN-H_2O，75 ：25，15 mL/min，V/V）纯化亚馏分 D2.3（260 mg），得到化合物 1（10 mg）、8（8 mg）、9（30 mg）和化合物 10（42 mg）。用硅胶柱 [石油醚 - 丙酮，（100 ：0）→（40 ：60），V/V] 对亚馏分 D2.4（3g）进行色谱，得到四个亚馏分（Fr. D2.4.1 ～ Fr. D2.4.4）。用制备型高效液相色谱（CH_3CN-H_2O，80 ：20，V/V）进一步纯化亚馏分 D2.4.2（80 mg），得到化合物 5（3.1 mg）、6（70 mg）和化合物 7（2.7 mg）。以制备高效液相色谱法（CH_3CN-H_2O，80 ：20，V/V）从 D2.4.3 亚组分中分离得到化合物 2（4.0 mg）、3（4.2 mg）和化合物 4（3.6 mg）。

番石榴素 A（1）：无色针状结晶（甲醇）；熔点 154 ～ 155 ℃；比旋度 $[\alpha]^{20}$ −29（c=0.04，甲醇）；紫外（甲醇）最大吸收（log ε）201（3.48）nm、278（2.97）nm；红外（溴化钾）最大波长 3464 cm^{-1}、2941 cm^{-1}、1643 cm^{-1}、1616 cm^{-1}、1442 cm^{-1}、1298 cm^{-1}、1180 cm^{-1}、1166 cm^{-1}、885 cm^{-1}、800 cm^{-1}；ECD（甲醇）最大波长（Δε）210（+8.4）nm、246（−1.3）nm、

275（+22.3）nm；HR-ESI-MS *m/z* 489.2280 [M-H]$^-$（计算值 $C_{30}H_{33}O_6$，489.2283）。

番石榴素 B（2）：淡黄色油状；比旋度 $[\alpha]^{20}$ +45（c=0.04，甲醇）；紫外（甲醇）最大吸收（log ε）：204（4.04）nm、278（4.10）nm；ECD（甲醇）最大波长（Δε）246（-1.4）nm、272（+19.7）nm；HR-ESI-MS *m/z* 489.2277 [M-H]$^-$（计算值 $C_{30}H_{33}O_6$，489.2283）。

番石榴素 C（3）：淡黄色油状；比旋度 $[\alpha]^{20}$ +13（c=0.07，MeOH）；紫外（甲醇）最大吸收（log ε）202（3.81）nm、278（3.79）nm；ECD（甲醇）最大波长（Δε）213（+6.4）、246（-2.1），272（+21.6）nm；HR-ESI-MS *m/z* 489.2272 [M-H]$^-$（计算值 $C_{30}H_{33}O_6$，489.2283）。

番石榴素 D（4）：淡黄色油状；比旋度 $[\alpha]^{20}$ +80（c=0.03，甲醇）；紫外（甲醇）最大吸收（log ε）204（4.07）nm、276（4.12）nm；ECD（甲醇）最大波长（Δε）211（+4.9）nm、248（-1.8）nm、277（+14.5）nm；HR-ESI-MS *m/z* 505.2222 [M-H]$^-$（计算值 $C_{30}H_{33}O_7$，505.2232）。

番石榴素 E（5）：淡黄色油状；比旋度 $[\alpha]^{20}$ +25（c=0.03，甲醇）；紫外（甲醇）最大吸收（log ε）204（3.98）nm、290（3.99）nm；ECD（甲醇）最大波长（Δε）216（-12.6）nm、234（+1.9）nm、248（+1.0）nm、273（+15.7）nm；HR-ESI-MS *m/z* 505.2222 [M-H]$^-$（计算值 $C_{30}H_{33}O_7$，505.2232）。

番石榴素 F（6）：淡黄色晶体（甲醇）；熔点 160 ～ 162 ℃；比旋度 $[\alpha]^{20}$ +118（c=0.1，甲醇）；紫外（甲醇）最大吸收（log ε）206（4.24）nm、277（4.36）nm；红外（溴化钾）最大波长 3460 cm^{-1}、2964 cm^{-1}、2904 cm^{-1}、1648 cm^{-1}、1436 cm^{-1}、1282 cm^{-1}、1269 cm^{-1}、1186 cm^{-1}、1155 cm^{-1}、999 cm^{-1}、839 cm^{-1}、777 cm^{-1}；ECD（甲醇）最大波长（Δε）212（+20.6）nm、246（-4.9）nm、279（+36.6）nm；HR-ESI-MS *m/z* 489.2291[M-H]$^-$（计算值 $C_{30}H_{33}O_6$，489.2283）。

番石榴素 G（7）：淡黄色油状；比旋度 $[\alpha]^{20}$ +42（c=0.1，甲醇）；紫外（甲醇）最大吸收（log ε）204（4.10）nm、280（4.05）nm；ECD（甲醇）最大波长（Δε）213（-21.8）nm、233（+1.5）nm、249（+0.1）nm、276（+15.6）nm；HR-ESI-MS *m/z* 489.2273 [M-H]$^-$（计算值 $C_{30}H_{33}O_6$，489.2283）。

番石榴素 H（8）：无色针状结晶（甲醇）；熔点 188 ～ 190 ℃；比旋度 $[\alpha]^{20}$ -73（c=0.1，甲醇）；紫外（甲醇）最大吸收（log ε）202（3.88）nm、278（3.87）nm；红外（溴化钾）最大波长 3577 cm^{-1}、2949 cm^{-1}、1635 cm^{-1}、1452 cm^{-1}、1436 cm^{-1}、1382 cm^{-1}、1303 cm^{-1}、1269 cm^{-1}、1188 cm^{-1}、1155 cm^{-1}、937 cm^{-1}；ECD（甲醇）最大波长（Δε）203（+44.8）nm、230（+0.2）nm、250（+5.89）nm、279（-35.8）nm；HR-ESI-MS *m/z* 489.2275[M-H]$^-$（计算值 $C_{30}H_{33}O_6$，489.2283）。

番石榴素 I（9）：白色结晶性粉末；熔点 180 ～ 182 ℃；比旋度 $[\alpha]^{20}$ -25（c=0.1，甲醇）；紫外（甲醇）最大吸收（log ε）202（3.55）nm、278（3.48）nm；红外（溴化钾）最大波长 3462 cm^{-1}、2922 cm^{-1}、1637 cm^{-1}、1452 cm^{-1}、1382 cm^{-1}、1305 cm^{-1}、1274 cm^{-1}、1186 cm^{-1}、1155 cm^{-1}、750 cm^{-1}；ECD（甲醇）最大波长（Δε）202（+37.2）nm、234（-0.2）nm、249（+5.7）nm、278（-38.4）nm；HR-ESI-MS *m/z* 489.2278 [M-H]$^-$（计算值 $C_{30}H_{33}O_6$，489.2283）。

番石榴素 J（10）：白色结晶性粉末；熔点 200 ℃；比旋度 $[\alpha]^{20}$ -51（c = 0.1，甲醇）；紫外（甲醇）最大吸收（log ε）202（3.88）nm、278（3.80）nm；红外（溴化钾）最大波长 3460 cm^{-1}、

2924 cm^{-1}、1648 cm^{-1}、1450 cm^{-1}、1384 cm^{-1}、1301 cm^{-1}、1273 cm^{-1}、1188 cm^{-1}、1155 cm^{-1}、962 cm^{-1}、850 cm^{-1}；ECD（甲醇）最大波长（Δε）203（+28.4）nm、234（+0.2）nm、249（+6.0）nm、278（–34.9）nm；HR-ESI-MS *m/z* 489.2282[M–H]⁻（计算值 $C_{30}H_{33}O_6$，489.2283）。

4. PTP1B 的抑制试验

通过监测 pNPP（对硝基苯磷酸盐）的水解速度，测量酶的活性来测定 PTP1B 的抑制活性。在含有 50 mmol/L 3–[Nmorpholino] 丙烷磺酸（MOPs）缓冲液（pH 6.5）、1 mmol/L EDTA 和 1 mmol/L 二硫苏糖醇（DTT）（每孔 100 μL）的缓冲液中加入 2 mmol/L pNPP 和 PTP1B（0.00625 ~ 0.16 μg），加入测试化合物（1.5625 ~ 100 μmol/L）。37 ℃孵育 30 min 后，加入 2 mmol/L NaOH（20 μL/ 孔）终止反应，用酶联免疫吸附法在 405 nm 处测定吸光度。加入已知的磷酸酶抑制剂齐墩果酸作为阳性对照。

5. 分子对接分析

对接采用 Discovery Studio 3.0 建模软件。从 Protein Data Bank 中检索到 PTB1B（PDB ID：1NNY）的晶体结构，选择其作为分子对接的受体。络合物中去掉了配体和水分子，加入了氢原子。电荷分配按 AMBER7FF99 方法进行。利用 CDOCKER 模块进行分子对接，生成假定的姿态，并根据总得分进行排序。

结果与讨论

Psiguadiol A（1）为无色晶体。在高分辨质谱中 *m/z* 489.2280 处可见 [M–H]⁻ 离子峰，结合 ^{13}C–NMR 数据确定其分子式为 $C_{30}H_{34}O_6$（$C_{30}H_{34}O_6$ 的计算值为 489.2283），不饱和度为 14。化合物 1 的 ^{1}H–NMR 数据显示两个羟基质子信号 [δ_H 13.59，13.26（1H，s）]，两个甲酰基 [δ_H 10.16，δ_H 9.98（1H，s）]，一个单取代苯环 [δ_H 7.31–7.21（5H，m）]，一个烯烃质子 [δ_H 5.13（2H，s）]，两个甲基质子 [δ_H 1.02，δ_H 1.00（3H，s）]。化合物 1 的 ^{13}C–NMR 和 DEPT 谱显示了 30 个碳信号的存在，包括 2 个羰基碳、4 个含氧碳、6 个季碳、9 个次甲基（包括 1 个含氧仲碳）、7 个亚甲基（包括 1 个末端烯烃碳）和 2 个甲基碳。1D–NMR 和 2D–NMR 数据的分析，尤其是 HMBC 数据，表明化合物 1 含有 6,8– 二甲酰 –5,7– 二羟基 –4– 苯基氯烷单元（1a）（图 3–66）。其余 15 个脂肪碳表明存在 β– 香叶 –4（14）– 烯 –5– 醇部分（1b）。在 ^{1}H–^{1}H–COSY 谱中可以观察到 H–5/H2–6/H2–7；H2–3/H2–2/H–1/H–9/H2–10 两组自选偶合体系。在 HMBC 谱中可以观察到 CH_3–12/13 与 C–1、C–10 有相关；H_2–14 与 C–3、C–5 相关（图 3–66），可以印证上述推论。C–8（δ_C 85.0）处在低场区可以确定化合物 1 具有 1–oxaspiro[5.7]tridecane 骨架。

通过 NOESY 分析确定了化合物 1 的相对构型（图 3–67）。H–1′ 与 H15β、H–15β 与 H_2–10/Me–12、H–5 与 H–3β、H–3β/Me12 与 H–1β 的 NOESY 交叉峰表明，这些质子朝向相同，定义为 β 取向。H–9 与 Me–13 有 NOESY 相关，表明它们是 α 取向的。最后通过实验值与计算的 ECD 光谱（图 3–68）以及 X 射线单晶衍射技术确定了化合物 1 中所有手性位置绝对构型（图 3–69）。

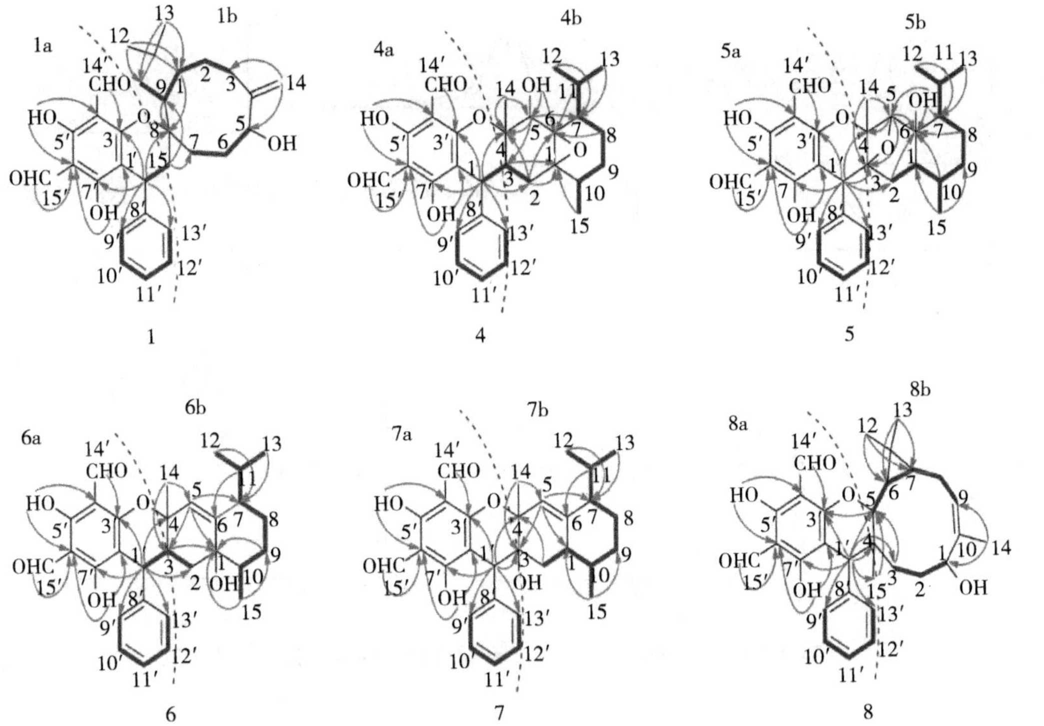

图 3-66　化合物 1 和化合物 4 ～ 8 的 ^{1}H–^{1}H COSY 及关键的 HMBC 相关

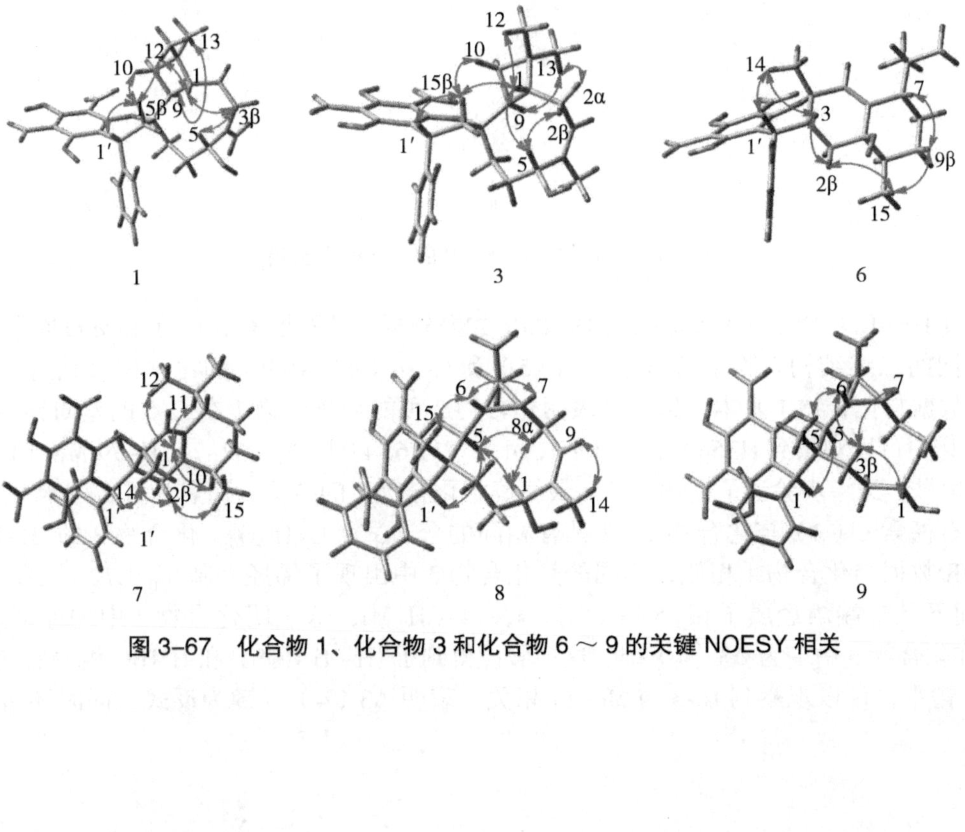

图 3-67　化合物 1、化合物 3 和化合物 6 ～ 9 的关键 NOESY 相关

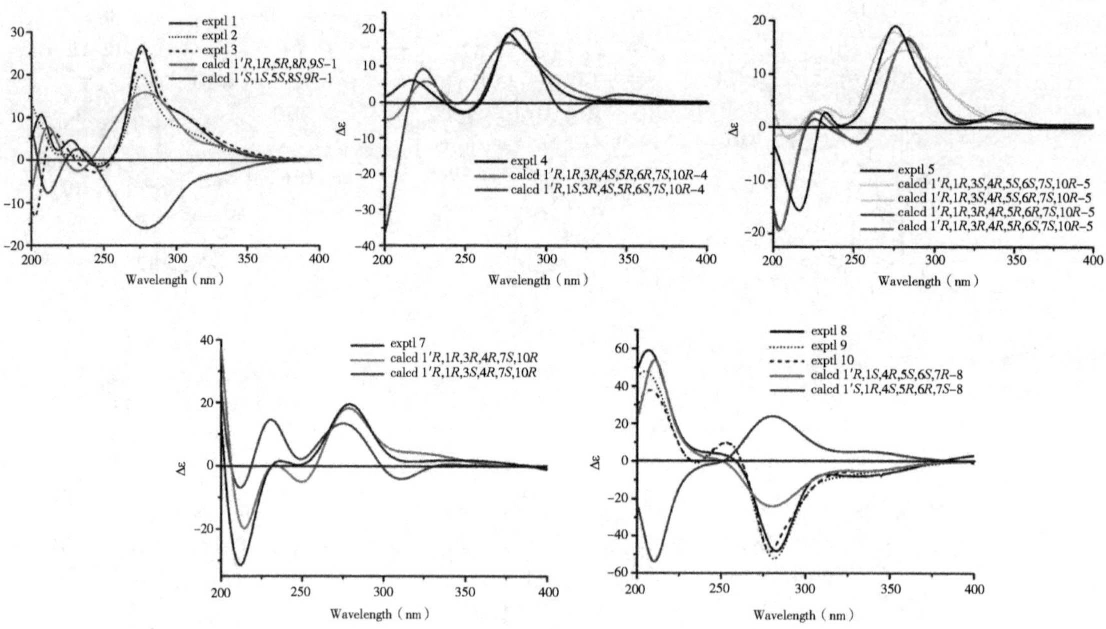

图 3–68　化合物 1、4、5、7 和化合物 8 的实验和计算的 ECD 谱

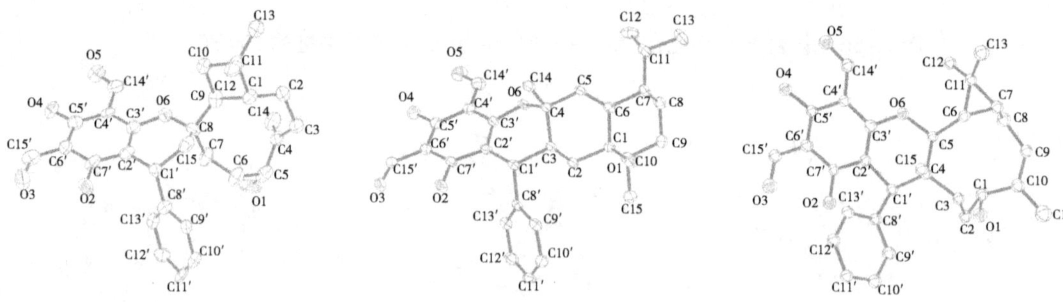

1　　6　　8

图 3–69　化合物 1、6、8 的 X–ray 单晶衍射

通过 HR–ESI–MS、1D–NMR 和 2D–NMR 数据分析，番石榴素 B（2）和番石榴素 A（1）具有相同的二维结构。除了 C–5（$\Delta\delta_C$ +4.5）和 C–14（$\Delta\delta_C$ +5.9）的化学位移稍有差别，其余核磁数据与化合物 1 基本一致，这表明化合物 2 可能为化合物 1 在 C–5 的差向异构体。在 NOESY 谱中可以观察到 H–5 [δ_H 3.59,（1H，dd，J = 11.6，4.0 Hz）] 与 H–7α、H–7α/Me–13 与 H–9α 的相关信号，进一步验证了上述推论。最终确定化合物 2 的结构，命名为番石榴素 B。

番石榴素 C（3）与化合物 1、2 具有相同的分子式：$C_{30}H_{34}O_6$。化合物 3 的 ^{1}H–NMR 和 ^{13}C–NMR 数据与化合物 1 相似，不同的是化合物 3 中出现了烯烃甲基 [δ_H 1.72（3H，s，Me–14）] 而不是末端烯烃质子 [δ_H 5.13（2H，s，14–CH_2）]，这表明化合物 1 中的外环双键 Δ4（14）在化合物 3 中变为 Δ3（4）键。这一假设得到了 ^{1}H–^{1}H COSY 和 HMBC 相关的支持。在 NOESY 谱中，可以观察到 H–3 与 Me–14 相关，表明 Δ3（4）双键为反式；同时还可以观察到 H-1′ 与 H-15β 相关；H-15β 与 H_2-10/H-1 相关；H-1 与 Me-12/H-5 相关；H-5 与 H-2β；H-2α/H-9 与 Me-13 相关，由此可确定 H-1′、H-1、H-5 和 Me-12 为 β 取向，而 H-9 和 Me-13 为 α 取向。在 ECD 谱中可以观察到化合物 2、3 和化合物 1 具有相同的 Cotton 效应（图 3-68），表明在离发色团最近的 C-1′ 处具有相同的手性。因此，确定了 2（1′*R*，1*R*，5*S*，8*R*，9*S*）和 3（1′*R*，1*R*，5*R*，8*R*，9*S*）的绝对构型。

在高分辨质谱 505.2222 处可以见 $[M-H]^-$ 离子峰，同时根据 ^{13}C-NMR 确定番石榴素 D（4）的分子式为 $C_{30}H_{34}O_7$（计算值 505.2232）。对比化合物 4 与化合物 1～3 的核磁共振数据表明，化合物 4 具有 6,8- 二甲酰基 -5,7- 二羟基 -4 苯基氯烷单元（4a）。剩下的 15 个碳原子分别对应 3 个氧代季碳、4 个甲基碳、3 个亚甲基碳和 5 个次甲基碳。1,6- 环氧 cadinn -5- 醇部分（4b）的存在是由 ^{1}H-^{1}H COSY 相关性和 HMBC 谱确定的。在 HMBC 谱中可以观察到 CH_3-14 与 C-5 相关；H-5 与 C-3/C-4/C-7/Me-14 相关；OH-5 与 C-5（δ_C70.2，CH）和 C-6（δ_C 66.8，C）相关；H_2-2/H-7/H_2-8/H-11 与 C-6 相关；H_2-2/H-3/Me-15 与 C-1（δ_C 70.9，C）相关，进一步证实了环氧基团在 C-1/C-6 位。H-1′/H-3/H_2-2 的 ^{1}H-^{1}H COSY 相关以及在 HMBC 谱中观察到 H-1′ 与 C-2、C-4 相关表明片段 4a 和 4b 之间通过 C-3-C-1′ 键连接。结合低场区的 C-4（δ_C 79.7）信号和不饱和度，表明 C-4 和 C-3′ 之间存在醚桥。由此确定了化合物 4 的平面结构。在 NOESY 谱中，可以观察到 H-1′ 与 H-3、Me-14 相关，H-5 与 H-11、Me-12 相关，确定 H-1′、H-3 和 Me-14 为 β 取向，而 H-5 和 C-7 异丙基为 α 取向；CH_3-15 与 H-2β、H-9β 相关，H-2β 与 H-3、H-9β、H-7 相关，推断 CH_3-15 为 β 取向。为了确定 1，6- 环氧基的相对构型，我们对两种可能的构型 [（1β，6β- 环氧）-/（1α，6α- 环氧）-4] 进行了基于 AM1 的构象搜索，然后利用密度泛函理论（DFT）在 B3LYP/6-31G* 水平上进行了优化（图 3-70），发现（1β,6β- 环氧）-4 比（1α,6α- 环氧）-4 表现出 NOE 衍生的质子间距离（小于 2.5Å）低于（1α,6α- 环氧）-4。此外，X 射线晶体学分析表明，化合物 4 的 ECD 曲线与化合物 6 相同，由此确定化合物 1′ 位的绝对构型为 *R*。当构型为（1β，6β- 环氧）-/（1′*R*，1*R*，3*R*，4*S*，5*R*，6*R*，7*S*，10*R*）-4 时，计算得到的 ECD 谱图（图 3-68）与实验谱图吻合较好，因此确定 1,6- 环氧部分为 β 取向。最终确定化合物 4 的结构，命名为番石榴素 D（图 3-71）。

番石榴素 E（5）的分子式由 HR-ESI-MS 和 ^{13}C-NMR 数据确定为 $C_{30}H_{34}O_7$。化合物 5 的 ^{1}H-NMR 和 ^{13}C-NMR 数据与化合物 4 类似，除了 C-1′（$\Delta\delta_C$ +12.0）和 C-4（$\Delta\delta_C$ +16.4）均向高场移动。化合物 5 的 ^{1}H-^{1}H COSY 光谱显示了 CH_3-12，13/H-11/H-7/H_2-8/H_2-9/H-10/（Me-15）/H-1/H_2-2 的自选偶合体系以及 HMBC 相关信号，表明化合物 5 中存在一个 3,5- 环氧 cadinn-6- 醇结构单元（5b）。在 HMBC 谱中可以看到 OH-6 与 C-7（δ_C 49.9，CH）、C-6（δ_C 71.6，C）、C-5（δ_C 70.8，CH）相关；H-5/H_2-2/H-10/H-7/H_2-8 与 C-6 相关；H-1′/H-5/CH_3-14/H_2-2 与 C-3 相关；CH_3-14 与 C-5 相关；H-5、CH_3-14 与 C-1、C-7 相关，由此可确定 C-3 和 C-5 为环氧结构。在 HMBC 谱中还可以观察到 H-1′ 与 C-3、C-2、C-4 相关，同时结合不饱和度，确定 5a 和 5b 部分通过 C-1′-C-3 相连，形成一个二氢吡喃环。在 NOESY 谱中可以观察到 H-1′/H-5/2β 与 CH_3-14 相关；H-5 与 H-7 相关；H-2β 与 CH_3-15 相关；CH_3-15 与 H-8β 相关；H-2α 与 H-10 相关；H-1 与 H-11/ CH_3-12/H-9α 相关，由此可确定 H-1′、H-5、H-7、CH_3-14 和 CH_3-15 为 β 取向，H-1、H-10 和 C-7 是 α 取向。对四种可能存在的构型 [（3β，

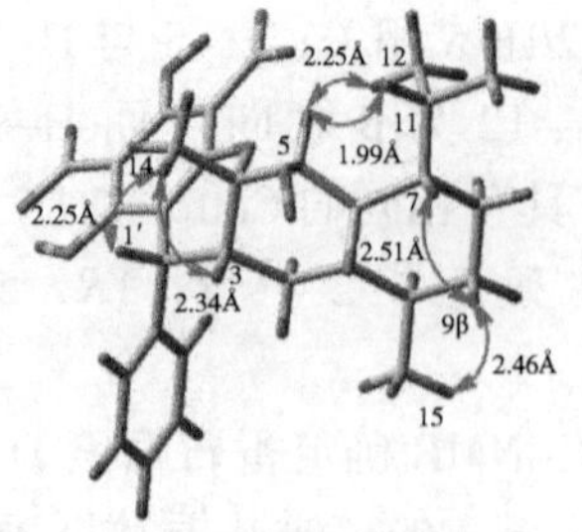

(1β, 6β-epoxy)-4
ΔE (kcal/mol) =0
(74.3%)

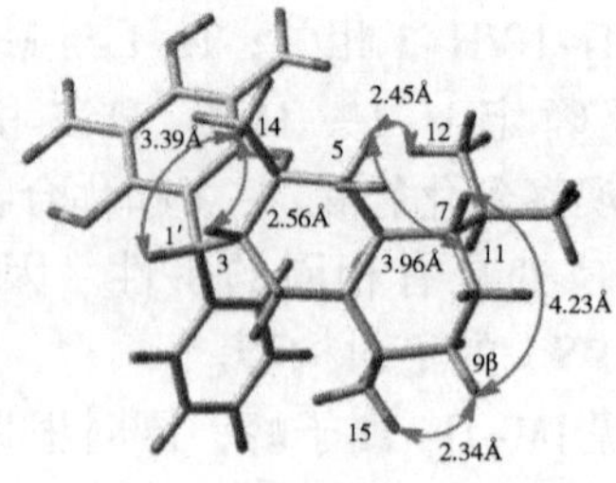

(1α, 6α-epoxy)-4
ΔE (kcal/mol) =0
(75.6%)

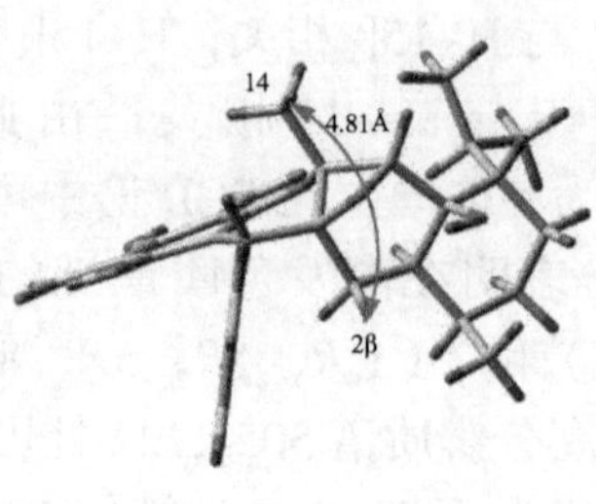

(3β, 5β-epoxy-6β-OH)-5
ΔE (kcal/mol) =0
(100%)

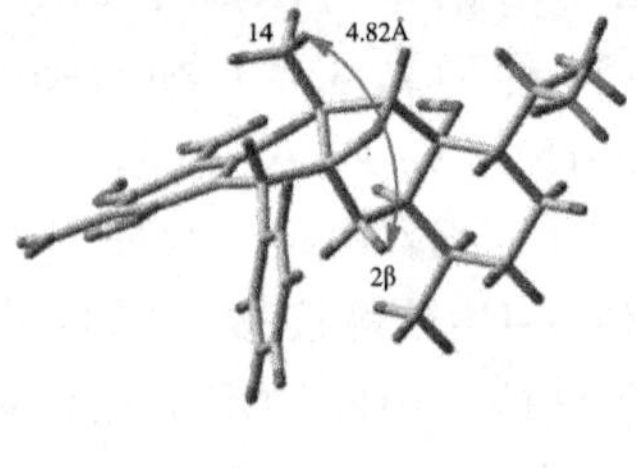

(3β, 5β-epoxy-6α-OH)-5
ΔE (kcal/mol) =0
(100%)

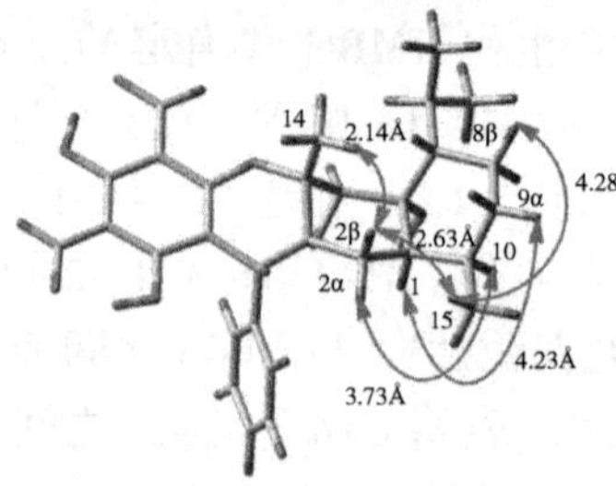

(3α, 6α-epoxy-6α-OH)-5
ΔE (kcal/mol) =0
(90.8%)

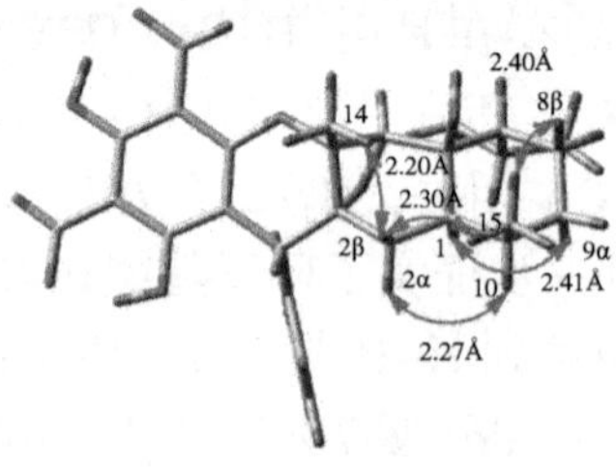

(3α, 6α-epoxy-6β-OH)-5
ΔE (kcal/mol) =0
(84.1%)

图 3-70　在 B3LYP/6-31G* 理论水平上优化的主要构象（1β,6β- 环氧）/（1α,6α- 环氧）-4 和（3β,5β- 环氧 -6β-OH）-/（3β,5β- 环氧 -6α-OH）-/（3α,5α- 环氧 -6α-OH）-/（3α,5α- 环氧 -6β-OH）-5 的几何构型

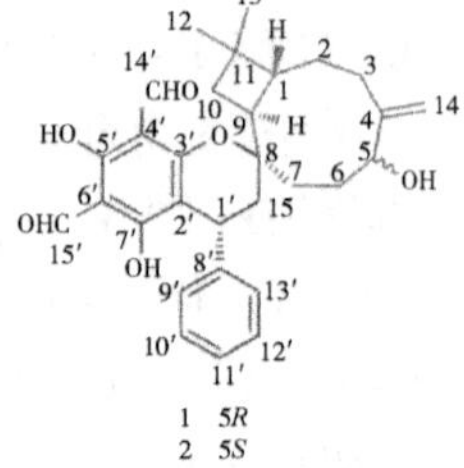

1　5*R*
2　5*S*

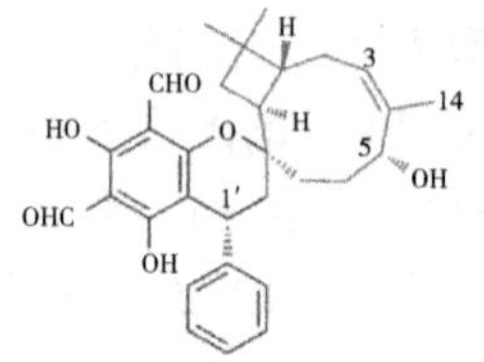

3

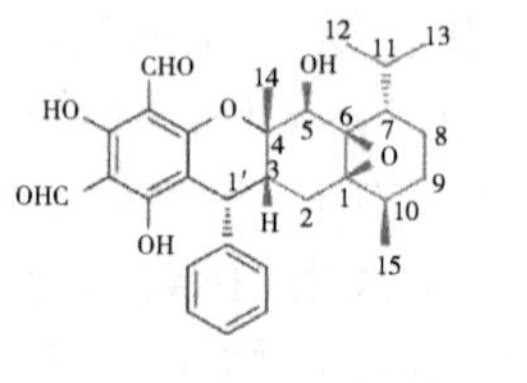

4

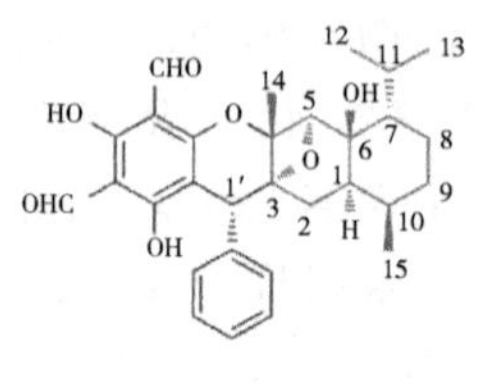

5

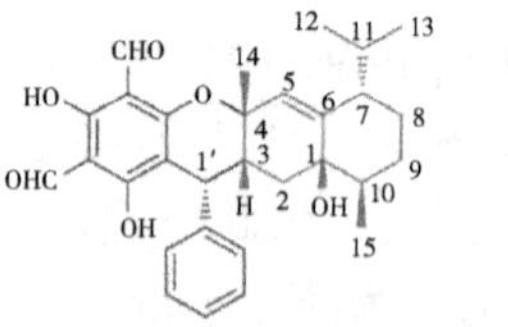

6

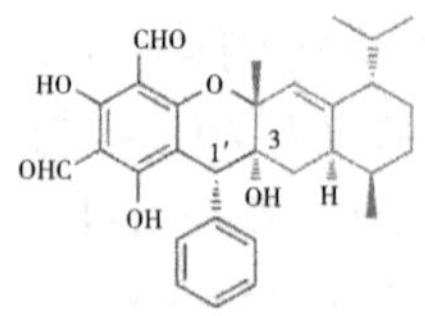

7

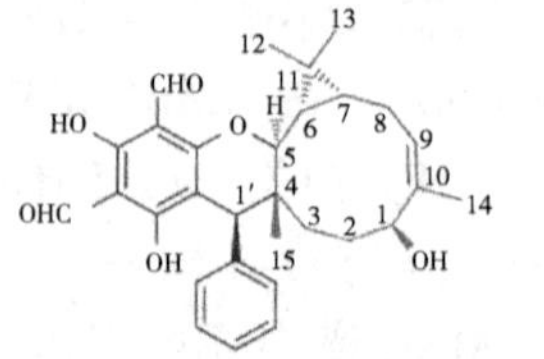

8

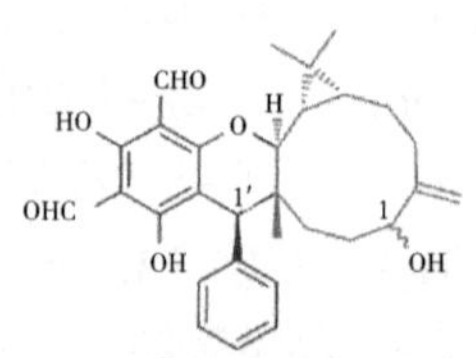

9　1*R*
10　1*S*

图 3-71　化合物 1 ～ 10 的化学结构

5β- 环 氧 -6β-OH）-/（1′*R*，1*R*，3*S*，4*R*，5*S*，6*S*，7*S*，10*R*）-5]、[（3β，5β- 环氧 -6α-OH）- /（1′*R*，1*R*，3*S*，4*R*，5*S*，6*R*，7*S*，10*R*）-5]、[（3α，5α 环氧 -6α-OH）- /（1′*R*，1*R*，3*R*，4*R*，5*R*，6*R*，7*S*，10*R*）-5]、[（3α，5α- 环氧 -6β-OH）- /（1′*R*，1*R*，3*R*，4*R*，5*R*，6*S*，7*S*，10*R*）-5] 通过分子模型研究分析。[（3α，5α- 环氧 -6β-OH）- /（1′*R*，1*R*，3*R*，4*R*，5*R*，6*S*，7*S*，10*R*）-5] 所产生可能的 NOE 相关与符合实际情况，NOE 相关的质子间距离限制小于 2.5 Å，该推论同时得到实验和计算 ECD 光谱的证实。最终确定化合物 5 的绝对构型为 1′*R*、1*R*、3*R*、4*R*、5*R*、6*S*、7*S*、10*R*。

番石榴素 F（6）为淡黄色结晶。在高分辨质谱 *m/z* 489.2291 处可见 $[M-H]^-$ 离子峰（$C_{30}H_{33}O_6$，计算值 489.2283），结合 ^{13}C-NMR 确定其分子式为 $C_{30}H_{34}O_6$。根据核磁共振分析，化合物 6 为 6,8- 二甲酰 -5,7- 二羟基 -4- 苯基氯苯 - 倍半萜衍生物。在 ^1H-^1H COSY 谱中可以观察到 CH_3-12，13/H-11/H-7/H_2-8/H_2-9/H-10/ CH_3-15 的自选偶合体系。在 HMBC 谱中可以观察到 H-5 与 C-1（δ_C 71.6）、C-3、C-7 相关；H-3/H_2-9/CH_3-15 与 C-1 相关；H-11 与 C-6、C-8 相关；CH_3-12/13 与 C-7 相关；CH_3-14 与 C-3、C-4、C-5 相关。由此可确定 6a 和 6b 两个分子片段通过 C-1′-C-3 相连。根据 C-4（δ_C 77.9）低场的化学位移可推测 C-3′ 和 C-4 通过氧原子连接形成六元环。在 NOESY 谱中可以观察到 H-1′/H-3 与 CH_3-14 相关；H-3/ CH_3-15 与 H-2β 相关；CH_3-15/H-7 与 H-9β 相关，由此可确定它们均处于 β 取向。化合物 6 的绝对构型通过 X 射线单晶衍射确定为 1′*R*、1*R*、3*R*、4*S*、7*S*、10*R*。

番石榴素 G（7）与化合物 6 具有相同的分子式 $C_{30}H_{34}O_6$，表明化合物 7 是化合物 6 的异构体。通过对比两者 ^{13}C-NMR 数据发现化合物 6 的 C-1 的化学位移为 δ_C 71.6，而化合物 7 的化学位移为 δ_C 70.8。通过 ^1H-^1HCOSY、HSQC、HMBC 谱进行综合解析，确定上述结构的存在。在 NOESY 谱中，可以观察到 H-1′/H-2β 与 Me-14 相关；H-2β 与 Me-15 相关；以及 $J_{1,\ 10}$ 的偶合常数为 5.1 Hz，确定 H-1、H-10 以及 C-7 为 β 取向。通过与化合物 5 比较 ECD 图谱，确定化合物 7 中 1′ 位的绝对构型位 *R*。通过对比 ECD 图谱与实际图谱比较进一步确定了 OH-3 位 α 取向，最终确定化合物 7 的结构。

根据 *m/z* 489.2275 $[M-H]^-$（$C_{30}H_{33}O_6$，计算值 489.2283）和 ^{13}C-NMR 数据，确定番石榴素 H（8）的分子式确定为 $C_{30}H_{34}O_6$（不饱和度为 14）。通过与化合物 1 ～ 7 的 NMR 数据比较，证实了 6,8- 二甲酰基 5,7- 二羟基 -4- 苯基氯烷（8a）的存在。根据分子式信息，其余 15 个碳原子为一个倍半萜。H-1 [（δ_H 4.48，（1H，dd，J = 11.8，3.5 Hz）]/H_2-2/H_2-3 和 H-5/H-6/H-7/H_2-8/H-9 的 ^1H-^1H COSY 相关，以及 HMBC 从 CH_3-12/ CH_3-13 到 C-6，C-7 和 C11，从 CH_3-14 到 C-1（δ_C 68.8），C-9 和 C-10，以及从 H_2-3/ CH_3-15 到 C-5 的交叉峰，确定了 8b 结构。同时在 HMBC 谱中可以观察到 H-1′ 与 C-3、C-4、C-5、CH_3-15 相关；H-5 与 C-3′ 相关，进一步确认了 8a 和 8b 通过 C-1′-C-4 键连接。在化合物 8 的 NOESY 谱中，可以观察到 H-9 与 CH_3-14 相关；H-1′ 与 H-5 相关；H-5 与 H-1/H-8α 相关；H-8α 与 H-1 相关；CH_3-15 与 H-6 相关，确定 H-1′、H-1 和 H-5 为 α- 取向，H-6、H-7 和 CH_3-15 为 β- 取向。通过 ECD 进一步确定化合物 8 的绝对构型。在 ECD 谱中，化合物 8 的计算谱图与实际图谱重合度良好，由此确定化合物 8 的绝对构型为 1′*R*、1*S*、4*R*、5*S*、6*S*、7*R*，并通过 X 射线单晶衍射进一步印证上述推论。

番石榴素 I（9）与化合物 8 具有相同的分子式 $C_{30}H_{34}O_6$。通过对比发现化合物 9 与化合物 8 的 ^{1}H-NMR 和 ^{13}C-NMR 数据非常相似，主要区别在于末端烯烃质子 [δ_H 5.18（2H，s，14-CH_2）] 取代了烯烃甲基质子 [δ_H 1.71（3H，s，CH_3-14）]，这意味着化合物 8 中的 Δ9（10）双键变成了化合物 9 中的 Δ10（14）烯烃键。上述推论可以得到 ^{1}H-^{1}H COSY 以及 HMBC 的支撑。在NOESY谱中可以观察到H-6与H-7相关，H-1′与H-5相关，CH_3-15与H-6相关，H-1与H-3β相关，H-3β与H-6/H-7相关，由此可确定H-6与H-7为顺式，H-1′和H-5为α取向，而H-1、H-6、H-7和CH_3-15为β取向。

根据 HR-ESI-MS 和 NMR 数据分析，化合物 10 和化合物 9 具有相同的平面结构。主要的区别在于 C-1（$\Delta\delta_C$+ 3.7）、C-14（$\Delta\delta_C$+4.4）和 C-9（$\Delta\delta_C$-4.2），这表明化合物 10 可能是化合物 9 的在 C-1 位的差向异构体。在 NOESY 谱中，可以观察到 H-1′ 与 H-5 相关，Me-15 与 H-6 相关，H-6 与 H-7 相关，H-1 与 H-5/H-8α 相关，H-5 与 H-8α 相关，进而证实了这一假设。化合物 9 和化合物 10 的绝对构型是通过比较它们与化合物 8 的 ECD 图谱来确定的。最终确定化合物 9 和化合物 10 的绝对构型分别为（1′*R*、1*R*、4*R*、5*S*、6*S*、7*R*）和（1′*R*、1*S*、4*R*、5*S*、6*S*、7*R*）。

图 3-72 描述了化合物 1 ～ 10 可能的生物合成途径。番石榴精油的前体成分分别为 2,4,6-三羟基 -3,5- 二甲基二苯甲酮、β 石竹烯、3,5-cadinadiene 和双环 germacrene。该中间体通过氧化、还原和去羟基化反应生成 A1，A1 通过区域和立体选择性的方式攻击不同的倍半萜类化合物，得到间苯三酚 - 萜加合物 B、guajadial F（C）和番石榴素 D（D）。倍半萜单体的双键经过环氧化、水解、脱水等反应，重新排列为杂萜化合物 1 ～ 10。

对分离得到的单体化合物（1 ～ 10）的 PTP1B 抑制活性进行评价。初筛试验结果表明，所有化合物（20 μg/mL）对 PTP1B 均有抑制作用，抑制率达 96% 以上。对化合物 1 ～ 10 进行二次筛选。化合物 1 ～ 10 对 PTP1B 具有显著的抑制活性，其 IC_{50} 值为 4.7 ～ 22.8 μmol/L，与阳性对照齐墩果酸的 IC_{50} 值（40.7 μmol/L）相当。这些研究结果表明，番石榴传统的糖尿病治疗部分依赖于这些杂萜类化合物，化合物 1、7 和化合物 8 可能是良好的 PTP1B 抑制剂（IC_{50} 为 4.7、6.2 和 9.2 μmol/L）。因此，我们进行了分子对接研究，模拟它们的结合模式，预测它们与 PTP1B 的结合亲和力。结果表明，化合物 1、7 和化合物 8 与 Arg221 和 Gly183 形成 H 键相互作用，与 Lys116 形成 π-π 叠加。此外，化合物 1 可以通过 H 键与 Gln266、Ala217 和 Phe182 结合，而化合物 7 可以通过 H 键与 Gln266 结合。PTP1B 对接得分分别为 -20.6 kcal/ mol、-19.2 kcal/mol 和 -16.6 kcal/mol，分别为化合物 1、7 和化合物 8。这些对接结果与 PTP1B 抑制的测量结果一致。

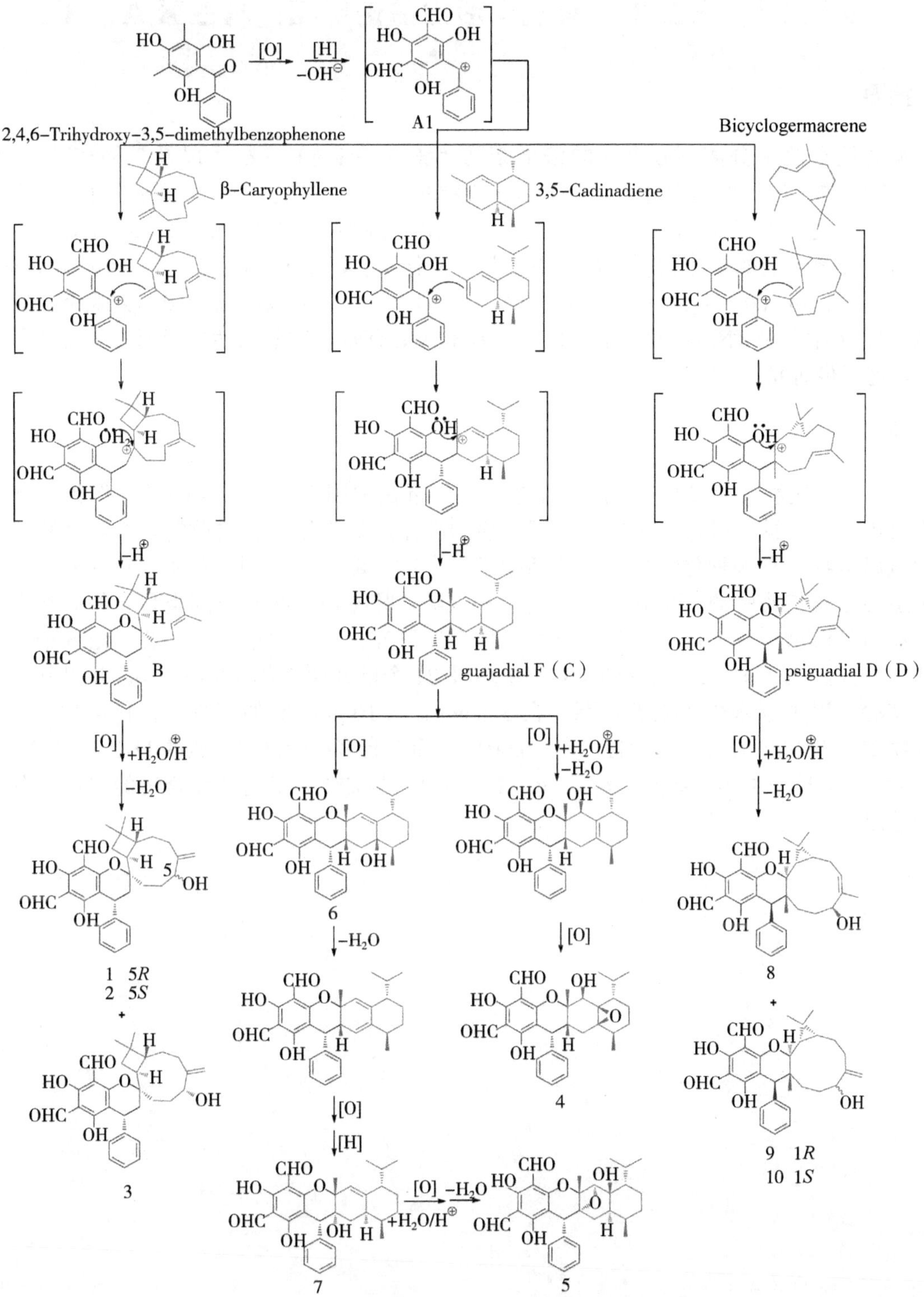

图 3-72　化合物 1 ～ 10 可能的生物合成途径

实例22　马兰中具有抗炎活性的倍半萜：马兰素A～F

摘要

本文从马兰中分离到6个新的倍半萜马兰素A～F（1～6），以及21个已知化合物（7～27）。通过广泛的光谱分析确定了新化合物的结构，并通过ECD计算确定了马兰素A、B、E和马兰素F的绝对构型。此外，通过对THP-1细胞中肿瘤坏死因子-α（TNF-α）的抑制来检测分离得到的单体化合物的抗炎活性。3个倍半萜[kalshinoid F、4（15）-eudesmen-1β,7,11-triol、4α,10α,11-trihydroxy-1βH,5βH-guai-7（8）-ene]以浓度依赖的方式降低脂多糖刺激THP-1细胞中TNF-α的水平，且比地塞米松更有效。这些天然倍半萜作为可能的抗炎剂值得进一步研究。

前言

马兰属（菊科）近20种，这些植物大多分布在中国大陆。干燥的马兰作为民族药物一直沿用至今，具有解毒、止血、缓解炎症和高血压等作用。在之前的马兰属植物研究中发现该属植物含有多种化学成分，包括酚类衍生物、萜类、黄酮、蒽醌、香豆素等。以前曾报道马兰属植物中的一系列三萜皂苷、木脂素、吲哚衍生物和黄酮类化合物。在本研究中，我们对植物马兰进行了化学成分及生物活性研究，从马兰中分离并鉴定出6个新的倍半萜，马兰素A～F（1～6）（图3-73）以及21个已知化合物（7～27），并对其进行了抗炎实验。以地塞米松为阳性对照，在5 mmol/L和10 μmol/L的剂量下，化合物6、17和化合物27表现出显著的抗炎活性（$P < 0.001$），抑制脂多糖（LPS）刺激的THP-1细胞（EC50 242-802 pg/mL）中的肿瘤坏死因子-α（TNF-α）。本文介绍了这些化合物的提取、分离和结构鉴定。

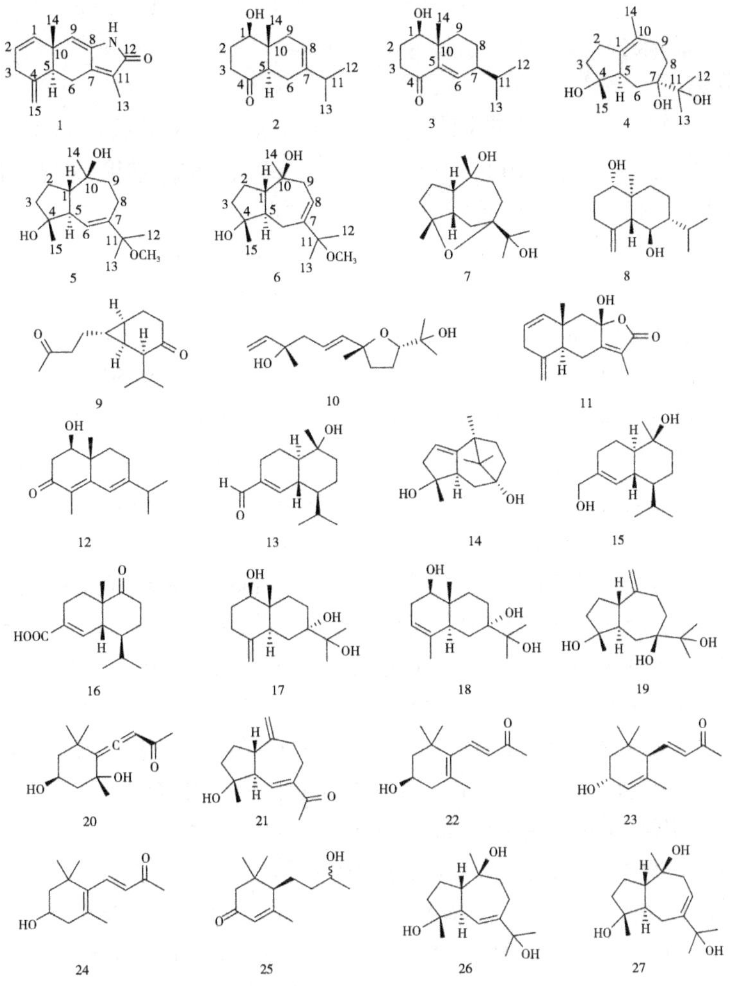

图 3-73　化合物 1 ～ 27 的化学结构

实验部分

1. 仪器材料

光学旋转是在 Sepa300 偏振计上获得的。紫外和红外光谱分别在 UV- 2401a 分光光度计和布鲁克 FT-IR 张量 27 分光光度计上用 KBr 圆盘进行测量。利用应用光物理 Chirascan ECD 光谱仪获取 ECD 数据。在 Bruker DRX-500 和 AM-400 光谱仪上记录 1D-NMR 和 2D-NMR 谱，包括 ^{1}H-NMR、COSY、HMQC 和 HMBC。HR-ESI-MS 在 Agilent 6200 Q-TOF 质谱系统上获得。硅胶（200 ～ 300 目，中国青岛海洋化工有限公司）、Sephadex LH-20（瑞典 Amersham 公司）、RP-18（5 μm，柱层析（CC）。色谱组分采用薄层色谱法（GF254，中国青岛海洋化工有限公司）。制备高效液相色谱和 MPLC 在 Agilent 1260 仪器上进行，ODS 色谱柱 [Zorbax SB C18 色谱柱（5 μm，9.4 mm × 150 mm）] 和 Büchi Sepacore 系统，色谱柱分别填充了 Chromatorex C18（40 ～ 75 mm，日本富士化工株式会社）。BD OptEIA 酶联免疫吸附测定（ELISA）细胞因子试剂盒购自美国 BD Biosciences 公司。细胞培养基购自美国 Invitrogen 公司。脂多糖 B4 收购自美国 Sigma 化学有限公司。

2. 提取与分离

用 80% 乙醇（2 h × 3）回流提取马兰植物（20 kg），减压蒸发溶剂得浸膏（3.2 kg）。浸膏经硅胶柱二氯甲烷 / 甲醇 [（100 ：0）～（0 ：100），V/V] 梯度洗脱，得到 11 个馏分（Fr. A ～ Fr.K）。馏分 Fr. E（132 g）经硅胶柱石油醚 / 丙酮（100 ：0，50 ：1，10 ：1，1 ：1，V/V）洗脱得到 5 个亚馏分。以甲醇 / 水 [（20 ：80）～（40 ：60）] 为洗脱剂，采用制备高效液相色谱法 [CH_3CN/H_2O，（30 ：70）～（50 ：50），V/V] 对亚组分 Fr. E3.5 分离，得到化合物 8（13.6 mg）和化合物 9（28.0 mg）。Fr. E3.6 经 ODS 色谱柱，以甲醇 – 水 [（20 ：80）～（50 ：50），V/V] 为洗脱液，在经 Sephadex LH–20（三氯甲烷 – 甲醇，50 ：50）得到化合物 7（1.5 mg）。Fr. E4 经硅胶柱色谱二氯甲烷 / 甲醇 [（100 ：0）～（50 ：50），V/V] 梯度洗脱得到亚组分 Fr. E4.3–1–2，后经 ODS 色谱柱，以甲醇 – 水 [（20 ：80）～（50 ：50，V/V] 为洗脱液，然后用制备型高效液相色谱 [CH_3CN/H_2O，（35 ：65）～（55 ：45），V/V，tR = 30 min]，得到化合物 11（4.5 mg）。亚组分 Fr. E4.3–1–3 经制备高效液相色谱（CH_3CN/H_2O，45 ：55，V/V），分别得到化合物 12（2.5 mg）和化合物 13（3.5 mg）。采用制备型高效液相色谱 [CH_3CN/H_2O，（30 ：70）～（50 ：50），V/V，tR = 25 min] 从 Fr. E4.3–1–6 中分离得到化合物 1（5.5 mg）。Fr. E4.3–7–3 采用硅胶柱，石油醚 / 丙酮 [（20 ：1）～（50 ：50，V/V]，然后制备高效液相色谱 [CH_3CN/H_2O，（16 ：84）～（36 ：64），V/V]，得到化合物 22（5.2 mg）、23（6.5 mg）和化合物 24（6.2 mg）。亚组分 Fr. E4.3–7–4 经制备高效液相色谱 [CH_3CN/H_2O，（16 ：84）～（36 ：64），V/V，tR = 22 min] 得到化合物 25（7.2 mg）。Fr. E4.3–9 用 Sephadex LH–20（甲醇洗脱）和制备高效液相色谱 [CH_3CN/H_2O，（25 ：75）～（39 ：61），V/V] 纯化得到化合物 10（6.8 mg）。Fr. E4.310 采用 Sephadex LH–20（甲醇洗脱）和制备型高效液相色谱 [CH_3CN/H_2O，（30 ：70）～（50 ：50），V/V] 分别得到化合物 2（15.2 mg）、3（12.5 mg）、21（10.2 mg）。Fr. E4.3–12 用 Sephadex LH–20（甲醇洗脱）和制备型 HPLC [CH_3CN/H_2O，（32 ：68）～（52 ：48），V/V] 纯化得到化合物 15（8.3 mg）和化合物 16（7.6 mg）。Fr. F（63 g）在 ODS 柱上以甲醇 – 水 [（20 ：80）～（50 ：50），V/V] 为洗脱液进行色谱分离。随后 Fr. F20 采用 Sephadex LH–20（甲醇洗脱）和制备高效液相色谱 [CH_3CN/H_2O，（25 ：75）～（35 ：65），V/V，tR = 30 min] 得到化合物 14（8.8 mg）。Fr. G（51 g）在 ODS 柱上以甲醇 – 水 [（20 ：80）～（50 ：50），V/V] 为洗脱液进行色谱。然后经 Sephadex LH–20（甲醇洗脱）和制备高效液相色谱 [CH_3CN/ H_2O，（10 ：90）～（25 ：75），V/V] 得到化合物 20（10.2 mg）。采用 Sephadex LH–20（甲醇洗脱）和制备型高效液相色谱 [CH_3CN/H_2O，（10 ：90）～（30 ：70），V/V，tR = 20 min] 从 Fr. G11 中分离得到化合物 17（8.2 mg）和化合物 18（7.5 mg）。Fr. G15 经 Sephadex LH–20（甲醇洗脱）和的制备型高效液相色谱 [CH_3CN/H_2O，（16 ：84）～（36 ：64），V/V] 分别得到化合物 4（12.8 mg）和化合物 19（7.7 mg）。Fr. H（77 g）在 ODS 柱上以甲醇 – 水 [（20 ：80）～（50 ：50），V/V] 为洗脱液进行色谱。通过 Sephadex LH–20（甲醇洗脱）和制备型高效液相色谱 [CH_3CN/H_2O，（15 ：85）～（35 ：65），V/V] 纯化 Fr. H9 得到化合物 5（12.2 mg）和化合物 26（13.8 mg）。Fr. H17 用 Sephadex LH–20

（甲醇洗脱），然后用制备型高效液相色谱 [CH_3CN/H_2O，（22 ：78）～（42 ：58），V/V] 得到化合物 6（7.8 mg）和化合物 27（7.9 mg）。

马兰素 A（1）：黄色粉末；比旋度 $[\alpha]^{24}$ +26.7（c=0.10，甲醇）；紫外（甲醇）最大吸收（log ε）202（3.40）nm、277（3.53）nm；红外（溴化钾）最大吸收波长 3439 cm^{-1}、2924 cm^{-1}、1693 cm^{-1}；ECD（甲醇）最大吸收（Δ ε）200（−7.44）nm、235（4.73）nm、275（13.62）nm、300（2.53）nm；HR-ESI-MS *m/z* 228.1379 $[M + H]^+$（计算值 $C_{15}H_{18}NO$，228.1383）。

马兰素 B（2）：无色油状；比旋度 $[\alpha]^{24}$ −24.7（c=0.50，甲醇）；紫外（甲醇）最大吸收（log ε）202（3.30）nm；红外（溴化钾）最大吸收波长 3445 cm^{-1}、2960 cm^{-1}、2872 cm^{-1}、1708 cm^{-1}；ECD（甲醇）最大吸收（Δε）200（−7.28）nm、211（−9.28）nm、244（−0.25）nm、267（0.13）nm、290（−0.82）nm；HR-ESI-MS *m/z* 221.1547 $[M - H]^-$（计算值 $C_{14}H_{21}O_2$，221.1549）。

马兰素 C（3）：无色油状；比旋度 $[\alpha]^{24}$ −4.11（c=0.60，甲醇）；紫外（甲醇）最大吸收（log ε）203（2.68）nm、225（2.72）nm；红外（溴化钾）最大吸收波长 3432 cm^{-1}、2962 cm^{-1}、2877 cm^{-1}、1703 cm^{-1}；HR-ESI-MS *m/z* 245.1512 $[M + Na]^+$（计算值 $C_{14}H_{22}O_2Na$，245.1513）。

马兰素 D（4）：黄色油状；比旋度 $[\alpha]^{24}$ −6.0（c=0.30，甲醇）；紫外（甲醇）最大吸收（log ε）204（3.09）nm；红外（溴化钾）最大吸收波长 3422 cm^{-1}、2931 cm^{-1}、1631 cm^{-1}、1382 cm^{-1}；HR-ESI-MS *m/z* 253.1089 $[M - H]^-$（计算值 $C_{15}H_{25}O_3$，253.1089）。

马兰素 E（5）：白色粉末；比旋度 $[\alpha]^{24}$ −2.0（c=0.26，三氯甲烷）；紫外（三氯甲烷）最大吸收（log ε）240（2.34）nm；红外（溴化钾）最大吸收波长 3444 cm^{-1}、3426 cm^{-1}、2968 cm^{-1}、2924 cm^{-1}、1636 cm^{-1}；ECD（甲醇）λmax（Δε）200（0.13）nm、220（0.03）nm、240（0.02）nm；HR-ESI-MS *m/z* 291.1931 $[M + Na]^+$（计算值 $C_{16}H_{28}O_3Na$，291.1932）。

马兰素 F（6）：无色油状；比旋度 $[\alpha]^{24}$ −10.4（c=0.15，三氯甲烷）；紫外（三氯甲烷）最大吸收（log ε）240（2.44）nm；红外（溴化钾）最大吸收波长 3428 cm^{-1}、2968 cm^{-1}、2928 cm^{-1}、1729 cm^{-1}、1634 cm^{-1}、1461 cm^{-1}、1376 cm^{-1}、1256 cm^{-1}、1173 cm^{-1}、1074 cm^{-1}；ECD（甲醇）的最大吸收为（Δε）200（0.63）nm、220（0.22）nm、240（0.08）nm、260（0.02）nm；HR-ESI-MS *m/z* 291.1931 $[M + Na]^+$（计算值 $C_{16}H_{28}O_3Na$，291.1928）。

3. TNF-α 实验

THP-1 细胞取自中国台湾新竹生物资源收集与研究中心。细胞（1×10^5 个 /mL，接种于 24 孔板）用待测化合物处理 4 h，然后用 LPS（200 ng/mL，5% CO_2，37 ℃）诱导 24 h，收集上清，保存（−80 ℃）用于细胞因子分析。实验至少重复三次。

按照制造商的说明，使用 BD OptEIA ELISA 试剂盒测定细胞因子水平。将抗体（100 μL/ 孔，4 ℃）加至 ELISA 平板过夜。后用 200 μL 的分析液在室温下封闭 1 h 以上，再洗板，加入标准品和样品（100 μL/ 孔），4 ℃孵育过夜。次日洗板，加入工作检测器抗体（100 μL）。室温孵育 1 h 后，重新洗板，加入底物溶液（100 μL/ 孔）。最后，加入停止液（50 μL/ 孔）后，在 BioTek Synergy HT 多模微孔板阅读器上测量 450 nm（570 nm 参考波长）的吸光度。

4. 细胞存活实验

用 SRB 法评估所测试化合物对细胞活力的影响。用测试化合物处理 72 h 后，在室温下用三氯乙酸固定细胞 30 min，然后用硫代 hodamine B 染色 30 min，1% 乙酸洗涤细胞。最后，加入 10 mmol/L Tris Base 后，在 BioTek Synergy HTMulti-Mode 微孔板阅读器上测量 515 nm 处的吸光度。

结果与讨论

马兰素 A（1）为黄色粉末。HR-ESI-MS 数据确定其分子式为 $C_{15}H_{17}NO$ [*m/z* 228.1379 $[M+H]^+$（计算值为 228.1383）]，不饱和度为 8。其红外光谱包含一个氨基窄吸收带（3439 cm^{-1}）。^1H-NMR 谱显示了两个甲基[δ_H 1.89（3H，s），δ_H 0.96（3H，s）]，一个末端双键[δ_H 5.02（1H，s），δ_H 4.81（1H，s）]，两个顺式烯烃质子 [δ_H 5.69（1H，d，$J=7.8$ Hz），δ_H 5.60（1H，dt，$J=7.8$，5.5 Hz）] 和一个烯烃质子 [δ_H5.58（1H，s）] 的信号。^{13}C-NMR 和 DEPT 谱显示了 15 个碳，分别属于 2 个甲基、3 个亚甲基、4 个次甲基和 6 个季碳。化合物 1 的 HSQC 光谱揭示了所有质子与其直接连接碳的相关性。在 ^1H-^1H COSY 光谱中可以观察到 H-2 与 H-1 和 H-3 相关。在 HMBC 谱中可以观察到 H-15 与 C-3、C-5 相关，H-14 与 C-1、C-5、C-9、C-10 相关，H-13 与 C-7、C-11、C-12 相关，H-9 与 C-5、C-7、C-8 相关，H-2 与 C-3、C-4 相关，H-1 与 C-3、C-9 相关（图 3-74）。以上数据及相关信号与已知化合物苍术内酯相似，通过进一步对比发现化合物 1 比苍术内酯在 C-1 和 C-2 之间存在一个额外的烯烃基团。在 ECD 谱中可以看到其测量值与计算值的 ECD 曲线吻合度较高，由此确定化合物 1 中手性位置的绝对构型为 5*S* 和 10*S*。最终确定了化合物 1 的结构，命名为马兰素 A。

化合物 1 可能是通过萜烯前体法尼酯焦磷酸的氨解反应得到的。（E,E）-farnesyl cation 作为起始化合物，然后亲电加成和碳阳离子的重排可能在化合物 1 的（环 A 和环 B）主链构建中起核心作用。内酰胺环的形成（环 C）主要是通过 C-12 氧化、C-8 转胺来形成的。最后，通过脱氢生成化合物 1。

化合物 2 为无色油状。根据 HR-ESI-MS 中 *m/z* 221.1547 $[M-H]^-$（计算值为 221.1549）处的分子离子峰，确定其分子式为 $C_{14}H_{22}O_2$，其中不饱和度为 4。在 3445 和 1708 cm^{-1} 处的宽红外吸收带表示羟基和羰基的存在。^1H-NMR 谱显示 δ_H 1.00（3H，d，$J=5.5$ Hz），δ_H 1.01（3H，d，$J=5.5$ Hz），δ_H 0.72（3H，s），δ_H 5.31（1H，m）有 1 个烯烃质子。从 ^{13}C-NMR 和 DEPT 数据来看，化合物 2 中有 3 个甲基，4 个亚甲基，4 个次甲基和 3 个季碳（包括 δ_C 141.4 和 δ_C 211.0 的两个烯烃碳）。根据 HSQC、HMBC 和 ^1H-^1H COSY 的谱图（图 3-74），将所有的碳氢信号进行归属，可以推断出化合物 2 的平面结构。在 ^1H-^1H COSY 谱中可以观察到 H-1/H-2、H-5/H-6、H-8/H-9、H-11/H-12 和 H-11/H-13 相关。在 HMBC 谱中可以观察到 H-12 和 H-13 与 C-7 和 C-11 相关，H-14 与 C-1、C-5、C-9、C-10 相关，H-3 与 C-1、C-4、C-5 相关，H-5 与 C-4 相关可确定羟基在 C-1 位上，羰基在 C-4 位上以及 C-7 与 C-8 之间存在双键。根据以上结果可以发现化合物 2 的结构与已知化合物 oplodiol 相似，唯一的区别在于化合物 2 在 C-4 上存在羰基而不是羟基。在 NOESY 谱中可以看到 H-1 与 H-5 相关，表明其相对构型相同。通过理论 ECD 计算，确定了化合物 2 的绝对构型。实验和模拟光谱由时间依赖密度泛函理论（TDDFT）计算产生，在 B3LYP/6-311G（2d，p）水平（在高斯 09 软件包中实现）。化合物 2 的计算实验 ECD 曲线匹配度量好。最后，化合物 2 中 C-1、C-5、C-10 的绝对构型分别为 1*R*、5*R*、10*R*，命名为马兰素 B。

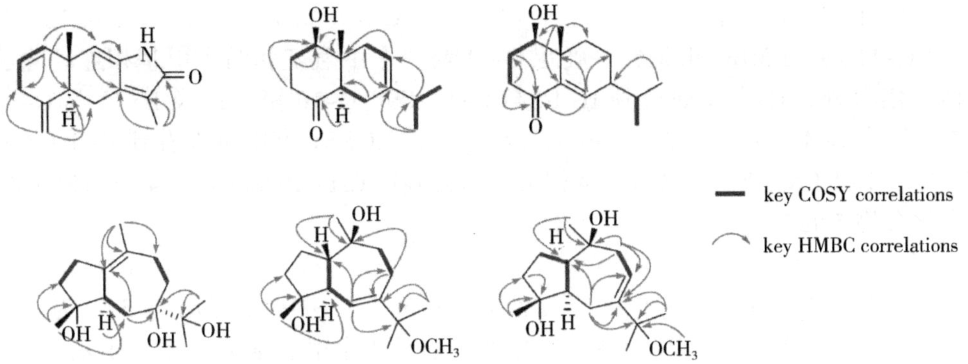

图 3-74　化合物 1 ～ 6 的 $^{1}H-^{1}H$ COSY 及关键的 HMBC 相关

化合物 3 为无色油状。由 HR-ESI-MS [*m/z* 245.1512 [M + Na]$^+$（计算值 245.1513）] 确定其分子式为 $C_{14}H_{22}O_2$，不饱和度为 4。红外光谱显示在 3445 cm^{-1}、1703 cm^{-1} 处有较宽的吸收带，确定羟基和羰基的存在。^{1}H-NMR 谱在 δ_H 0.95（3H，d，J = 7.2 Hz）、δ_H 0.92（3H，d，J = 7.1 Hz）和 1.00（3H，s），3 个甲基和 1 个烯烃质子在 δ_H 6.51（1H，m）。在 ^{13}C-NMR 和 DEPT 谱中有 14 个碳共振，包括 3 个甲基、4 个亚甲基、4 个次甲基和 3 个季碳。此外，H-1/H-2/H-3 和 H-11/ H-12 在 $^{1}H-^{1}H$ COSY 谱可见明显相关信号。在 HMBC 谱中可以看到 H-6 与 C-4、C-8、C-10、C-11 相关，H-14 与 C-1、C-5、C-9、C-10 相关，表明 C-5 和 C-6 之间有一个烯烃基团。通过对比发现化合物 3 与化合物 2 非常相似，唯一区别在于双键位置不同。最后确定了化合物 3 的结构，命名为马兰素 C。

马兰素 D（4）为黄色油状。根据 HR-ESI-MS 数据 [*m/z* 253.1089 [M-H]$^-$（计算值为 253.1089）]，确定其分子式为 $C_{15}H_{26}O_3$，不饱和度为 3。在 3422 cm^{-1} 处宽的红外吸收带显示由羟基存在。^{1}H-NMR 数据显示，δ_H 1.60（3H，s）、δ_H 1.21（6H，s）和 δ_H 1.10（3H，s）有 4 个甲基。^{13}C-NMR 和 DEPT 光谱显示了 15 个碳共振，归属于 4 个甲基，5 个亚甲基，1 次个甲基和 5 个季碳。在 $^{1}H-^{1}H$ COSY 谱中可以看到 C-2/C-3、C-5/C-6、C-8/C-9 三组自选偶合体系。在 HMBC 谱中可以观察到 H-14 与 C-1、C-10 相关，H-5、H-6、H12、H-13 与 C-7 相关，H-12、H-13 与 C-11（δ_C 77.1）相关，H-15 与 C-4（δ_C 81.4）相关，表明 C-1 和 C-10 之间有一个烯烃键，C-4、C-7、C-11 上分别连有羟基。以上数据表明化合物 4 为倍半萜类化合物。在化合物 4 的 NOESY 谱中，可以观察到 H-2 与 H-9 相关，表明其与已知化合物 4α,7β,11-trihydroxy-1βH,5αH-guai-10（14）-ene 具有相同的相对构型，最终确定了化合物 4 的结构，命名为马兰素 D。

化合物 5 为白色粉末。采用 HR-ESI-MS [*m/z* 291.1931 [M + Na]$^+$（计算值为 291.1932）] 确定其分子式为 $C_{16}H_{28}O_3$，不饱和度为 3。在红外光谱中，3444 cm^{-1} 的宽吸收带表明羟基的存在。^{1}H-NMR 谱显示在 δ_H 5.75（1H，d，J = 2.6 Hz）有一个烯烃质子。通过 ^{13}C-NMR 和 DEPT 谱确定了 5 个甲基、4 个亚甲基、3 个次甲基和 4 个季碳（包括 1 个烯烃季碳）。在 $^{1}H-^{1}H$ COSY 谱中可以看到 C-1/C-5、C-5/C-6、C-8/C-9 三组自选偶合体系。在 HMBC 谱中可以看到 H-2 与 C-4 相关，H-3 与 C-5 相关，H-6 与 C-1、C-5、C-8 相关，H-9 与 C-7 相关，

由此可确定化合物 5 中含有一个环戊烷。δ_H 3.03（-OCH$_3$）、δ_H 1.29（H-13）、δ_H 1.27（H-12）与 δ_C 77.5（C-11）的 HMBC 相关可以确定 C-11 与一个甲氧基和两个甲基相连。除了上述的 HMBC 相关信号外，还可以观察到 H-14 与 C-1、C9、C-10 相关以及 H-15 与 C-3、C-4、C-5 相关，确定 C-4 和 C-10 位分别链接有羟基。在 NOESY 谱中可以看到 H-1（β 取向）与 CH$_3$-15 相关，H-5（α 取向）与 CH$_3$-14 相关，由此确定 CH$_3$-15 和 CH$_3$-14 分别为 β 和 α 取向。最终确定化合物 5 的结构，命名为马兰素 E。

化合物 6 为无色油状。HRESEMS 分子离子峰为 m/z 291.1931 $[M + Na]^+$（计算值为 291.1928），确定其分子式为 $C_{16}H_{28}O_4$，不饱和度为 3。^{1}H-NMR 谱显示 δ_H 5.65 为一个烯烃质子（1H，m），^{13}C-NMR 和 DEPT 谱为 5 个甲基（包括 1 个甲氧基）、4 个亚甲基、3 个次甲氧基和 4 个季碳（包括 1 个烯烃季碳，δ_C 148.2）。化合物 6 和化合物 5 核磁数据非常相似，提示化合物 6 也为倍半萜类化合物。通过 2D-NMR 数据确定了化合物 6 的平面结构。其和化合物 5 的主要区别在于烯烃双键位置不同，通过 HMBC 相关信号：H-12、H-13 与 C-7，H-14 与 C-10、C-9、C-1，H-15 与 C-3、C-4、C-5 确定了双键的位置。在 NOESY 谱中可以观察到 CH$_3$-14/H-5 的相关信号，表明化合物 6 与化合物 5 具有相同的相对构型，H-1 和 H-5 均为 α- 取向。通过对比实验 ECD 和计算化的 ECD 光谱（图 3-75），确定了化合物 5 和化合物 6 的绝对构型分别为 1*S*、4*S*、5*S*、10*R*，命名为马兰素 F。

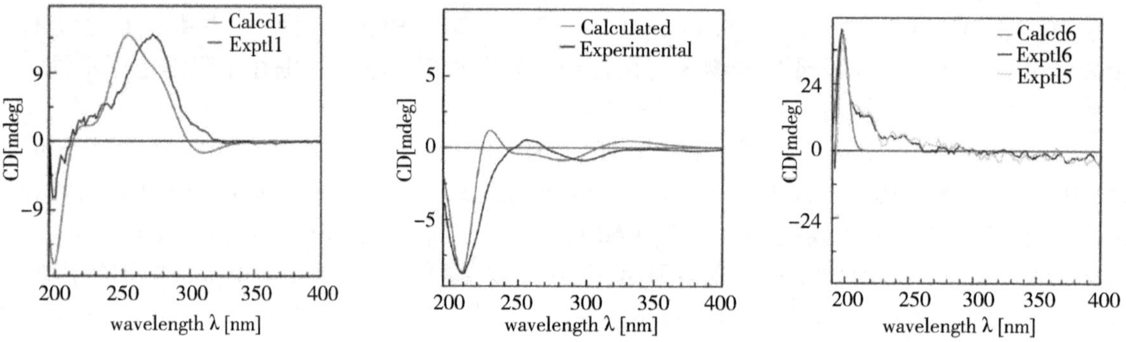

1　　2　　5 和 6

图 3-75　化合物 1、2、5、6 的实验和计算 ECD 谱

与地塞米松相比，本文分离得到的化合物对 THP-1 细胞中的 TNF-α 有抑制作用。如图 3-76 所示，化合物 6、17 和化合物 27 在 5 μmol/L 和 10 μmol/L 时表现出显著的活性（$P < 0.001$）。在 5 μmol/L 下，活性强度为 17（394.3 ± 25.2）＞ 27（699.2 ± 15.3）＞ 6（801.6 ± 18.5）。在 10 μmol/L 下，活性强度为 27（241.7 ± 22.9）＞ 17（328.9 ± 20.3）＞ 6（722.2 ± 1.0）。SRB 测定结果表明，所有化合物的细胞毒性 IC_{50} 值均在 40 μmol/L 以上。40 μmol/L 处理 72 h 后，所有化合物的细胞存活率均高于 80%（图 3-77）。

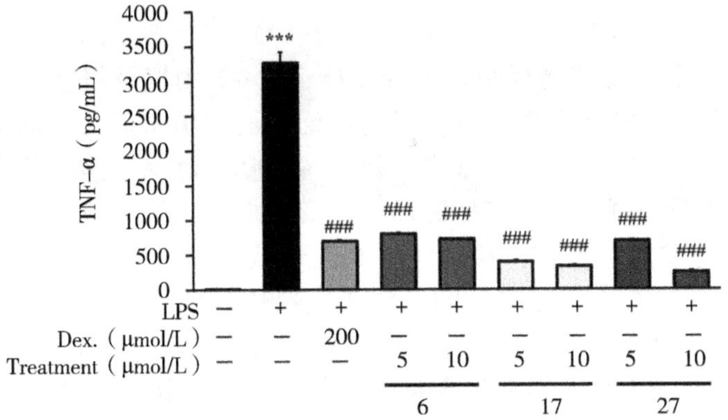

图 3-76　化合物 6、17 和 27 对 lpinduced 诱导的 TNF-α 在 THP-1 细胞中的水平的影响

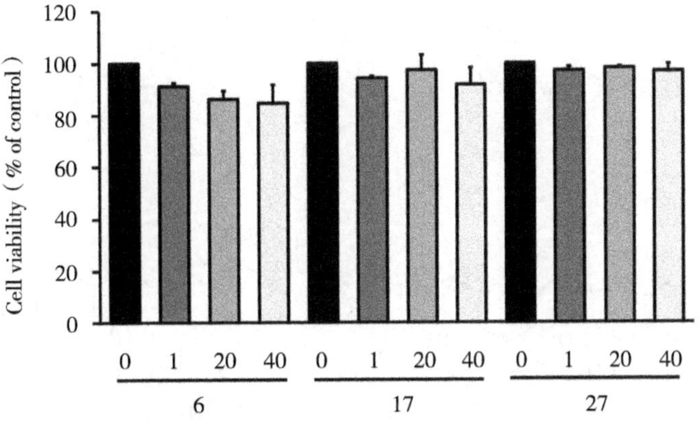

图 3-77　化合物 6、17、27 对 THP-1 细胞活力的影响

注：所有化合物经 40 μmol/L 处理 72 h 后，细胞存活率均高于 80%。

实例 23　百两金中一个新的 γ-戊内酯衍生物

摘要

采用正相硅胶柱色谱、反相 ODS 柱色谱、HPLC 高效液相色谱法对百两金乙醇提取物进行分离纯化，结合理化性质、UV、MS、NMR 等波谱学技术鉴定化合物的结构。从百两金提取物乙酸乙酯部位中分离鉴定出 4 个单体化合物，分别为百两金内酯 A（1）、松脂醇（2）、3,5-二甲氧基-4 羟苯基-1-O-β-D- 吡喃葡萄糖苷（3）、schizandriside（4），其中化合物 1 为新化合物，化合物 2～4 为首次从该植物中分离得到。

前言

百两金为报春花科紫金牛属植物百两金（*Ardisia crispa*）的根及根茎，产于长江流域以南各省，其中在四川、贵州、湖南等省份分布较为广泛，药用历史悠久。据《中药大辞典》记载，百两金性凉，具有清热、祛痰、利湿之功效，主治咽喉肿痛、湿热黄疸、跌打损伤等疾病。现代药理学研究表明，百两金具有抗肿瘤、抗炎及抑制血管生成等作用。目前，国内外学者对于百两金的研究主要以药理作用为主，其化学成分研究甚少。为进一步阐明百两金的化学成分，本研究从70%乙醇提取物的乙酸乙酯部位分离鉴定出4个单体化合物（图3-78），分别为百两金内酯A（1）、松脂醇（2）、3,5-二甲氧基-4羟苯基-1-O-β-D-吡喃葡萄糖苷（3）、schizandriside（4），其中化合物1为新化合物，化合物2～4为首次从该植物中分离得到。

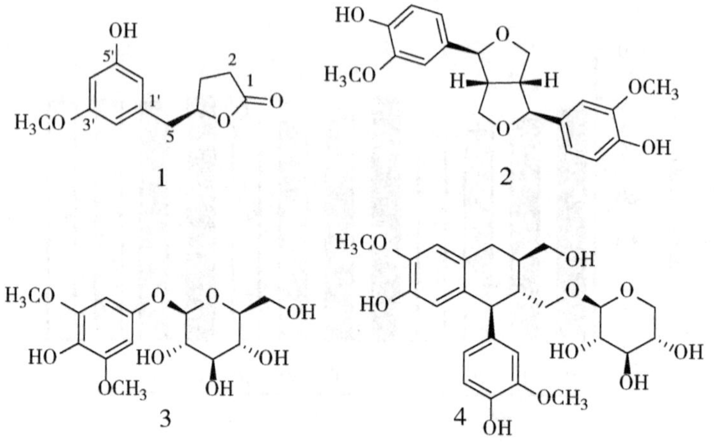

图3-78 化合物1～4的化学结构

实验部分

1. 仪器材料

DPX-400型核磁共振波谱仪（德国布鲁克公司）；Shimadzu LC-16D半制备型高效液相色谱仪（日本岛津公司）；RID-20A示差检测器（日本岛津公司）；ODS色谱填料（日本YMC公司）；柱层析硅胶（200～300目，300～400目，中国青岛海洋化工厂）；提取分离所用二氯甲烷、甲醇、乙醇等有机试剂均为天津富宇精细化工有限公司生产，均为分析纯；高效液相所用甲醇为色谱纯。

2. 植物资源

百两金于2019年5月从贵州省凯里市采集，由贵州中医药大学魏升华教授鉴定为植物百两金的根，样品标本（编号20190502）存放于贵州中医药大学药学院标本馆。

3. 提取与分离

干燥的百两金根7.0 kg，粉碎后经70%乙醇加热回流提取（10倍量溶剂，提取3次，每次 2 h)，过滤合并滤液，减压回收溶剂得浸膏。浸膏经水分散，依次用石油醚、乙酸乙酯、正丁醇萃取，得乙酸乙酯萃取部位 72.2 g。取乙酸乙酯萃取部位（70 g)，经硅胶柱色谱（200 ～ 300 目）分离，二氯甲烷与甲醇 [体积比为（100 ：0）～（0 ：100）] 梯度洗脱，得 8 个馏分（Fr. A ～ Fr. H)。Fr. B（7.1 g）经 ODS 柱色谱，依次用甲醇与水 [体积比为（0 ：100）至（100 ：0）] 梯度洗脱，后经 HPLC 高效液相色谱分离，流动相甲醇 – 水（53 ：47）得到化合物 1（3.5 mg，保留时间为 11.2 min）与化合物 2（4.5 mg，保留时间为 18.8 min)。Fr. F（11.2 g）经 ODS 柱色谱，依次用甲醇与水 [体积比为（0 ：100）～（100 ：0）] 梯度洗脱，后经 HPLC 高效液相色谱分离，流动相甲醇 – 水（42 ：58）得到化合物 4（3.5 mg，保留时间为 =15.9 min）和化合物 3（2.7 mg，保留时间为 18.6 min)。

化合物 1：白色无定型粉末，旋光度 [α]–12（c = 0.1，甲醇）；HR–ESI–MS 谱 *m/z*：245.0786 $[M+Na]^+$（计算值 $C_{18}H_{21}ONa$，245.0784)。

结果与讨论

化合物 1 为白色无定型粉末，HR–ESI–MS *m/z*：245.0786 $[M+Na]^+$（$C_{18}H_{21}ONa$，245.0784)，提示化合物的分子式为 $C_{12}H_{14}O_4$。在化合物 1 的 ^{1}H–NMR 中，观察到 3 组芳香质子信号 [δ_H 6.31（1H，dd，J = 2.2，1.5 Hz，H–2′)，δ_H 6.29（1H，dd，J = 2.2，1.5 Hz，H–6′)，δ_H 6.24（1H，t，like，J = 2.2 Hz，H–4′）]，提示该化合物存在一个 1,3,5 三取代苯环。此外还可观察到一组次甲基质子信号 [δ_H 4.76（1H，m，H–4）]，一组甲氧基质子信号 [δ_H 3.72（3H，s)，3′–OCH_3]，三组亚甲基质子信号 [δ_H 2.91（1H，dd，J = 13.9，6.4 Hz)，H–5a]，[δ_H 2.82（1H，dd，J = 13.9，6.0 Hz)，H–5b]，[δ_H 2.50（1H，ddd，J = 17.8，9.7，9.0 Hz)，H–2a]，[δ_H 2.36（1H，ddd，J = 17.8，9.5，4.8 Hz)，H–2b]，[δ_H 2.26（1H，m)，H–3a]，[δ_H 1.96（1H，m)，H–3b]。通过分析 ^{13}C–NMR 及 DEPT–135 谱可确定化合物 1 中含有 12 个碳，其中包括一组苯环碳信号 δ_C 162.4，159.7，139.9，110.0，107.5，100.7；一个酯羰基碳信号 δ_C 180.2；一个次甲基碳信号 δ_C 82.9；一个甲氧基碳信号 δ_C 55.6；三个亚甲基碳信号 δ_C 42.2，δ_C 29.5，δ_C 28.0。在 ^{1}H–^{1}H COSY 谱中可以观察到如下相关信号：H_2–2/H_2–3/H–4/H_2–5，表明化合物 1 存在一组自选偶合体系 [–CH_2–CH_2–CH–CH_2–]（图 3–79)。在 HMBC 谱中可以观察到 H_2–2/H_2–3 与 δ_C 180.2（C–1）相关，H–4 与 δ_C 180.2（C–1）相关，可确定酯羰基连接在 C–2 位上，且 δ_C 82.9（C–4）与 δ_C 180.2（C–1）通过酯键相连，并形成一个呋喃内酯（图 3–79)。此外，在 HMBC 谱中还可观察到 H–4 与 δ_C 139.9（C–1′）相关，H_2–5 与 δ_C 139.9（C–1′)、δ_C 107.5（C–2′)、δ_C 110.0（C–6′）相关，可确定 δ_C 42.2（C–5）与 δ_C 139.9（C–1′）相连。通过以上核磁数据表明化合物 1 具有 5– 苯基 – γ – 戊内酯骨架。化合物 1 与已知化合物（4*R*）– 5–（3′,5′–dihydroxyphenyl）– γ – valerolactone 的 NMR 数据非常相似，最主要的区别在于化合物 1 中多出一组甲氧基碳氢信号，在 HMBC 谱中可明显观察到 δ_H 3.72（3H，s）与 δ_C 162.4（C–3′）存在相关信号，可确定甲氧基连接在 C–3′ 上。在 CD 谱中，我们可以观察到化合物 1 在 280 nm 处出现正 Cotton 效应，同时结合其旋光度 –12（c = 0.1，甲醇)，可确定 C–4 位的绝对构型为 *R*。最后，通过 ^{1}H–NMR、^{13}C–NMR、DEPT–135、HSQC、^{1}H–^{1}H COSY、HMBC 对化合物 1 的碳氢数据进行了准确的归属。综上所述，确定化合物 1 的结构为：（4*R*）–5–

(3′-methoxy-5′-hydroxyphenyl) - γ -valerolactone，经 Scifinder 检索为未见文献报道的新化合物，命名为百两金内酯 A，结构见图 3-78。

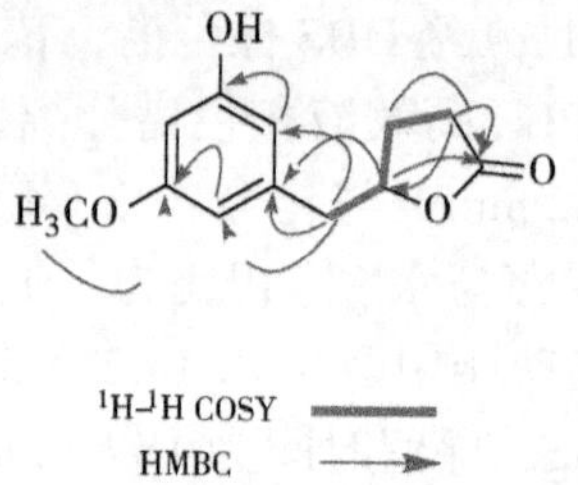

图 3-79　化合物 1 的 1H-1H COSY 及关键的 HMBC 相关

化合物 2 为白色粉末，易溶于甲醇、吡啶。^{1}H-NMR (400 MHz，CD_3OD)，δ_H 6.93 (2H，d，J = 2.0 Hz，H-2，2′)，δ_H 6.80 (2H，dd，J = 8.0，2.0 Hz，H-6，6′)，δ_H 6.76 (2H，d，J = 8.0 Hz，H-5，5′)，δ_H 4.70 (2H，d，J = 4.4 Hz，H-7，7′)，δ_H 4.23 (2H，dd，J = 9.0，6.9 Hz，H-9a，9′a)，δ_H 3.85 (6H，s，OCH_3)，δ_H 3.82 (2H，dd，J = 9.0，3.7 Hz，H-9b，9′b)，δ_H 3.13 (2H，m，H-8，8′)。^{13}C-NMR (100 MHz，CD_3OD)，δ_C 149.1 (C-3，3′)，δ_C 147.3 (C-4，4′)，δ_C 133.8 (C-1，1′)，δ_C 120.1 (C-6，6′)，δ_C 116.1 (C-5，5′)，δ_C 111.0 (C-2，2′)，δ_C 87.5 (C-7，7′)，δ_C 72.6 (C-9，9′)，δ_C 56.4 (3，3′-OCH_3)，δ_C 55.4 (C-8，8′)。以上核磁数据与文献报道基本一致，故鉴定化合物 2 为松脂醇。

化合物 3 为白色粉末，易溶于甲醇、吡啶。^{1}H-NMR (400 MHz，CD_3OD)，δ_H 6.13 (2H，s，H-2，6)，δ_H 4.66 (1H，d，J=7.3 Hz，H-1′)，δ_H 3.78 (6H，s，-OCH_3)，δ_H 3.78 (1H，dd，J = 11.8，2.4 Hz，H-6′a)，δ_H 3.66 (1H，dd，J = 11.8，5.2 Hz，H-6′b)。^{13}C-NMR (100 MHz，CD_3OD)，δ_C 156.0 (C-1)，δ_C 154.8 (C-3，5)，δ_C 129.6 (C-4)，δ_C 106.2 (C-1′)，δ_C 94.5 (C-2，6)，δ_C 78.2 (C-3′)，δ_C 77.8 (C-5′)，δ_C 75.7 (C-2′)，δ_C 71.3 (C-4′)，δ_C 62.6 (C-6′)，δ_C 56.8 (3,5- OCH_3)。以上核磁数据与文献报道基本一致，故鉴定化合物 3 为 3,5-二甲氧基 -4 羟苯基 -1-O-β-D- 吡喃葡萄糖苷。

化合物 4 为白色无定型粉末，易溶于甲醇、吡啶。^{1}H-NMR (400 MHz，CD_3OD)，δ_H 6.77 (1H，d，J = 1.8 Hz，H-2)，δ_H 6.73 (1H，d，J = 8.0 Hz，H-5)，δ_H 6.64 (1H，s，H-2′)，δ_H 6.62 (1H，dd，J = 8.0，1.8 Hz，H-6)，δ_H 6.16 (1H，s，H-5′)，δ_H 4.05 (1H，d，J = 10.1 Hz，H-7)，δ_H 4.04 (1H，d，J = 7.5Hz，H-1″)，δ_H 3.97 (1H，dd，J = 11.3，2.8 Hz，H-9a)，δ_H 3.80 (3H，s，3′-OCH_3)，δ_H 3.79 (3H，s，3-OCH_3)，δ_H 3.79 (1H，dd，J = 11.3，5.4 Hz，H-9b)，δ_H 3.75 (1H，dd，J = 10.9，4.4 Hz，H-9′a)，δ_H 3.69 (1H，dd，J = 10.9，6.0 Hz，H-9′b)，δ_H 2.82 (2H，m，H-7′)，δ_H 2.05 (1H，m，H-8′)，δ_H 1.84 (1H，tt，J = 10.1，2.8 Hz，H-8)。^{13}C-NMR (100 MHz，CD_3OD)，δ_C 148.9 (C-3)，δ_C 147.1 (C-3′)，δ_C 145.8 (C-4)，δ_C 145.1 (C-4′)，δ_C 138.6 (C-1)，δ_C 134.3 (C-6′)，δ_C 129.1 (C-1′)，δ_C 123.1 (C-6)，δ_C 117.4 (C-5′)，δ_C 116.1 (C-5)，δ_C 114.2 (C-2)，δ_C 112.4 (C-2′)，δ_C 105.8 (C-1″)，δ_C 77.8 (C-3″)，δ_C 75.0 (C-2″)，δ_C 71.3 (C-4″)，δ_C 69.3 (C-9)，δ_C 66.9 (C-5″)，δ_C 65.1 (C-9′)，δ_C 56.4

（3′-OCH_3），δ_C 56.3（3-OCH_3），δ_C 47.9（C-7），δ_C 45.9（C-8），δ_C 39.6（C-8′），δ_C 33.8（C-7′）。以上核磁数据与文献报道基本一致，故鉴定化合物 4 为 Schizandriside。

实例 24　薏苡仁中 1 个新的生物碱类化合物

摘要

研究禾本科植物薏苡（*Coix lacryma-jobi*）的种子（薏苡仁）非脂溶性部位的化学成分。运用正相硅胶、反相 ODS 及半制备型 HPLC 高效液相色谱技术对薏苡仁正丁醇部位进行系统的分离纯化，并结合多种波谱方法进行结构鉴定。从薏苡仁正丁醇部位分离得到 5 个生物碱类化合物，分别鉴定为薏苡仁苷 C（1）、methyl dioxindole-3-acetate（2）、（3*S*）-1,2,3,4- 四氢 -β- 咔啉 -3- 羧酸（3）、cordysinin B（4）、色氨酸（5）。结论　化合物 1 为未见文献报道的新化合物，命名为薏苡仁苷 C（coixlachryside C），化合物 3 和化合物 4 为首次从薏苡属中分离得到。

前言

薏苡仁为禾本科植物薏苡 *Coix lacryma-jobi* 的干燥成熟种仁，又称薏仁、薏米，在我国各个地区广泛种植，是一种常见的药食两用中药。2002 年卫生部颁布了 84 种药食两用的药物，薏苡仁就是其中之一。据 2020 版《中华人民共和国药典》记载，薏苡仁性凉，味甘、淡，归脾、胃、肺经，具有利水渗湿、健脾止泻、除痹排脓、解毒散结之功效，主治水肿、脚气、小便不利、脾虚泄泻等疾病。现代药理学研究表明，薏苡仁具有抗肿瘤、抗炎、抗氧化及治疗糖尿病等作用，尤其在抗肿瘤作用方面疗效显著，临床上以薏苡仁挥发油为主要原料的康莱特注射液已广泛用于癌症的治疗。目前，国内外学者对于薏苡仁的研究主要集中于其挥发油组分，而对于其非脂溶性部位的化学成分研究甚少。为了进一步开发利用薏苡仁，更好地提供其药用价值理论依据，本研究对薏苡仁甲醇提取物的正丁醇萃取部位进行了化学成分研究，从中分离鉴定出 5 个生物碱类化合物，分别为薏苡仁苷 C（1）、methyl dioxindole-3-acetate（2）、（3*S*）-1,2,3,4- 四氢 -β- 咔啉 -3- 羧酸（3）、cordysinin B（4）、色氨酸（5），其中化合物 1 为未见文献报道的新化合物，化合物 3 和化合物 4 为首次从薏苡属中分离得到。

实验部分

1. 仪器材料

Bruker DPX-400 型核磁共振波谱仪（德国布鲁克公司）；半制备型 HPLC 高效液相色谱仪（日本岛津公司）；半制备型高效液相色谱柱（美国沃特世公司，SunFire C18）；柱层析硅胶 200 ～ 300 目（中国青岛海洋化工厂）；ODS 色谱填料（日本 YMC 公司）；有机试剂均为天津富宇精细化工有限公司生产。

2. 植物资源

薏苡仁 98 kg，于 2020 年 3 月从贵州省凯里市药材市场采购，由贵州中医药大学药学院魏升华教授鉴定为植物薏苡（*Coix lacryma-jobi*）的种子，样本（编号 20200310）保存于贵州中医药大学药学院标本馆。

3. 提取与分离

薏苡仁 98 kg，5 倍量甲醇回流提取 2 次，每次 2 h，过滤合并滤液，减压回收溶剂（40 ℃）得浸膏。浸膏经水分散，依次用石油醚、乙酸乙酯、正丁醇萃取，得各萃取部位。取正丁醇萃取部位（300 g），经硅胶柱色谱（200 ~ 300 目），依次用二氯甲烷与甲醇 [体积比为（1 ：0）至（0 ：1）] 梯度洗脱，经薄层色谱检视合并相同流分，得 9 个组分（A1 ~ A9）。A3（12 g）经 ODS 柱色谱，依次用甲醇与水 [体积比为（0 ：1）至（1 ：0）] 梯度洗脱，后经高效液相色谱（HPLC）分离，流动相甲醇 - 水（38 ：62）得到化合物 2（3.0 mg，保留时间为 16.2 min）与化合物 4（4.0 mg，保留时间为 19.8 min）。A7（21g）经 ODS 柱色谱，依次用甲醇与水 [体积比为（1 ：0）至（0 ：1）] 梯度洗脱，后经高效液相色谱（HPLC）分离，流动相甲醇 - 水（31 ：69）得到化合物 5（22.6 mg，保留时间为 12.9 min）、化合物 1（24.4 mg，保留时间为 17.4 min）、化合物 3（3.6 mg，保留时间为 19.8 min）。

化合物 1：白色无定型粉末，易溶于甲醇、乙醇等。红外（溴化钾）：3346 cm^{-1}、2887 cm^{-1}、1692 cm^{-1}、1515 cm^{-1}、1073 cm^{-1}，比旋度 +46（c=0.1，甲醇），UV 在 262 nm 下有最大吸收。HR-ESI-MS 谱显示分子离子峰 *m/z* 542.1483 $[M + Na]^+$（计算值为 542.1480）。

4. 化合物 1 的酸水解

取化合物 1（2.0 mg），根据之前文献报道的方法进行酸水解，分离正己烷层得到衍生化后的产物，通过气相色谱分析衍生物与标准 D- 葡萄糖的保留时间，确定葡萄糖的绝对构型。

结果与讨论

化合物 1：白色无定型粉末，易溶于甲醇、乙醇等。IR（溴化钾）：3346 cm^{-1}、2887 cm^{-1}、1692 cm^{-1}、1515 cm^{-1}、1073 cm^{-1}，比旋度 +46（c=0.1，甲醇），UV 在 262 nm 下有最大吸收。HR-ESI-MS 谱显示分子离子峰 *m/z* 542.1483 $[M + Na]^+$（计算值为 542.1480），根据氮律推测其为生物碱类化合物，结合 ^{13}C-NMR 和 DEPT-135 谱图分析，确定其分子式 $C_{21}H_{29}NO_{14}$。

^{1}H-NMR 谱中显示一组典型的 ABX 偶合系统 δ_H 6.84（1H，d，J = 8.7 Hz），δ_H 6.59（1H，dd，J = 8.7，2.6 Hz），δ_H 6.72（1H，d，J = 2.6 Hz）；一个缩醛质子信号 δ_H 5.73（1H，s），两组端基质子信号 δ_H 4.67（1H，d，J = 7.8 Hz），δ_H 4.46（1H，d，J = 7.8 Hz），以及一个甲氧基质子信号 δ_H 3.76（3H，s）。^{13}C-NMR 谱中显示该化合物具有 21 个碳信号，包括一组苯环碳信号 δ_C 117.3，δ_C 109.8，δ_C 158.1，δ_C 105.0，δ_C 143.0，δ_C 120.5；一个酯羰基碳信号 δ_C 162.7；一个缩醛碳信号 δ_C 97.0；一个甲氧基碳信号 δ_C 56.3；以及两组糖基信号（δ_C 104.3，δ_C 74.8，δ_C 77.7，δ_C 71.0，δ_C 77.6，δ_C 69.8）、（δ_C 104.9，δ_C 75.2，δ_C 77.8，δ_C 71.6，δ_C 78.0，δ_C 62.7）。以上特征性核磁信号提示化合物 1 具有苯并噁嗪类骨架，同时连有 2 组糖基。化合物 1 经酸水解并通过对比衍生化产物与标准品在气相色谱中的保留时间，确定化合物 1 中只含有 D- 葡萄糖，由此可确定化合物 1 中连接的 2 个糖均为 D- 葡萄糖，并根据端基质子的偶合常数可确定其相对构型均为 β 构型。

通过与已知化合物 coixlachryside B 对比发现，化合物 1 苷元部分的核磁数据与 coixlachryside B 基本一致，主要区别在于化合物 1 比 coixlachryside B 多出一组葡萄糖基碳氢信号。我们通过 HMBC 谱来确定化合物 1 中糖的连接位置及连接顺序。在 HMBC 谱中，可以看到 δ_H 4.67（1H，d，J = 7.8 Hz，H-1′）与 δ_C 97.0（C-2）相关，证实葡萄糖基 Glc′ 连接在苷元的 C-2 位；δ_H 4.46（1H，d，J = 7.8 Hz，H-1″）与 δ_C 69.8（C-6′）相关，由此可确定 Glc″ 与 Glc′ 通过 1 → 6 位连接（图 3-80）。在 CD 谱图 3-81 中可以观察到化合物 1 在 235 nm 处出现正 Cotton 效应，由此可确定 C-2 位的绝对构型为 *R*。最后，通过 ^{1}H-NMR、^{13}C-NMR、DEPT-135、HSQC、^{1}H-^{1}H COSY、HMBC 对化合物 1 的碳氢数据进行了准确的归属。综上所述，确定化合物 1 的结构为（2*R*）2-O-β-D-glucopyranosyl-（1 → 6）-β-D-glucopyranosyl-7-methoxy-1,4（2H）-benzoxazin-3-one，命名为薏苡仁苷 C（coixlachryside C），结构见图 3-80。

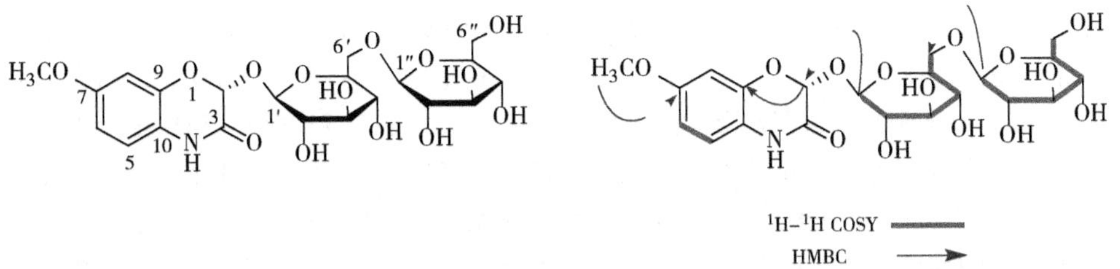

图 3-80　化合物 1 的化学结构及 ^{1}H-^{1}H COSY 及关键的 HMBC 相关

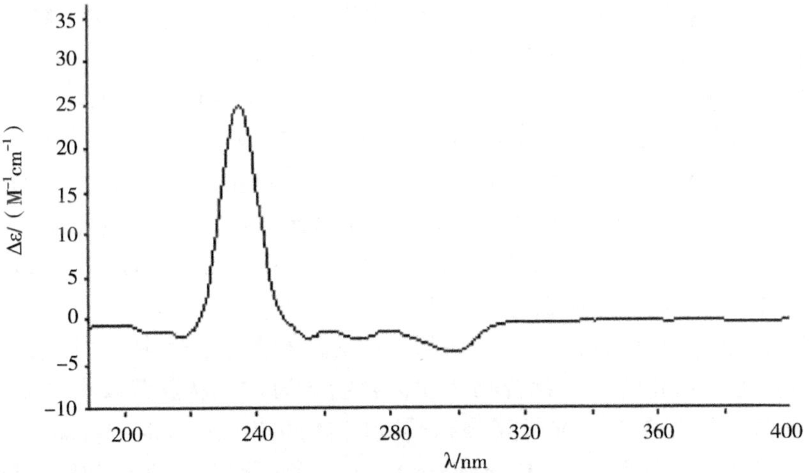

图 3-81　化合物 1 的 CD 谱

化合物 2：无色粉末，易溶于甲醇、乙醇。ESI-MS 谱 m/z：222.1 [M+H]$^+$。^{1}H-NMR（400 MHz，CD_3OD），δ_H 7.34（1H，brd，J = 8.1 Hz，H-4），δ_H 7.24（1H，td，J = 8.1，1.0 Hz，H-6），δ_H 7.01（1H，td，J = 8.1，1.2 Hz，H-5），δ_H 6.87（1H，brd，J = 8.1 Hz，H-7），δ_H 3.46（3H，s，9-OCH_3），δ_H 3.08（1H，d，J = 16.0 Hz，H-8a），δ_H 3.04（1H，d，J = 16.0 Hz，H-8b）。^{13}C-NMR（100 MHz，

CD_3OD），δ_C 180.8（C–2），δ_C 171.0（C–9），δ_C 143.6（C–7a），δ_C 131.7（C–3a），δ_C 130.9（C–6），δ_C 125.2（C–4），δ_C 123.5（C–5），δ_C 111.2（C–7），δ_C 74.7（C–3），δ_C 52.0（9–OCH_3），δ_C 42.5（C–8）。以上核磁数据与文献报道基本一致，故鉴定化合物 2 为 Methyl dioxindole–3–acetate。

化合物 3：白色无定型粉末，易溶于吡啶，微溶于甲醇。ESI–MS *m/z*：239.1 $[M+Na]^+$。^1H–NMR（400MHz，DMSO），δ_H 10.86（1H，s，9–NH），δ_H 7.41（1H，d，J = 7.6 Hz，H–5），δ_H 7.30（1H，d，J = 7.6 Hz，H–8），δ_H 7.04（1H，t，J = 7.6 Hz，H–7），δ_H 6.97（1H，t，J = 7.6 Hz，H–6），δ_H 4.15（1H，d，J = 16.1 Hz，H–1a），δ_H 4.11（1H，d，J = 16.1 Hz，H–1b），δ_H 3.46（1H，dd，J = 16.8，4.3 Hz，H–3），δ_H 3.06（1H，dd，J = 15.5，4.3 Hz，H–4a），δ_H 2.73（1H，dd，J = 15.5，10.8 Hz，H–4b）。^{13}C–NMR（100MHz，DMSO），δ_C 169.1（–COOH），δ_C 136.1（C–8a），δ_C 129.0（C–1a），δ_C 126.4（C–5a），δ_C 120.9（C–7），δ_C 118.5（C–6），δ_C 117.6（C–5），δ_C 111.0（C–8），δ_C 107.0（C–4a），δ_C 57（C–3），δ_C 40.9（C–1），δ_C 23.4（C–4）。以上核磁数据与文献报道基本一致，故鉴定化合物 3 为（3*S*）–1,2,3,4– 四氢 –β– 咔啉 –3– 羧酸。

化合物 4：白色粉末，易溶于甲醇、乙醇。ESI–MS *m/z*：284.1 $[M+H]^+$。^1H–NMR（400MHz，CD_3OD），δ_H 8.33（1H，s，H–2），δ_H 8.18（1H，s，H–8），δ_H 6.05（1H，d，J = 6.0 Hz，H–1′），δ_H 4.49（1H，dd，J = 5.0，2.9 Hz，H–3′），δ_H 4.42（1H，dd，J = 6.0，5.0 Hz，H–2′），δ_H 4.15（1H，m，H–4′），δ_H 3.88（1H，dd，J = 12.6，2.5 Hz，H–5′a），δ_H 3.75（1H，dd，J = 12.6，2.8 Hz，H–5′b），δ_H 3.41（3H，s，–OCH_3）。^{13}C–NMR（100MHz，CD_3OD），δ_C 157.6（C–6），δ_C 153.6（C–2），δ_C 150.0（C–4），δ_C 141.9（C–8），δ_C 120.9（C–5），δ_C 89.2（C–1′），δ_C 88.4（C–4′），δ_C 84.6（C–2′），δ_C 70.8（C–3′），δ_C 63.2（C–5′），δ_C 58.8（–OCH_3）。以上核磁数据与文献报道基本一致，故鉴定化合物 4 为 cordysinin B。

化合物 5：白色粉末，易溶于吡啶，微溶于甲醇。ESI–MS *m/z*：227.1 $[M+Na]^+$。^1H–NMR（400MHz，DMSO），δ_H 11.14（1H，s，–NH），δ_H 7.57（1H，d，J = 8.1 Hz，H–4），δ_H 7.36（1H，d，J = 8.1 Hz，H–7），δ_H 7.27（1H，s，H–2），δ_H 7.05（1H，t，J = 8.1 Hz，H–6），δ_H 6.95（1H，t，J = 8.1 Hz，H–5），δ_H 3.55（1H，dd，J = 8.4，4.0 Hz，H–11），δ_H 3.33（1H，dd，J = 15.0，4.0 Hz，H–10a），δ_H 3.05（1H，dd，J = 15.0，8.4 Hz，H–10b）。^{13}C–NMR（100 MHz，DMSO），δ_C 170.9（–COOH），δ_C 136.3（C–8），δ_C 127.3（C–9），δ_C 124.2（C–2），δ_C 120.8（C–6），δ_C 118.3（C–5），δ_C 118.2（C–4），δ_C 111.3（C–7），δ_C 109.4（C–3），δ_C 54.7（C–11），δ_C 27.1（C–10）。以上核磁数据与文献报道基本一致，故鉴定化合物 5 为色氨酸。

本研究从薏苡仁甲醇提取物的非脂溶性部位中分离得到 5 个生物碱类化合物，其中化合物 1 为未见文献报道的新化合物，化合物 3 和化合物 4 为首次从薏苡属中分离得到。生物碱类化合物广泛分布于自然界中，本研究分离得到的 Methyl dioxindole–3–acetate（2）、（3*S*）–1,2,3,4– 四氢 –β– 咔啉 –3– 羧酸（3）、Cordysinin B（4）、色氨酸（5）在抗肿瘤、抗菌、抗氧化、治疗神经系统疾病方面具有一定的生物活性。化合物 1 为新的苯并噁嗪类化合物，该类型化合物多分布于薏苡属植物中，其类似物也具有一定的抗肿瘤作用。据 2020 版《中华人民共和国药典》记载，薏苡仁具有解毒散结之功效，以其挥发油为主要原料的康莱特注射液已广泛用于癌症的治疗，因此本研究对阐明薏苡仁抗肿瘤作用的物质基础具有一定意义，同时也为薏苡仁非脂溶性部位的开发利用提供了一定的理论依据。

参考文献

[1] 匡海学 . 中药化学 [M]. 北京：中国中医药出版社 , 2017.

[2] YIN X, LIU Y, PAN J, et al. Melongenaterpenes A - L, Vetispirane-Type Sesquiterpenoids from the roots of Solanum melongena[J]. J Natural Prod, 2019, 82(12): 3242–3248.

[3] YANG B Y, YIN X, LIU Y, et al. New steroidal saponins from the roots of Solanum melongena L[J]. Fitoterapia, 2018, 128: 12–19.

[4] YANG B Y, YIN X, LIU Y, et al. Terpenes and lignans from the roots of Solanum melongena L[J]. Nat Prod Res, 2020, 34(3): 359–368.

[5] YANG B Y, YIN X, LIU Y, et al. Bioassay-guided isolation of lignanamides with potential anti-inflammatory effect from the roots of Solanum melongena L[J]. Phytochem Lett, 2019, 30: 160–164.

[6] LIU Y, YIN X, SUN Y, et al. Chemical constituent from the roots of Solanum melongena L. and their potential anti-inflammatory activity[J]. Nat Prod Res, 2022, 36(7): 1757–1764.

[7] LIU Y, YIN X, SUN Y, et al. A new phenylpropanoid from the roots of Solanum melongena L. and evaluation of anti-inflammatory activity[J]. Rec Nat Prod, 2021, 15: 261–266.

[8] YIN X, HU R, ZHOU Y, et al. Cytotoxic 13, 28 epoxy bridged oleanane-type triterpenoid saponins from the roots of Ardisia crispa[J]. Molecules, 2022, 27(3): 1061.

[9] YIN X, ZHU W, ZHOU Y, et al. Two new amides from the seeds of Coix lacryma-jobi var. lacryma-jobi[J]. Nat Prod Res, 2023, 37(20): 3499–3504.

[10] YIN X, ZHOU Y, ZHANG S, et al. A new organic acid derivative from the fruits of Rosa roxburghii[J]. Rec Nat Prod, 2021, 16: 264–267.

[11] WU Y B, WANG Y Z, NI Z Y, et al. Xylomexicanins I and J: limonoids with unusual B/C rings from Xylocarpus granatum[J]. J Nat Prod, 2017, 80(9): 2547–2550.

[12] SUH W S, KIM C S, SUBEDI L, et al. Iridoid glycosides from the twigs of Sambucus williamsii var. coreana and their biological activities[J]. J Nat Prod, 2017, 80(9): 2502–2508.

[13] LEE D H, SHIN J S, KANG S Y, et al. Iridoids from the roots of Patrinia scabra and their inhibitory potential on LPS-induced nitric oxide production[J]. J Nat Prod, 2018, 81(6): 1468–1473.

[14] JANG H J, LEE S, LEE S J, et al. Anti-inflammatory activity of eudesmane-type sesquiterpenoids from Salvia plebeia[J]. J Nat Prod, 2017, 80(10): 2666–2676.

[15] JIN Q, LEE J W, JANG H, et al. Dimeric-and trimeric sesquiterpenes from the flower of Inula japonica[J]. Phytochemistry, 2018, 155: 107–113.

[16] HUANG X X, REN Q, SONG X Y, et al. Seven new sesquineolignans isolated from the seeds of hawthorn and their neuroprotective activities[J]. Fitoterapia, 2018, 125: 6–12.

[17] YANG B, ZHU J P, RONG L, et al. Triterpenoids with antiplatelet aggregation activity from Ilex rotunda[J]. Phytochemistry, 2018, 145: 179–186.

[18] MATSUMOTO T, NAKAMURA S, KOJIMA N, et al. Antimutagenic activity of ent–kaurane diterpenoids from the aerial parts of Isodon japonicus[J]. Tetrahed Lett, 2017, 58(36): 3574–3578.

[19] PARK K J, SUH W S, SUBEDI L, et al. Secoiridoid glucosides from the twigs of Syringa oblata var. dilatata and their neuroprotective and cytotoxic activities[J]. Chem Pharm Bull, 2017, 65(4): 359–364.

[20] CHANG C I, CHEN C C, WANG S Y, et al. Three new abietane–type diterpenes from the bark of Cryptomeria japonica[J]. Phytochem Lett, 2017, 19: 46–49.

[21] ZHOU L, ZHENG G, LI H, et al. Highly oxygenated isoryanodane diterpenoids from the leaves of Cinnamomum cassia and their immunomodulatory activities[J]. Phytochemistry, 2022, 196: 113077.

[22] HOU J Q, FAN C L, PEI X, et al. Psiguadiols A – J, rearranged meroterpenoids as potent PTP1B inhibitors from Psidium guajava[J]. J Nat Prod, 2019, 82(12): 3267–3278.

[23] WANG G K, ZHANG N, YAO J N, et al. Kalshinoids A – F, anti–inflammatory sesquiterpenes from Kalimeris shimadae[J]. J Nat Prod, 2019, 82(12): 3372–3378.